**Zur Frage der Förderbarkeit
von Kindern und Jugendlichen
mit schwersten cerebralen
Bewegungsstörungen und Anarthrie**

Eine vergleichende Längsschnittstudie

Zur Frage der Förderbarkeit von Kindern und Jugendlichen mit schwersten cerebralen Bewegungsstörungen und Anarthrie

Eine vergleichende Längsschnittstudie

In Auftrag gegeben durch das
Bundesministerium für Familie und Senioren
Herausgegeben durch das
Bundesministerium für Gesundheit

vorgelegt von Dr. Heinz Sevenig

Forschungsgemeinschaft
„Das Körperbehinderte Kind" e.V.
Projekt:
Förderung schwerstcerebralparetischer
Kinder und Jugendlicher
Projektleiter: Dr. Heinz Sevenig

Universität zu Köln
Seminar: Sondererziehung und
Rehabilitation der Körperbehinderten

Klosterstr. 79 b · 50931 Köln

Bernhard Meister
Wilhelm-Löhe-Str. 6
91126 Schwabach

Band 57
Schriftenreihe des
Bundesministeriums
für Gesundheit

Nomos Verlagsgesellschaft Baden-Baden

In der Schriftenreihe des Bundesministers für Gesundheit werden Forschungsergebnisse, Untersuchungen, Umfragen usw. als Diskussionsbeiträge veröffentlicht. Die Verantwortung für den Inhalt obliegt dem jeweiligen Autor.

Die Deutsche Bibliothek-CIP-Einheitsaufnahme

Sevenig, Heinz:
Zur Frage der Förderbarkeit von Kindern und Jugendlichen mit schwersten cerebralen Bewegungsstörungen und Anarthrie : Eine vergleichende Längsschnittstudie / von Heinz Sevenig. [Hrsg.: Das Bundesministerium für Gesundheit]. – Baden-Baden : Nomos Verl.-Ges., 1995
  (Schriftenreihe des Bundesministeriums für Gesundheit ; Bd. 57)
  ISBN 3-7890-4068-1
  NE: Deutschland / Bundesministerium für Gesundheit: Schriftenreihe des Bundesministeriums ...

Herausgeber: Das Bundesministerium für Gesundheit
53108 Bonn
Gesamtherstellung: Heinz Neubert GmbH, Bayreuth 1995
Verlag: Nomos-Verlagsgesellschaft mbH & Co. KG Baden-Baden
Verlagsort: 76530 Baden-Baden
Printed in Germany

Vorbemerkung und Danksagung

Das im vorliegenden Projektbericht dokumentierte Förderprojekt hat sich zum Ziel gesetzt, die Förderbarkeit und Entwicklungsfähigkeit von Kindern und Jugendlichen mit schwersten Formen cerebraler Bewegungsstörungen zu untersuchen.

Jahrelang konnte sich kein Geldgeber finden, der ein Projekt finanziert hätte, innerhalb dessen an einer größeren Zahl dieser Kinder die Förderung systematisch hätte begleitet werden können.

Durch den unermüdlichen persönlichen Einsatz von Frau Prof. Dr. Kunert, die dann auch die wissenschaftliche Begleitung des Projektes übernahm, konnte auf dem Hintergrund einer größeren Spende durch den Kölner Stadtanzeiger, die eine Pilotstudie ermöglichte, das Bundesministerium für Familie und Senioren, sowie die Stiftung Wohlfahrtspflege gewonnen werden, ein solches Projekt in einer längsschnittlichen Untersuchungsanlage finanziell zu unterstützen.

Wir danken in besonderer Weise Frau Keinath-Vogel, Herrn Rickenberg und Herrn Paul für ihr Interesse und ihr Engagement in der Ermöglichung und Abwicklung des Projekts.

Die Durchführung eines so langfristig angelegten Förderprojektes konnte nur mit der Unterstützung und dem Engagement zahlreicher Menschen gelingen

Ich danke besonders den Eltern und den geförderten Kindern und Jugendlichen für das Vertrauen, das sie in die Förderer und die Intentionen des Projektes mit ihrer Teilnahme bekundet haben.

Den fördernden Studenten und den beteiligten Lehrern gebührt Dank und Anerkennung für ihren überdurchschnittlichen Einsatz, für ihr Durchhalten in oftmals verunsichernden Situationen, sowie für das Vertrauen, das sie in die Entwicklungsfähigkeit der Kinder und Jugendlichen gesetzt haben.

Den Mitarbeitern im Projekt, insbesondere Frau Bünnagel, Frau Epler, Frau Hedderich, Frau Holzmann, Frau Kössinger und Herrn Baunach danke ich für die Anleitung und Supervision von Förderungen, für anregende Diskussionen und für Hinweise bei der Beschaffung und Entwicklung von Fördermaterialien.

Die technische Umsetzung der Ideen für Fördermaterialien wurden von der Hochschule der Bundeswehr (München) und von Herrn Eggert (Bergheim) ermöglicht.

Für ihre Hilfe bei der computerunterstützten Datenauswertung danke ich Herrn Perlick und Herrn Lüpsen.

Nicht zuletzt haben bei der Erstellung des Manuskripts die studentischen Hilfskräfte Frau Dreckmann, Herr Schickhoff und Herr Günther wertvolle Hilfe geleistet.

Inhaltsverzeichnis

PROBLEM **1**

1. BESCHREIBUNG DER GEFÖRDERTEN KINDER **4**

   1.1 BEGRIFFLICHE ABGRENZUNG 4

      1.1.1 Der Begriff der Schwerstbehinderung 4

      1.1.2 Der Begriff der Mehrfachbehinderung 6

      1.1.3 Versuch einer begrifflichen Klärung 7

   1.2 DIE CEREBRALE BEWEGUNGSSTÖRUNG 9

2. SCHÄDIGUNGSBILD UND DESSEN AUSWIRKUNGEN . **12**

   2.1 SCHÄDIGUNG UND BEHINDERUNG 12

   2.2 DAS SCHÄDIGUNGSBILD DER KINDER MIT SCHWERSTEN
FORMEN CEREBRALER BEWEGUNGSSTÖRUNGEN 14

      2.2.1 Schädigung und Förderung 14

      2.2.2 Die Situation der Kinder innerhalb der
medizinschen Versorgung. 17

   2.3 DIE ETIKETTIERUNG ALS GEISTIG BEHINDERT 19

      2.3.1 Erscheinungsbild und Folgen 19

      2.3.2 Deterministische Fallen 20

   2.4 VERTEILUNG UND VERSORGUNG DER KINDER
IN ZWEI REGIERUNGSBEZIRKEN DES LANDES
NORDRHEIN-WESTFALEN 21

**3. WARUM SOLLEN DIESE KINDER GEFÖRDERT
WERDEN** **28**

   3.1 HISTORISCHE SITUATION 28

   3.2 EINE PILOTSTUDIE 28

   3.3 ERKLÄRUNGSMÖGLICHKEITEN DER ENTWICKLUNGS-
ERFOLGE 31

4. DIE INTERAKTION MIT KINDERN MIT SCHWERSTEN FORMEN CEREBRALER BEWEGUNGSSTÖRUNGEN .. 33

4.1 GRUNDLAGEN DES INTERAKTIONSPROZESSES 33

    4.1.1 Wahrnehmen und Kommunizieren 33

    4.2 DIE ELTERN - KIND - INTERAKTION 36

    4.2.1 Kognitive Möglichkeiten der Kinder unter dem Aspekt der Hilfen durch die Mitwelt 37

    4.2.2 Emotional-kognitive Entwicklung und Eltern - Kind - Interaktion 38

    4.2.3 Die Reziprozität in der Eltern-Kind-Beziehung 39

4.3 DIE FAMILIE MIT EINEM CEREBRAL BEWEGUNGSGESTÖRTEN KIND 40

    4.3.1 Die Einstellung zur Schwangerschaft 40

    4.3.2 Der erste Kontakt 40

    4.3.3 Auswirkungen auf die Partnerschaft 42

    4.3.4 Die Einstellung zum behinderten Kind 42

4.4 BLICKKONTAKT ALS BESONDERHEIT IN DER INTERAKTION ZWISCHEN BEHINDERTEN UND NICHTBEHINDERTEN 47

4.5 DIE FOLGEN DES NICHT-VERSTEHENS IN DER INTERAKTION 47

    4.5.1 Unsicherheit als Folge des Nicht - Verstehens 47

    4.5.2 Die Stigmatisierungstheorie 49

    4.5.3 Die Theorie der Perspektivenübernahme 50

5. DIE FÖRDERUNG VON KINDERN MIT SCHWERSTEN FORMEN CEREBRALER BEWEGUNGSSTÖRUNGEN .. 52

5.1 MODELLHAFTE BETRACHTUNG DER ENTWICKLUNG VON KINDERN MIT SCHWERSTEN FORMEN CEREBRALER BEWEGUNGSSTÖRUNGEN 52

5.2. FÖRDERANSÄTZE 56

    5.2.1 Bestehende Förderansätze 56

    5.2.2 Ein Entwicklungsstufen übergreifender Förderansatz 60

6. ZUR DIAGNOSTIK VON KINDERN UND JUGENDLICHEN MIT SCHWERSTEN CEREBRALEN BEWEGUNGSSTÖRUNGEN 68

6.1 DIE BEURTEILUNG VON ENTWICKLUNGSMÖGLICHKEITEN 68

6.1.1 Die Möglichkeiten einer Intelligenztestung 68

6.1.2 Gefahren einer vorschnellen Beurteilung 69

6.1.3 Notwendigkeit und Möglichkeiten einer Diagnostik 70

6.1.4 Die Möglichkeiten der Verlaufsdiagnostik 75

6.2 DIE FÖRDERDIAGNOSTIK 77

6.2.1 Die Teile der Förderdiagnostik 77

6.2.2 Die Förderdiagnostik (K-Bogen) 82

7. DAS FÖRDERPROJEKT 86

7.1 BESCHREIBUNG DER STICHPROBE UND ERSTE AUSWERTUNGSSCHRITTE 87

7.1.1 Zusätzliche Behinderungen 87

7.1.2 Faktorenstruktur des K-Bogens 89

7.1.3 Motorische Möglichkeiten 94

7.1.4 Reaktion auf taktile Reize 97

7.1.5 Reaktion auf optische Reize 97

7.1.6 Reaktion auf akustische Reize 98

7.1.7 Sprachverständnis 99

7.1.8 Ausdrucksmöglichkeiten 99

7.1.9 Kognitive Möglichkeiten 100

7.1.10 Die psychische Situation 101

7.1.11 Die Aktivitätsskala 102

7.2 VERGLEICHENDE BETRACHTUNG DER FÖRDERGRUPPEN ZU ERHEBUNGSZEITPUNKT 1 104

7.2.1 Vergleich auf Faktorenebene 104

7.2.2 Vergleich zusätzlicher Variablen 106

7.2.3 Zusammenfassung 107

7.3 BESCHREIBUNG DER FÖRDERUNG UND DER
ENTWICKLUNGSFORTSCHRITTE 108

7.3.1 Die Entwicklungsniveaus der Kinder 108

7.3.2. Diagnostische Instrumente zur Beurteilung des Entwicklungsverlaufes (Dokumentationsbogen, Beurteilungsbogen, K-Bogen) . . 109

7.3.3 Vergleich zwischen Eingangstest und Re-Test 111

7.3.3.1 Der Wilcoxon-Test 112

7.3.3.2 Die Varianzanalyse 117

7.3.4 Die Entwicklungsniveaus und deren Veränderung 122

7.3.4 Die Entwicklungsniveaus und die Förderansätze 125

7.2.6 Der Fördererfolg in einer zusätzlichen Beurteilung der
Förderer und in der Beurteilung der Eltern 128

7.4 VERGLEICHE VON VERÄNDERUNGSMASSEN MIT
DRITTVARIABLEN 132

7.4.1 Veränderung des Entwicklungsniveaus im Vergleich mit
anderen Variablen des K-Bogens 132

7.4.2 Vergleich zwischen den Beurteilungen der Förderer und
Fremdbeurteiler 138

7.5 ZUSAMMENFASSENDE DARSTELLUNG DER
ERGEBNISSE 148

8. DISKUSSION 153

8.1 BEURTEILUNG DER KINDER DURCH DIE FÖRDERER . . . 153

8.2 BEURTEILUNG DER KINDER IN DER AKTE 154

8.3 ART UND BEURTEILUNG DER FÖRDERUNG 155

8.4 VERGLEICHENDE BETRACHTUNG DER BEURTEILUNGEN
DER ENTWICKLUNG DER GEFÖRDERTEN KINDER 160

8.5 DIE FÖRDERGRUPPEN 162

8.6 ZUSAMMENFASSENDE DARSTELLUNG
UND EMPFEHLUNGEN 166

9. ANHANG 171

9.1 DER K-BOGEN 171

LITERATURVERZEICHNIS

Abbildungsverzeichnis

Abbildung 1: Schädigung, Defekt, Behinderung. Begriffliche Beispiele. . . . 14

Abbildung 2: Schema des Interaktionsprozeßes zwischen Menschen mit schwersten Formen cerebraler Bewegungsstörungen und Nichtbehinderten. 33

Abbildung 3: Umweltbedingte Einflußfaktoren der Entwicklung eines behinderten Kindes 46

Abbildung 4: Folgen des Nicht-Verstehens der möglichen Ursachen des Scheiterns einer Interaktion 49

Abbildung 5: Mögliche Entwicklungsstufen von Kindern mit schwersten Formen cerebraler Bewegungsstörungen 54

Abbildung 6: Phasenmodell der Förderung von Kindern mit schwersten Formen cerebraler Bewegungsstörungen 64

Abbildung 7: Entwicklungsstufen und entwicklungsfördernde Einwirkungsformen auf Sprachverständnis und Ausdrucksfähigkeit der Kinder 65

Abbildung 8: Der diagnostische Prozeß 71

Abbildung 9: Auswertung der Förderdiagnostik 79

Abbildung 10: Förderplan 80

Abbildung 11: Förderprotokoll 81

Abbildung 12: Diagnostizierte Geistige Behinderung bei zusätzlicher Sehbehinderung und Anfallsleiden 88

Abbildung 13: Darstellung der Mittelwerte im Wilcoxon-Test zu Erhebungszeitpunkt 1 (Z1) und Erhebungszeitpunkt 2 (Z2) für die Gesamtstichprobe 112

Abbildung 14: Haupteffekte der Fördergruppen auf die Bereiche Reaktion auf optische Reize, Aktive Kommunikation und Konstitution 119

Abbildung 15: Haupteffekte der Erhebungszeitpunkte auf den Bereich Reaktion auf taktile Reize 120

Abbildung 16: Haupteffekte beider Variablen auf die Bereiche Reaktion auf akustische Reize, Sprachverständnis, Ausdrucksverhalten und kognitive Möglichkeiten 121

Abbildung 17: Interaktionseffekte der Variablen auf die Bereiche Ausdrucksverhalten und Emotionale Grundstimmung introvertiert 122

Abbildung 18: Häufigkeiten der positiven Beurteilungen des Förderverlaufes durch Förderer und Eltern jeweils für die Studenten- und Supervisionsgruppe in Prozentangaben 131

Abbildung 19: Fremdbeurteilungen (Eltern, Kollegen) über die Förderung der Studentengruppe und Supervisionsgruppe 132

Tabellenverzeichnis

Tabelle 1:	Die Beschulung der Kinder	21
Tabelle 2:	Die Behinderungen der Kinder	21
Tabelle 3:	Die Ausdrucksmöglichkeiten der Kinder	22
Tabelle 4:	Die Versorgung der Kinder	22
Tabelle 5:	Gründe für ein Ausbleiben von Fördermaßnahmen	23
Tabelle 6:	Förderzeitraum bei den 55% Schülern, die Förderungen erhalten und einen Fördererfolg aufweisen	23
Tabelle 7:	Vergleich Kb/Gb-Schule hinsichtlich der Möglichkeiten der Kinder	24
Tabelle 8:	Vergleich Kb/Gb-Schule hinsichtlich der Versorgung der Kinder	24
Tabelle 9:	Vergleich der Förderungen bei Kindern mit und ohne Sprachverständnis	25
Tabelle 10:	Klassenstruktur an Kb- und Gb-Schulen	25
Tabelle 11:	Zusätzliche Behinderungen laut Schulakte	87
Tabelle 12:	Diagnostizierte Geistige Behinderung bei zusätzlicher Sehbehinderung und Anfallsleiden	89
Tabelle 13:	Die motorischen Möglichkeiten der Kinder in Prozentangaben	94
Tabellen 14-16:	Vergleich der zweierskalierten Fragen mit viererskalierten Fragen	96
Tabelle 17:	Die Reaktionsmöglichkeiten der Kinder auf taktile Reize	97
Tabelle 18:	Die Reaktionsmöglichkeiten der Kinder auf optische Reize	98
Tabelle 19:	Die Reaktionsmöglichkeiten der Kinder auf akustische Reize	98
Tabelle 20:	Das Sprachverständnis der Kinder	99
Tabelle 21:	Die Ausdrucksmöglichkeiten der Kinder	99

Tabelle 22:	Die kognitiven Möglichkeiten der Kinder	100
Tabelle 23:	Die Faktoren der psychischen Situation der Kinder	102
Tabelle 24:	Die Aktivität der Kinder	103
Tabelle 25:	Eingesetzte Hilfsmittel zur Kommunikation im Mittelwertvergleich	104
Tabelle 26:	Ergebnisse der Mittelwertvergleiche im Duncan-Test	105
Tabelle 27:	Varianzanalytischer Vergleich der drei Fördergruppen zu Erhebungszeitpunkt 1	106
Tabelle 28:	Ergebnisse der Mittelwertvergleiche im Duncan-Test für charakteristische Variablen der Stichprobe	107
Tabelle 29:	Die eingesetzten Diagnoseinstrumente	109
Tabelle 30:	Bis zum Erhebungszeitpunkt 2 durchgeführte und abgebrochene Förderungen	111
Tabelle 31:	Mittelwerte und Signifikanzen im Wilcoxon Test für die Gesamtstichprobe (N = 163)	113
Tabelle 32:	Mittelwertvergleiche für die Faktoren zu den beiden Erhebungszeitpunkten getrennt für die Fördergruppen	114
Tabelle 33:	Mittelwertvergleiche für die Faktoren zu den beiden Erhebungszeitpunkten getrennt für die Fördergruppen	115
Tabelle 34:	Mittelwertvergleiche für die Faktoren der psychischen Situation zu den beiden Erhebungszeitpunkten getrennt für die Fördergruppen	116
Tabelle 35:	Mittelwerte für die Faktoren der Aktivität zu den beiden Erhebungszeitpunkten getrennt für die Fördergruppen	117
Tabelle 36:	Signifikante Effekte der Fördergruppen und Erhebungszeitpunkte in der Varianzanalyse	118
Tabelle 37:	Darstellung der Verteilung der geförderten Kinder auf die Entwicklungsniveaus 1 - 4 zu Erhebungszeitpunkt 1 (Z1) und 2 (Z2)	123
Tabelle 38:	Häufigkeit der Förderungen ohne Entwicklungsfortschritte zwischen den Entwicklungsniveaus	124
Tabelle 39:	Entwicklungsfortschritte zwischen den Entwicklungsniveaus	125

Tabelle 40:	Häufigkeit der gewählten Förderansätze	126
Tabelle 41:	Häufigkeit der gewählten Abstraktionsniveaus	126
Tabelle 42:	Häufigkeit der gewählten Fördermedien	127
Tabelle 43:	Häufigkeiten der in der Förderung genutzten Ausdrucksmöglichkeiten	127
Tabelle 44:	Darstellung des Förderverlaufes	128
Tabelle 45:	Häufigkeiten der positiven Beurteilungen des Förderverlaufes durch Förderer und Eltern für die studentischen Förderer und die Lehrer der Supervisionsgruppe	128
Tabelle 46:	Fremdurteile (Eltern, Kollegen) über die Förderung	131
Tabelle 47:	Zusammenhang zwischen Entwicklungsfortschritt und Geistiger Behinderung	133
Tabelle 48:	Zusammenhang zwischen Entwicklungsfortschritt und Anfallsleiden	133
Tabelle 49:	Zusammenhang zwischen Entwicklungsfortschritt und Schwerpunkt des Förderansatzes	134
Tabelle 50:	Zusammenhang zwischen Entwicklungsfortschritt und gewählten Fördermedien	135
Tabelle 51:	Zusammenhang zwischen Entwicklungsfortschritt und dem Abstraktionsniveau der Förderung	135
Tabelle 52:	Zusammenhang zwischen dem Entwicklungsfortschritt und den Ausdrucksmöglichkeiten der Kinder	136
Tabelle 53:	Zusammenhang zwischen Entwicklungsfortschritt und der von den Eltern beurteilten Bedeutung der Förderung	136
Tabelle 54:	Zusammenhang zwischen Entwicklungsfortschritt und der Kontinuität des Förderverlaufs	137
Tabelle 55:	Zusammenhang zwischen Entwicklungsfortschritt und dem von den Eltern vermuteten Zusammenhang mit der Förderung	137
Tabelle 56:	Zusammenhang zwischen Entwicklungsfortschritt und den Unterbrechungen des Förderverlaufs	138
Tabelle 57:	Zusammenhang zwischen Entwicklungsfortschritt und den Entwicklungniveaus zu Erhebungszeitpunkt 1	138

Tabelle 58:	Vergleich der Beurteilungen der Entwicklungsfortschritte der Kinder durch die Förderer und Fremdbeurteiler für die Gesamtstichprobe	139
Tabelle 59:	Chi^2-Test zum Vergleich zweier unabhängiger Stichproben für die Supervisionsgruppe	140
Tabelle 60:	Chi^2-Test zum Vergleich zweier unabhängiger Stichproben für die Studentengruppe	141
Tabelle 61:	Zusammenhang zwischen den Beurteilungen des Fördererfolges in den Entwicklungsbereichen durch die Förderer (Dokumentationsbogen) und durch die Fremdbeurteiler (Beurteilungsbogen) für die Gesamtgruppe	142
Tabelle 62:	Zusammenhang zwischen den Beurteilungen des Fördererfolges in den Entwicklungsbereichen durch die Förderer (Dokumentationsbogen) und durch die Fremdbeurteiler (Beurteilungsbogen) für die Supervisionsgruppe	144
Tabelle 63:	Zusammenhang zwischen den Beurteilungen des Fördererfolges in den Entwicklungsbereichen durch die Förderer (Dokumentationsbogen) und durch die Fremdbeurteiler (Beurteilungsbogen) für die Studentengruppe	145
Tabelle 64:	Die Möglichkeiten der Kinder in Prozentangaben bezogen auf verschiedene Bereiche	148
Tabelle 65:	Zusammenhang zwischen positiver Veränderung im Entwicklungsniveau und Förderansatz, Medien, Abstraktionsniveau der Förderung und Unterbrechungen der Förderung	158
Tabelle 66:	Prozentuale Veränderung in Bezug auf die Gruppengröße	160

PROBLEM

Ausgehend von der stetig anwachsenden Zahl von Kindern mit schwersten cerebralen Schädigungen, die die unterschiedlichsten und meist auch noch zusammen auftretenden Behinderungen zur Folge haben (mehrere Teilbehinderungen), ist sowohl an Schulen für Behinderte wie an den universitären Ausbildungsstätten der Sonderpädagogen das Augenmerk zwangsläufig auf diese Kinder gerichtet worden.

Insbesondere Kinder, bei denen die sichtbarste und schwerwiegendste Folge einer solchen cerebralen Schädigung der Verlust jeglicher Willkürmotorik neben anderen Behinderungen ist, geben uns wegen einer extrem erschwerten Interaktionssituation hinsichtlich der Beurteilung ihrer Wahrnehmungs- und Entwicklungsmöglichkeiten und somit der notwendigen Förderung Rätsel auf.

In den letzten 30 Jahren wurden neben der bereits etablierten Physiotherapie zwar Ansätze entwickelt, die Entwicklung dieser Kinder auf der Grundlage einer körperbezogenen, basalen Förderung vor allem im Wahrnehmungsbereich zu unterstützen. Diesen Ansätzen liegen jedoch gleichermaßen die Vorstellungen einer massiven kognitiven Beeinträchtigung zugrunde. Gelang es manchen Kindern, sich über das Niveau einer schwersten geistigen Behinderung hinweg zu entwickeln, wurde dies überrascht registriert und war Anlaß zur Vermutung, daß wohl eine Gruppe von Kindern mit schwersten cerebralen Schädigungen existieren müsse, die zwar zu kaum einer willkürlichen motorischen Reaktion oder Aktion in der Lage ist, aber dennoch kognitive Leistungen bis hin zum Lesen und Schreiben (mit entsprechenden Hilfsmitteln) erbringen könnte. Gleichwohl fehlen nach wie vor Ansätze, diese Kinder gezielt kognitiv zu fördern.
Dennoch wurde immer deutlicher, daß es wohl kaum zufriedenstellend ist, von schwerstbehinderten Kindern zu sprechen, sondern daß eine differenzierte Betrachtung nötig ist.

Nicht zuletzt führte der leichtfertig undifferenzierte Gebrauch des Begriffs "schwerstbehindert" immer wieder zu Diskussionen und Streitgesprächen, die allein deshalb zu keinem Ergebnis führen konnten, weil jeder ein anderes Kind als Diskussionsgrundlage annahm.

Hier setzt sich zunehmend das Bewußtsein durch, daß gerade im Bereich schwerster Mehrfachbehinderung die individuelle Ausprägung einzelner Teilbehinderungen (in etwa auch vergleichbar mit dem Terminus Zusatzbehinderung) sorgsam festgestellt werden muß und ein reines Aufsummieren der Teilbehinderungen keinesfalls eine Beurteilung der Möglichkeiten des Kindes erlaubt. Auch hier scheint die Erkenntnis der Gestaltpsychologie Gültigkeit zu haben: "Das Ganze ist mehr als die Summe der Teile".

Die Situation dieser Kinder ist gerade im Augenblick besonders brisant, da sich deren Betrachtung in zwei Hauptberufsgruppen, die mit ihnen befaßt sind,

geradezu in entgegengesetzte Richtungen entwickelt.
Während sich unter den Sonderpädagogen, die vor allem im Rahmen der schulischen Betreuung mit diesen Kindern befaßt sind, mehr und mehr auf dem Hintergrund überraschender Entwicklungen der Kinder ein Bewußtsein gebildet hat, daß nach Wegen gesucht werden muß, wie die bei vielen dieser Kinder vorhandenen aber differentialdiagnostisch nicht aufspürbaren kognitiven Möglichkeiten gefördert werden können, versucht eine Gruppe von Ärzten und Ministerialbeamten des Kultusministers, die zum Teil sonderpädagogisch ausgebildet sind, Schlüsse aus der von ihnen wohl angenommenen "Nicht-Förderbarkeit" und somit schwerster geistiger Behinderung der Kinder zu ziehen.
So sind beim Kultusministerium, sicher auf dem Hintergrund eines Etikettierungsprozesses, Bestrebungen im Gange, diese Kinder undifferenziert in Geistigbehindertenschulen einzuschulen. Eine Lösung, die den Kindern wenn auch nicht große kognitive Leistungen, so doch minimale Fortschritte im konkreten Gegenstandsbezug zutraut. Sicher trifft dies auf eine Vielzahl der Kinder zu. Es darf jedoch bzweifelt werden, ob die Kinder, die zu differenzierten kognitiven Leistungen in der Lage wären, in ihrer Entwicklung durch eine solche Lösung nachhaltig beeinflußt werden können.

Eine weitere, noch tragischere Entwicklung bahnt sich in der medizinischen Versorgung der Kinder an. Es sind bereits Empfehlungen publiziert worden, Kinder mit schwersten cerebralen Schädigungen ohne weitergehende Untersuchungen, wenn nötig auch ohne Einwilligung der Eltern, in eigener ärztlicher Verantwortung ohne medizinische Versorgung zu lassen. Für die meisten dieser Kinder würde dies direkt nach der Geburt zum Tode führen. Bei dieser Entscheidung kann die Lebensfähigkeit ohne fremde Hilfe keine Rolle spielen, denn die meisten Frühgeborenen oder auch die asphyktischen Kinder (auch ohne sichtbare Behinderung) sind auch auf medizinische Hilfe angewiesen. Entscheidungskriterium kann nur die vermutete Entwicklungsfähigkeit und hier besonders die kognitive Entwicklungsfähigkeit sein. Wie problematisch dieses Entscheidungskriterium ist, wird darzulegen sein.

Es ist erschreckend, daß hier entgegen dem hippokratischen Eid menschliches Leben dem Tod hingegeben wird, nur weil es nicht in der Lage ist, eindeutig genug seine Entwicklungsfähigkeit im Sinne einer menschlichen Norm mitzuteilen. Dieselben Ärzte hätten wahrscheinlich Skrupel, den gewünschten Freitod eines schwerkranken Krebspatienten zu unterstützen oder einen Menschen nach einer Apoplexie mit weitgehenden Funktionsverlusten ohne medizinische Versorgung zu lassen.

Dieser Vorstoß zumindest der medizinischen Expertengruppe scheint sich, wenn auch nicht explizit, auf eine gesellschaftspolitische Strömung zu stützen, die zumindest durch einige Vordenker, so z.B. den australischen Philosophen Singer, menschliches Leben zur Disposition stellt, wobei, verkürzt dargestellt, ein Lebewesen dann getötet werden darf, wenn ihm die Merkmale von "Personalität" und "Selbst-Bewußtsein" fehlen.

Hier wird den subjektiven Entscheidungsfindungen von Personen, Epochen und Zeitströmungen wieder in erschreckendem Ausmaß Raum gegeben. Bereits ein Mensch, der nicht in der Lage ist, seine Personalität und sein Selbstbewußtsein zu vermitteln oder dessen Kommunikationsversuche nicht verstanden werden, wäre kein Mensch mehr und dürfte getötet werden. Dieser Ethik und den ärztlichen Empfehlungen folgend gäbe es wohl bald keine Kinder mit schweren cerebralen Schädigungen mehr. Ein Problem wäre sicher vom Tisch, aber ebenso die Wertvorstellungen des humanistischen Weltbildes.

In dieser Situation soll in der folgenden Studie, die sich auf ein vom Ministerium finanziertes Förderprojekt bezieht, versucht werden, die Problematik der Betrachtung von Kindern mit schwersten cerebralen Schädigungen darzustellen und Eltern sowie Betreuungspersonen eine Hilfe in der Beurteilung und Förderung der Kinder an die Hand zu geben und das Gefühl zu stärken, daß es sich lohnt, sich um diese Kinder zu bemühen.

1. BESCHREIBUNG DER GEFÖRDERTEN KINDER

1.1 BEGRIFFLICHE ABGRENZUNG

1.1.1 Der Begriff der Schwerstbehinderung

Im Rahmen dieses Projektes werden Kinder mit schwersten Formen cerebraler Bewegungsstörungen gefördert. Diesen Kindern ist es nicht möglich, sich selbstständig fortzubewegen. Greifen und Zeigen sind unmöglich oder stark erschwert, ebenso wie Kopf- und häufig auch die Blickkontrolle. Es gibt kaum eine Behinderung, die einem Menschen in diesem Ausmaß die Möglichkeit nimmt, Bedürfnisse, Wünsche, Intentionen zu realisieren oder auch nur mitzuteilen. Die Ausprägung der motorischen Behinderung kann so schwer sein, daß es den Kindern nicht oder nur ansatzweise und sehr unverständlich möglich ist zu sprechen. Fast immer sind Mimik und Gestik, als nonverbale Anteile der Kommunikation, durch die Schwere der Bewegungseinschränkung mitbetroffen.

Die geförderten Kinder unterscheiden sich zwar untereinander, wenn auch nicht sehr stark, in dem Grad der motorischen und sprachlichen Einschränkung; gemeinsam ist ihnen jedoch die Unmöglichkeit der eigenständigen Fortbewegung. Geringe quantitative Unterschiede können für das einzelne Kind große qualitative Verbesserungen oder Verschlechterungen in der Kommunikationsfähigkeit bedeuten. So kann ansatzweise und kurzphasig Robben, gelegentlich Greifen, auch Tasten möglich sein. Manche Kinder versuchen, sich auch über Laute und sehr unverständliche Worte verbal mitzuteilen; jedoch sind die hier aufgeführten Möglichkeiten meist nicht permanent vorhanden, d.h. nicht willentlich einzusetzen, sondern sie sind vielmehr in hohem Maß abhängig von dem Gesamtbefinden der Kinder im jeweiligen Augenblick und können auch durch einschießende Spasmen jederzeit aufgehoben sein. Die Kinder erleben diese geringen Fähigkeiten als nicht verläßlich und nicht jederzeit verfügbar. Das bewirkt eine Fülle von Frustrationen, tiefe Verunsicherung und häufig Resignation.

Vom äußeren Erscheinungsbild her handelt es sich um Kinder und Jugendliche, die unter den allgemein und sehr undifferenziert verwandten Begriff "schwerstbehindert" zu fallen scheinen. Dies ist der in den Richtlinien des Kultusministeriums des Landes Nordrhein-Westfalen (NRW) für die Förderung schwerstbehinderter Schüler in Sonderschulen verwandte Terminus für Kinder mit schwerster geistiger Behinderung und schwerer Mehrfachbehinderung. Die Hinweise "... wenden sich an Schulen, die Schüler aufnehmen mit:

(1) schwerster geistiger Behinderung,
   in der Regel
- zeigen sie einen geistig-seelischen Entwicklungsstand, der noch keinen
   Gegenstandsbezug erkennen läßt und nicht über die Stufe eines bloß
   dranghaften Hantierens hinauszugehen scheint; ein sinnvoller Um-

gang mit Material ist noch nicht zu beobachten und das Kind kann auch bei angemessenen Tätigkeiten nicht über mehrere Minuten verweilen;
- besitzen sie noch nicht die Fähigkeit, einfache verbale oder gestische Mitteilungen zu verstehen;
- können sie soziale Verhaltensweisen noch nicht erlernen;
- weisen sie einen Gesundheitszustand auf, bei dem die Beteiligung an schulischen Veranstaltungen herkömmlicher Art eine Überforderung darstellen würde. Bei diesen Schülern finden sich vielfach eine abweichende körperliche Allgemeinentwicklung neben verschiedenartigen Beeinträchtigungen des Gesamtzustandes, wie etwa chronischen Krankheiten und deren Folgeerscheinungen. Sie bedürfen weitgehend individueller Erziehungsbemühungen fundamentaler Art und sind in erheblichem Umfang pflege- und aufsichtsbedürftig.
(2) schwerer Mehrfachbehinderung, verstanden als komplexes Syndrom, dessen Teilaspekt geistige Behinderung in Verbindung mit Blindheit, hochgradiger Erziehungsschwierigkeit, Gehörlosigkeit, Körperbehinderung, chronischen Erkrankungen auftritt."
(KULTUSMINISTER DES LANDES NRW 1985 p.5)

Es muß abgeklärt werden, ob Kinder mit schwersten cerebralen Bewegungsstörungen per se diesem Schwerstbehindertenbegriff entsprechen.

HAUPT und FRÖHLICH (1983) bezeichnen Kinder als schwerstbehindert, "... die in allen Hauptbereichen der Entwicklung (psychomotorisch, emotional, kommunikativ, sozial, kognitiv) extreme Entwicklungsbeeinträchtigungen aufweisen." An anderer Stelle beschreiben HAUPT und FRÖHLICH (1982) drei Ausprägungsformen von Schwerstbehinderung:

(1) Kinder mit progredienten Erkrankungen wie Muskeldystrophie, Krebs etc.
(2) Kinder mit schwersten cerebralen Schädigungen, die durch starke Beeinträchtigungen der Bewegungs- und Sprachfähigkeit deaktiviert sind. Kognitve Entwicklungsmöglichkeiten sind durch die Schädigung nicht gehindert.
(3) Kinder, die in der psychomotorischen, emotionalen, sozialen, kommunikativen und kognitiven Entwicklung extrem behindert sind.

In der dritten Ausprägungsform wird also ausdrücklich eine geistige Behinderung mit eingeschlossen und auf diese Kinder bezieht sich Fröhlich in seinen früheren Veröffentlichungen. Jedoch ist auch er der Meinung, daß aufgrund der extrem erschwerten Kommunikation eine erhebliche Unsicherheit in der Beurteilung kognitiver Beeinträchtigungen besteht.

Da der Begriff der Schwerstbehinderung bereits relativ früh in der Geistigbehinderten-Pädagogik gebraucht wurde, wird häufig mit diesem Begriff auch eine zusätzlich vorhandene geistige Behinderung assoziiert, die jedoch nicht zwangsläufig vorhanden sein muß. Schwerste Behinderungsformen können auch ohne geistige Behinderung bei körperlichen und seelischen Behinderungen auftreten, wie HAUPT und FRÖHLICH (1982) dies in ihrer Beschreibung von Schwerstbehinderten aus der Sicht der Körperbehindertenpädagogik andeuten. Lediglich das äußere Erscheinungsbild kann den Erscheinungsformen und Verhaltensweisen schwer geistigbehinderter Menschen ähneln.

Jedoch sowohl in den Richtlinien für die Förderung schwerstbehinderter Schüler des Kultusministers des Landes NRW (1985), als auch in den von HAUPT und FRÖHLICH (1982) in der dritten Gruppe beschriebenen Kindern ist eine geistige Behinderung Definitionsvoraussetzung.

Wir sehen uns jedoch für die im Projekt beschriebenen Kinder aufgrund der schweren motorischen Beeinträchtigung zunächst nicht in der Lage, zu beurteilen, ob bei diesen Kindern eine geistige Behinderung vorliegt. Diese Kinder haben ohne entsprechende Förderung nicht die Chance, ihre kognitiven Möglichkeiten transparent zu machen. Sie können nicht eigeninitiativ nach Dingen fragen oder dem Interaktionspartner Rückmeldung geben. Fragen und antworten ist immer erschwert oder unmöglich. Daher ist es äußerst schwierig, Lernfortschritte dieser Kinder, die oft nur intern ablaufen und lediglich am Ergebnis, d.h. am Verhalten, beurteilt werden können, zu diagnostizieren. Bei diesen Kindern kann im wahrsten Sinne von einer "blackbox", über deren Inhalt man nichts weiß, gesprochen werden.

1.1.2 Der Begriff der Mehrfachbehinderung

Da in vielen Fällen zu der motorischen Behinderung der im Projekt geförderten Kinder noch zusätzliche Behinderungen auftreten, etwa Schwierigkeiten in der Reizaufnahme und Reizverarbeitung, Sehbehinderung oder Blindheit, Hörschädigung oder Taubheit (vgl. Kap. 7.1.1), werden diese Kinder oft auch unter dem Begriff der Schwerstmehrfachbehinderung gefaßt.

Hier wird sicher die Komplexität und sich gegenseitig beeinflußende und bedingende Wechselwirkung der einzelnen Beeinträchtigungen eine zusätzliche Dimension der Behinderung schaffen. Die Kinder des Projektes sind alle in irgendeiner Form schwerstmehrfachbehindert, jedoch haben nicht alle schwerstmehrfachbehinderte Menschen auch schwerste Formen cerebraler Bewegungsstörungen, so daß dieser Begriff keine Anwendung finden kann.

Aus den bisher dargestellten Definitionsversuchen wird klar, wie wenig aussagekräftig etwa eine Kongreßankündigung mit dem Thema "Förderung Schwerstbehinderter" bezüglich seiner Inhalte wäre.

Wie weit die Begriffsverwirrung reicht, wird deutlich, wenn man sieht, daß innerhalb eines Ministeriums (Kultusministerium des Landes NRW) unter-

schiedliche Definitionen für die Personengruppe der Schwerstbehinderten verwandt werden. Mit dem Runderlaß zur Aufnahme Schwerstbehinderter an Sonderschulen vom 12.07.1978 werden 2 Gruppen von Schwerstbehinderten beschrieben:
(1) Schwer mehrfach Behinderte, die von 2 oder mehr hochgradigen Behinderungen betroffen sind; etwa Blindheit und schwere Körperbehinderung.
(2) Behinderte mit einer körperlichen, geistigen oder seelischen Behinderung schwersten Ausmaßes, also etwa einer schwersten Körperbehinderung, wobei Arme und Sprache für schulische Bildung und Kommunikation nicht eingesetzt werden können, keine selbständige Fortbewegung möglich ist, und der Gesamtzustand durch chronische Krankheiten erheblich beeinträchtigt ist. Der hier verwandte Schwerstbehindertenbegriff ist sicher am ehesten in der Lage, der Heterogenität der schwerstbehinderten Menschen gerecht zu werden.

In den Richtlinien und Hinweisen für den Unterricht (1985) "Förderung schwerstbehinderter Schüler" werden jedoch, wie bereits erwähnt, Schüler als schwerstbehindert bezeichnet, die erstens eine schwere geistige Behinderung aufweisen und zweitens schwer mehrfach behindert sind.

1.1.3 Versuch einer begrifflichen Klärung

Diese Richtlinien können also nur für einen Teil der im Runderlaß als schwerstbehindert bezeichneten Schüler gelten und hier wiederum nur für einen Teil der ersten Gruppe, nämlich den Teil, der eindeutig eine geistige Behinderung aufweist. Hier wird fälschlicherweise und im Gegensatz zum Runderlaß des KM von 1978 der Eindruck erweckt, alle Schwerstbehinderten seien zugleich auch schwerst geistig behindert. Ob dahinter eine politische Absicht zu vermuten ist, bleibt zunächst einmal offen.

Eine erste schulpolitische Folge solcher Zuschreibungen ist die beabsichtigte Festschreibung, daß das Sonderschulaufnahmeverfahren an der Geistigbehindertenschule durchzuführen ist, obwohl deren Lehrkräfte in der Regel keine Ausbildung in Körperbehinderten-Pädagogik besitzen, also auch kaum Informationen über die Besonderheiten von Kindern mit cerebralen Bewegungsstörungen besitzen, weder im kognitiven noch im motorischen Bereich. Darüberhinaus sind die Geistigbehindertenschulen in der Regel weder baulich noch personell auf diese Kinder eingerichtet. Eine weitere Folge könnte sein, daß durch die Annahme einer nicht veränderbaren schwersten geistigen Behinderung der Aspekt der Pflege und Verwahrung Vorrang vor einem möglicherweise zeit- und personalintensiven Förderansatz bekommen könnte. Eine für Krankenkassen und Landschaftsverband aufwendige Versorgung der Kinder mit modernen apparativen Kommunikations- und Lernhilfen bis hin zu Computern wäre vom Ansatz her vermeidbar. Es müßte, wie es bei den Krankenkassen meist schon der Fall ist, für jedes Kind zunächst nachgewiesen werden, daß es in der Lage ist, Kommunikationshilfen sinnvoll einzusetzen. Wenn sich Landschaftsverband und Kultusminister der gleichen Argumentation anschließen - also im Zweifel gegen den Schüler entscheiden - ist völlig unklar, wer die Sach- und Personalkosten für die grundlegenden Lernphasen des Kindes übernimmt.

Gerade wenn man sich mit Menschen mit schwersten Behinderungsformen befaßt, scheint es also besonders wichtig zu sein, die Personengruppe nicht nur sehr exakt zu beschreiben, sondern sich auch über die mit der Beschreibung verbundenen, die Förderung betreffenden, Konsequenzen im klaren zu sein.

In unserem Fall sind dies Kinder mit schwersten Formen cereraler Bewegungsstörungen, von denen wir aufgrund der durch die Bewegungsbeinträchtigung massiv gestörten Kommunikation nicht wissen können, ob sie geistig behindert sind, oder zu welcher kognitiven Entwicklung sie noch in der Lage sein werden. Solange über den kognitiven Status dieser Kinder Unklarheit herrscht, sollte auch nur von "Kindern mit schwersten Formen cerebraler Bewegungsstörungen" gesprochen werden, um die Vorstellung einer mit dem Begriff "schwerstbehindert" oftmals assoziierten geistigen Behinderung zu vermeiden.

Der Begriff "schwerstbehindert" besagt zunächst einmal nur, daß es sich um eine besonders schwere Form von Behinderung handelt, wobei noch nicht einmal ausgesagt wird, ob bzw. in welchem Ausmaß es sich um eine Mehrfach-Behinderung handelt. Bezüglich der Behinderungsart bleibt die Definition vieldeutig. So sollte zumindest ein Hinweis auf eine schwerste geistige oder psychische Behinderung oder eine Körperbehinderung vorhanden sein.

Um einen synonymen Gebrauch bedeutungsunterschiedlicher Begriffe zu vermeiden, sollte der Begriff "schwerstbehindert" nur als allgemeiner Oberbegriff im Sinne des Sonderschulaufnahmeverfahrens (SAV) verwandt werden. Schwerstkörperbehindert wäre dann der Oberbegriff für alle schwersten Formen der Körperbehinderung im Sinne des SAV.

Wir schlagen vor, ein Kind, das eine schwerste Bewegungsstörung aufgrund einer cerebralen Schädigung aufweist, solange als Kind mit "schwersten Formen cerebraler Bewegungsstörungen und Anarthrie" oder auch mit "schwersten cerebralen Bewegungsstörungen und Anarthrie" zu bezeichnen, bis eine geistige oder sonstige zusätzliche Behinderung nachgewiesen ist.
In unserem Fall würde man dann etwa von einem Kind mit "schwerer oder schwerster Form cerebraler Bewegungsstörung und Anarthrie sowie geistiger Behinderung" sprechen.

Liegt eine erkennbare, sehr schwere geistige Behinderung bei gleichzeitiger leichter cerebraler Bewegungsstörung vor, könnte man von einem Kind mit "schwerster geistiger Behinderung und leichter cerebraler Bewegungsstörung (Hemi-, Di- oder Tetraplegie)" sprechen.

1.2 DIE CEREBRALE BEWEGUNGSSTÖRUNG

Cerebrale Bewegungsstörungen, synonym auch als Cerebralparese oder infantile Cerebralparese bezeichnet, sind zu sehen als sensomotorische Folgezustände nach einer Hirnschädigung, welche sich prä-, peri- oder postnatal ereignet und das noch unreife Gehirn betroffen hat. Dabei spielt der Zeitpunkt der Schädigung eine bedeutsame Rolle. Die Lokalisation der Hirnschädigung ist entscheidend für das Ausmaß, aber auch für die spezifische Qualität der Bewegungsstörung.

Drei große Systeme, die jedoch durch eine Vielzahl von Regelkreisen miteinander verschaltet sind, lassen sich hinsichtlich ihrer Lage und ihrer Funktion unterscheiden:

1. Das pyramidale System, das in der motorischen Rinde liegt, dort seine Impulse empfängt und diese über die beidseitigen Pyramidenbahnen zu den motorischen Vorderhornzellen des Rückenmarks weiterleitet. Es ermöglicht die beabsichtigte Bewegung, die Willkürmotorik. Eine Schädigung führt zu einer pathologischen Kontraktion der Beuge- und Streckmuskulatur, verbunden mit einer Hypertonie, die durch Feststellung der Gelenke eine Bewegungsverarmung nach sich zieht. Die eingeschränkte willkürliche Bewegung, auch als Spastik bezeichnet, kann
   - eine Muskelgrupppe, eine Extremität betreffen: Monoplegie
   - eine Körperhälfte betreffen: Hemiplegie
   - den gesamten Körper betreffen: Tetraplegie.

   Jede dieser Formen kann - in unterschiedlichem Schweregrad - von minimaler Bewegungseinschränkung bis zur Bewegungsunfähigkeit auftreten.

2. Das extrapyramidale System, das sich aus den Basalganglien und seinen Leitungsbahnen zusammensetzt, ist zuständig für die unwillkürliche Motorik: Mimik, Gestik, automatisierte Bewegungen.

   Bei Schädigungen des impulsdämpfenden Kerngebietes, des Striatum, kommt es in Verbindung mit der Schädigung benachbarter Kerne zu Überschußbewegungen bei wechselndem Muskeltonus, wie es in qualitativ unterschiedlicher Verlaufsform bei der Athethose, der Korea und dem Balismus der Fall ist.

   Im Gegensatz zu den genannten dyskinetischen Syndromen kommt es bei einer Schädigung des Pallidum zum Rigor. Dieser ist in etwa vergleichbar mit der Schweren Tetraspastik, welche als schwere Hypertonie in Erscheinung tritt.

   Häufig kommt es bei schwerer Tetraparese zu einer Kombination von athethoiden und / oder choreo-athethothischen Komponenten.

Immer ist bei diesem Schweregrad der Bewegungsstörung die für den Sprechvorgang notwendige Muskulatur des Mundraumes, Kehlkopfes und der Atmung mitbetroffen. Folglich ist die Fähigkeit des Sprechens bis zur Unverständlichkeit reduziert; dieses Unvermögen wird als Dysarthrie bezeichnet. Wenn das Sprechvermögen gänzlich fehlt, liegt eine Anarthrie vor, die immer zugleich die schwerste Einschränkung kommunikativer Möglichkeiten bedeutet.

Dys- bzw. Anarthrie sind somit direkte Auswirkungen der neuromuskulären Betroffenheit der Sprechorgane. Ihr Vorhandensein gibt keinen Hinweis auf einen Zusammenhang mit der zentralen Sprachentwicklung.

Zweifellos können jedoch durch Schädigung des sensorischen Sprachzentrums (Wernicke; es liegt unmittelbar hinter der sensorischen Rinde im Gyrus postzentralis) auch Sprachverständnisstörungen unterschiedlichen Schweregrades vorhanden sein. Andererseits weist ein fehlendes oder geringes Sprachverständnis nicht zwingend auf eine Schädigung des sensorischen Sprachzentrums hin; die Entwicklung des Sprachverständnisses kann durch mangelnde Ansprache und emotionale Isolation leicht beeinträchtigt werden (vgl. Kap. 4.2). Ist das motorische Sprachzentrum (Broca; es ist dem Motorortex vorgelagert) geschädigt, so entstehen Störungen der expressiven Sprache: Geringer Wortschatz, Dys-, oder Agrammatismus. Störungen des Sprachverständnisses und der expressiven Sprache können auch unabhängig von cerebralen Bewegungsstörungen auftreten.

3. Das cerebellare System, das durch neurale Verbindungen mit allen übergeordneten Kerngebieten sowie mit der motorischen Rinde, aber auch mit dem Gleichgewichtsorgan im Labyrinth verbunden ist, erfüllt normalerweise die Aufgaben der feinmotorischen Koordination, der Feinabstimmung, des Bewegungsausmaßes sowie der Gleichgewichtsreaktionen. Eine Schädigung kann in Form ataktischer Bewegungsstörungen isoliert, aber auch als Komponente der vorausgehend beschriebenen, cerebralen Bewegungsstörungen vorliegen. Bei schwerer Hypertonie, die als Tetraplegie den ganzen Körper betrifft, sind jedoch Störfaktoren aus dem Cerebellum so überlagert, daß sie symptomatisch kaum in Erscheinung treten.

Zusätzliche Sinnesschädigungen können in den Sinnesorganen selbst, häufiger jedoch in den zentralen Bahnen oder den sinnesspezifischen Rindenfeldern liegen und insofern den Input im Bereich der Wahrnehmungsfähigkeit erheblich reduzieren.

Im Verhältnis zur Motorik ist der weitaus größere Teil der Gehirnrinde beansprucht durch primäre, sekundäre, tertiäre Areale, die der zentralen Reizverarbeitung jedes spezifischen Sinnesorganes dienen.

Das führt sowohl zu intra- wie auch zu intersensorischen Integrationsstörungen, die die kognitive Entwicklung entscheidend beeinflussen. Sind die motorischen Systeme und ihre Leitungsbahnen im wesentlichen oder ausschließlich betroffen, so kann dies zwar zu schwersten Formen von Bewegungsstörungen führen, die Wahrnehmungsfähigkeit kann jedoch als Grundlage für Kognition ungeschädigt geblieben sein. Liegt jedoch eine großflächig verteilte kortikale Schädigung auch der sensorischen Areale und ihrer Integrationskerne vor (z. B. Thalamus), so sind Lernprozesse in je unterschiedlichem Ausmaß erschwert. Intelligenzminderungen bis hin zur geistigen Behinderung sind möglich.

2. SCHÄDIGUNGSBILD UND DESSEN AUSWIRKUNGEN

2.1 SCHÄDIGUNG UND BEHINDERUNG

Eine Behinderung der beschriebenen Ausprägung ist zurückzuführen auf eine Schädigung des Zentralnervensystems, die am häufigsten perinatale Ursachen besitzt (v.WENDT et al. 1985), also während des Geburtsvorganges eintritt. Häufig scheint sich hier das bewußte Hinauszögern einer Geburt ebenso schädlich auszuwirken (DOMAN 1980) wie operative Geburten oder Lageanomalien. Danach sind Schädigungen sehr häufig im Zusammenhang mit Frühgeburten oder übertragenen Babys, forcierten oder verlängerten Wehen (ATKINSON & STANLEY 1983) zu beobachten. Pränatal werden Infektionen im Mutterleib, Blutungen und Sauerstoffmangel während der Schwangerschaft mit Hirnschädigungen in Verbindung gebracht.
Postnatale Ursachen, wie etwa Unfälle, Infektionen, Tumore sind vergleichsweise selten.
Bei all diesen Ursachen bleibt zu fragen, ob die Schädigung zu einer der beschriebenen Komplikationen geführt hat oder die Komplikation zur Schädigung, etwa ob Blutungen zur Hirnschädigung oder die Hirnschädigung zu Blutungen geführt hat (vgl. DOMAN 1980). Die Kausalität der Zusammenhänge ist hier keineswegs geklärt.

Es muß jedoch betont werden, daß die Schädigung nicht gleichzusetzen ist mit der Behinderung. So weist etwa die Bezeichnung "minimale cerebrale Dysfunktion" nicht auf eine minimale Behinderung, sondern auf ein minimal geschädigtes Gehirn hin. Die aus dieser minimalen Schädigung resultierende Behinderung kann jedoch sehr gravierend sein. Behinderung kann immer nur die Folge der Schädigung sein.

Die Behinderung kann bei gleicher Schädigung individuell unterschiedlich aussehen. Sie wird beeinflußt durch Persönlichkeits- und Umweltfaktoren. So kann auch von der Behinderung nicht zuverlässig auf die Schädigung rückgeschlossen werden. Die Schädigung selbst stellt nur einen Teil des Bildes der Behinderung dar. Sie hat einen Defekt zur Folge, also eine Bewegungsbeeinträchtigung, eine mehr oder weniger starke Einschränkung der Willkürmotorik, der aufgrund einer cerebralen Schädigung auftritt. Dieser Defekt beeinträchtigt die sensomotorische Entwicklung und kann in deren Verlauf kognitive Entwicklungsverzögerungen und Entwicklungsstörungen nach sich ziehen. Fördermaßnahmen können hier korrigierend wirken.

Es soll bereits an dieser Stelle betont werden (vgl. auch Kap. 4.2.1.), daß sowohl die individuell angelegten Entwicklungsvoraussetzungen als auch die durch die Umwelt anzubietenden Entwicklungsanreize für die Entwicklung eines geschädigten Kindes ebenso wie für die Normalentwicklung eines Kindes unabdingbar notwendig sind. BARTH betont 1988, daß in der körperlich-geistigen Entwicklung des Menschen sowohl Erb- als auch Umwelteinflüsse miteinander vermischt d. h. also beide unerläßlich sind.

So sind weitere, die Behinderung bestimmende Faktoren, die durch die Schädigung und den daraus resultierenden Defekt verunsicherte Eltern - Kind Beziehung und die Besonderheiten der kindlichen Erfahrungen in der Umwelt, die die emotional - kommunikative und soziale Entwicklung des Kindes beeinträchtigen können.

Sowohl die kognitive als auch die emotionale und soziale Entwicklung hängen wiederum mit den individuellen Ausgangsfaktoren der Gesamtpersönlichkeit des Individuums zusammen. Je nach individueller Ausgangslage und lebenssituativen Besonderheiten werden Entwicklung und Verhalten des Kindes beeinflußt. Diese Faktoren beeinflussen wiederum die Situation, in der der Behinderte sich befindet.

Streng genommen ist ein Individuum erst dann behindert, wenn aufgrund einer Schädigung Abweichungen von der Norm in somatischer, emotionaler oder kognitiver Hinsicht, sowie aufgrund von unzureichenden materiellen und sozialen Umweltgegebenheiten Benachteiligungen entstehen. Oft, und vorwiegend umgangssprachlich, werden die Begriffe Schädigung, Defekt und Behinderung synonym verwandt, um die Andersartigkeit von Menschen zu beschreiben, die in der Ausübung gängiger Tätigkeiten und Ausdrucksformen dauerhaft behindert sind.

Am ehesten sind wohl noch die Begriffe Behinderung und Defekt als die Folgen einer Schädigung synonym zu gebrauchen. Hierbei bleiben jedoch die zugegebenermaßen oftmals nicht sehr offensichtlichen Unterschiede in der Ausprägung der Behinderung bei gleicher Schädigung und gleichem Defekt unberücksichtigt. Am leichtesten ist dieser Zusammenhang bei Kindern zu sehen, die - bei gleichem Defekt - eine sehr frühe krankengymnastische Behandlung erhalten und solchen, die diese nicht erhalten. Die Ausprägung der Behinderung, vor allem im Erwachsenenalter, kann sich hier massiv unterscheiden (vgl. HORSTMANN 1982).

Eine Behinderung ist verbesserbar, jedoch per se immer vorhanden; ist sie es nicht mehr, dann ist das Kind nicht mehr behindert (z. B. wird sehbehindertes Kind durch eine Brille von seiner Behinderung befreit). Die Schädigung ist noch vorhanden, stellt jedoch keine Behinderung mehr dar. Die Unterscheidung in Schädigung, Defekt und Behinderung ermöglicht auch, soziale- und Umweltfaktoren für das Auftreten zusätzlicher, nicht direkt mit der Schädigung zusammenhängender Behinderungen zu berücksichtigen.

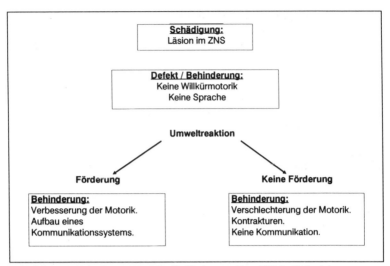

Abbildung 1: Schädigung, Defekt, Behinderung. Begriffliche Beispiele

2.2 DAS SCHÄDIGUNGSBILD DER KINDER MIT SCHWERSTEN FORMEN CEREBRALER BEWEGUNGSSTÖRUNGEN

2.2.1 Schädigung und Förderung

Wie sieht nun das Schädigungsbild dieser Kinder aus? Ist es möglich, ausgehend von der Schädigung auf den Defekt und die Behinderung zu schließen? Die Schädigung genauer zu lokalisieren, ist in den seltensten Fällen möglich, da wir ausschließlich auf das äußere Erscheinungsbild angewiesen sind und dieses durch die extreme motorische Behinderung bestimmt wird. Mehr Aufschluß gäben möglicherweise morphologische Untersuchungen (CT). Besser noch neuroendokrinologische Untersuchungen, die Aufschluß über Stoffwechselabläufe im Gehirn bzw. über die Funktion der zentralnervösen Abläufe geben würden.

Systematische Untersuchungen dieser Art gibt es bis jetzt jedoch noch nicht. Inwieweit diese uns bei der Vorhersage von Entwicklungsmöglichkeiten der Kinder und Jugendlichen mit schwersten Formen infantiler Cerebralparese dienlich sein könnten, ist zum jetzigen Zeitpunkt schwer vorherzusagen. Mit SCHLACK (1986), der zwischen funktioneller und morphologischer Regeneration keinen engen Zusammenhang sieht, wäre dies eher zu bezweifeln. Ohnehin müßte eine qualitative Momentaufnahme der Schädigung des Gehirns in Relation gesetzt werden zu qualitativen Entwicklungen des Kindes im motorischen und kognitiven Bereich im Laufe einer Förderung.

Andererseits ist es unbestritten, daß es gerade für die Förderung von Kindern, die keine Möglichkeiten besitzen sich mitzuteilen, wichtig wäre zu wissen, inwieweit kognitive Areale geschädigt sind. Mit Hilfe einer Computertomographie etwa könnte vielleicht besser als nur auf der Grundlage einer reinen Beurteilung des äußeren Erscheinungsbildes und der Motorik prognostiziert werden, welche Entwicklungsmöglichkeiten das Kind hat. Kämen noch die Beobachtung des Förderverlaufs und ständige Modifikation der Fördermaßnahmen hinzu, könnten durchaus Aussagen getroffen werden, zu welchen Entwicklungsmöglichkeiten das Kind mit oder trotz einer Hirnschädigung in der Lage ist, wenn es in einer bestimmten Art und Weise gefördert wird.

In einer Grobunterscheidung ist es uns aufgrund umfangreicher Forschungen geläufig, daß die beiden Hemisphären des Gehirnes für unterschiedliche Arten des Denkens zuständig sind, und neuerdings vermutet man, daß dies auch für emotionale Erfahrungen zutrifft.

Diese Vermutungen wurden durch Untersuchungen an epileptischen Patienten nahegelegt, bei denen, je nachdem in welchen Teilen des Gehirns anormale elektrische Aktivität stattfindet, die Reaktionen der Patienten unterschiedlich waren. Sind motorische Zentren betroffen, ergeben sich Zuckungen und Krämpfe; sind sensorische Bereiche betroffen, wirkt sich dies eher in optischen oder motorischen Erfahrungen (Blicke, Prickeln) aus. Werden Strukturen betroffen, die mit Gefühlen oder Gedächtnis assoziiert sind, ergeben sich Wut, Angst, Deja-Vu-Erlebnisse oder mystische Erfahrungen (MILLER 1988). So wird auch vermutet, daß Anfälle in der linken Gehirnhälfte Depression und Selbstaufgabe auslösen. Vielleicht ist hier auch eine mögliche Erklärung der von FRÖHLICH (1986) bei schwerstbehinderten Kindern beobachteten vitalen Depressionen (vgl. Kap. 4) zu finden.

Jedoch sind zentrale Fragen, wie: "Wo genau muß die Verletzung liegen?" oder "Wieviel Hirngewebe muß zerstört sein, ehe sich emotionale oder überhaupt Veränderungen zeigen?" noch nicht beantwortbar. Immerhin konnte mit computergestützten Tomographien nachgewiesen werden, daß etwa die schwersten depressiven Reaktionen bei Patienten mit Läsionen im vorderen Teil der linken Hemisphäre auftraten. Schäden im vorderen Bereich der rechten Sehhälfte führten zu intensiven Heiterkeits- und apathischen Reaktionen.

Es wäre denkbar, daß durch eine genauere Bestimmung der Lokalisation und des Ausmaßes der zentralnervösen Schädigung eine präzisere Bestimmung der Verursachung von Verhalten, sei es auf emotionaler, kognitiver oder motorischer Ebene, möglich wird. Somit könnte sehr viel schneller und effektiver eine Therapie auf den Einzelfall zugeschnitten werden.

Im Sinne einer positiv verstandenen Förderung, also etwa einer kognitiven Förderung, obwohl sensorische Bereiche des Gehirns geschädigt sind, könnten die Ergebnisse solcher systematischen, etwa morphologischen Untersuchungen, in Relation gesetzt werden zum Förderverlauf. Das heißt, im Laufe einer längerfristigen Förderung müßte eine quantitative morphologische Momentaufnahme der Schädigung des Gehirns in Relation gesetzt werden zu qualitativen Entwicklungen der Funktionen der Kinder und Jugendlichen im kognitiven und motorischen Bereich. Dabei könnte sich herausstellen, daß trotz einer Läsion in Zentren, die für Kognition zuständig sind, bei bestimmter Art der Förderung kognitive Entwicklung möglich sein könnte.

Ohne diese Zusammenhänge zu kennen, können wir eigentlich nicht sagen, warum irgendeine Therapie oder Förderung Erfolg oder Mißerfolg hat. Wir können nur sagen, daß ein Kind mit einem bestimmten Erscheinungsbild und einer vermuteten diffusen Hirnschädigung bei einer bestimmten Förderung bestimmte Entwicklungsfortschritte gemacht hat. Von der Hirnschädigung können wir nur mit Sicherheit sagen, daß sie Bereiche des Gehirns betroffen hat, die für Bewegungen zuständig sind. Inwieweit Gehirnareale betroffen sind, die für Wahrnehmungsleistungen, Reizverarbeitung, auch integrierte Wahrnehmungs-, Verarbeitungs- und Reaktionsleistungen, sowie für die Koordination verschiedener Hirnleistungen zuständig sind, können wir nur vermuten, keinesfalls sicher sagen.

Trotz dieser unklaren Situation des Schädigungsbildes und der noch unklareren Situation über deren Folgen wissen wir aus Anamnesen, daß Ärzte den Eltern dieser Kinder immer wieder die schlimmsten Prognosen mit der größten Gewißheit stellen, die vom frühen Tod des Kindes bis zur unheilbaren Idiotie reichen. In diesen Anamnesen zeigte sich, daß lediglich 17 % der Mütter cerebralparetischer Kinder zufrieden mit der Art der Mitteilung der Behinderung durch den Arzt sind (LETSCHERT 1990). In einer Untersuchung von FRÖHLICH (1986 b) sind lediglich 7 % der Mütter mit der Art der Mitteilung der Behinderung des Kindes zufrieden.

Bei Menschen mit schwersten Formen cerebraler Bewegungsstörungen ist die Abklärung, welche Hirnareale geschädigt sind, nicht über das äußere Erscheinungsbild, wie etwa bei Hirnverletzten, zu treffen, da keine Äußerungsmöglichkeiten des Kindes bestehen. Die Frage, ob Wahrnehmungsstörungen bestehen und wo diese zwischen Reizaufnahme und Antwortverhalten lokalisiert sind, ist fast nicht zu beantworten.

DOMAN (1980) geht davon aus, daß ein Kind mit einer Cerebralparese ein qualitativ normales Gehirn besitzt, dessen Verletzung eine Einschränkung des Gehens, Sprechens, Hörens und / oder Sehens zur Folge hat, und ist der festen Überzeugung, daß diesen Kindern geholfen werden kann. ECCLES, der wohl profundeste Kenner des menschlichen Gehirns, meint 1989 in einer die neuesten Erkenntnisse berücksichtigenden Abhandlung über die Evolution des Gehirns in Bezug auf die zentralnervösen Sprachregionen: "Unser Verständnis der zentralen Mechanismen der Sprache ist bislang sehr rudimentär" (ECCLES 1989 p. 145) und "von Besonderheiten der neuronalen Struktur der Sprachregionen ist

uns nichts bekannt, und über ihre Plastizität besitzen wir nur klinische Erkenntnisse" (ECCLES 1989 p. 142f.).
Wir wissen so wenig über die Funktionsweise des Gehirns, über seine Erholungsmechanismen, d.h. über seine neuronale Regenerationsfähigkeit (Axone), über die funktionelle Substitution, über die Plastizität des Gehirns, so daß selbst dann keine gesicherten Prognosen möglich wären.
Die Annahme scheint daher Berechtigung zu haben, daß trotz einer relativ diffusen Schädigung des Gehirns noch kognitive und motorische Entwicklungsmöglichkeiten bei entsprechender Förderung vorhanden sind. Nicht die gesamte Anzahl an Gehirnzellen wird genutzt. Dendritenbildung und Sprossung von Synapsen ist auch in höherem Alter noch möglich. Es besteht also Grund zur Annahme, daß auch unsere Kinder noch Möglichkeiten finden können zu kommunizieren; je nach den ihnen verbliebenen kognitiven und motorischen Möglichkeiten mit Ja/Nein-Reaktionen, Bildersprache, Symbolsprache oder Buchstaben.

Wir können festhalten:
Von diesen Kindern ist Genaues weder über das Ausmaß der Schädigung noch über deren Auswirkung bekannt; es kann lediglich von einem extremen motorischen Defekt gesprochen werden, dessen Ursache vermutlich eine Schädigung der für motorische Funktionen zuständigen Teile des ZNS ist.

2.2.2 Die Situation der Kinder innerhalb der medizinschen Versorgung.

Es ist besonders tragisch, daß Ärzte in dieser Situation empfehlen, manchen dieser Kinder keine medizinische Versorgung zuteil werden zu lassen, d.h. sie sterben zu lassen. Dies tun sie lediglich aufgrund des äußeren Erscheinungsbildes der Kinder, ohne näheres über mögliche Entwicklungschancen zu wissen, ohne die Schädigung lokalisieren zu können oder etwas über deren Art und Ausbreitung erfahren zu haben. Dabei wird die Beschreibung der Kinder, die nicht weiter behandelt werden sollen, derart allgemein gehalten, daß der subjektiven Auslegung nach ganz persönlichen Kriterien großer Raum gelassen wird. In diesen EMPFEHLUNGEN DER DEUTSCHEN GESELLSCHAFT FÜR MEDIZINRECHT (1987) werden die Grenzen der ärztlichen Behandlungspflicht bei schwerstgeschädigten Neugeborenen als erreicht angesehen, wenn "...nach dem aktuellen Stand der medizinischen Erfahrungen es trotz der Behandlung ausgeschlossen ist, daß das Neugeborene jemals die Fähigkeit zur Kommunikation mit der Umwelt erlangt, z. B. schwere Mikrozephalie, schwerste Hirnschädigungen." ECCLES schreibt 1989 und bezieht sich auf HOLLOWAY 1968 und PASSINGHAM und ETTLINGER 1964: "Die Gehirne von mikrozephalen Zwergen liefern tragische Beispiele für die einzigartigen Eigenschaften der Felder der Großhirnrinde. Obwohl ihre Gehirngröße etwa der von Menschenaffen entspricht, zeigen diese Geschöpfe eindeutig menschliches Verhalten, können sich mit einem auf wenige hundert Wörter begrenzten Vokabular in der menschlichen Sprache äußern und einfache menschliche Betätigungen ausführen" (ECCLES 1989 p. 158).

Trotzdem soll in solchen Fällen und bei "schwersten Hirnschädigungen" für Ärzte die Behandlungspflicht entfallen. Diese sind demgemäß nicht verpflichtet, etwa aus human-ethischen Erwägungen heraus oder wegen des "Heilauftrages" des Arztes, irgendwelche lebensverlängernden medizinischen Maßnahmen zu ergreifen. Das heißt, bei diesen Kindern wird jegliche, auch nur ansatzweise Entwicklung ausgeschlossen. "Es gibt daher Fälle, in denen der Arzt die medizinischen Behandlungsmöglichkeiten insbesondere zur Herstellung und Aufrechterhaltung der Vitalfunktionen und/oder der massiven, operativen Intervention nicht ausschöpfen muß." Als Orientierung für die ärztliche Entscheidung wird geraten, "Erwachsene mit vergleichbaren Ausfallerscheinungen heranzuziehen." Hätte es diese Empfehlungen zu deren Geburt schon gegeben, dann wären diese Menschen gar nicht erst in das Erwachsenenalter gekommen, stünden also zum Vergleich nicht zur Verfügung. Ganz abgesehen davon, daß qualitative Unterschiede zwischen Erwachsenen mit Hirnschädigung und Säuglingen mit Hirnschädigung einen Vergleich bezüglich der Auswirkung der Schädigung und der Kompensationsmechanismen unmöglich machen. Ginge man doch davon aus, daß es sich um vergleichbare Schädigungen handelt, wäre somit erwiesen, daß diese Kinder durchaus das Erwachsenenalter erreichen können. Das Unterlassen einer Behandlung käme einer Entscheidung über lebenswertes oder lebensunwertes Leben gleich.

Natürlich sollen die Eltern nach angemessener Aufklärung in den Entscheidungsprozeß mit einbezogen werden. "Dies bedeutet: Verweigern die Eltern bzw. die Sorgeberechtigten die Einwilligung in ärztlich gebotene Maßnahmen oder können sie sich nicht einigen, so ist die Entscheidung des Vormundschaftsgerichtes einzuholen. Ist dies nicht möglich, darf der Arzt eine medizinisch dringend indizierte Behandlung (Notmaßnahmen) durchführen."

Eine solchermaßen formulierte Mitentscheidung der Eltern kann nur eine Alibifunktion haben; wird sie nicht gegeben, kann der Arzt aus eigener Entscheidungsbefugnis, nur sich und seinem ärztlichen Gewissen gegenüber verantwortlich, von dem er ja ausdrücklich entbunden wurde, handeln, d. h. das Kind seinem Schicksal überlassen.

Der Arzt soll, wie bereits erwähnt, seine Entscheidung am aktuellen Stand der medizinischen Erfahrungen orientieren. Wie anzweifelbar diese Erfahrungen im Einzelfall sind, wird von LORBER 1981 berichtet. Ausgehend vom Schädigungsbild von 253 Menschen mit Spina-bifida und Hydrozephalus, das mittels Computer-Tomographie bestimmt wurde, konnte gezeigt werden, daß entgegen gängiger medizinischer Lehrmeinung auch mit Resten des Großhirns überaus intelligente Leistungen vollbracht werden können. Von 76 Patienten, deren Ventrikel zwischen 70 und 95 % des Schädels ausfüllten, konnten alle zu den Untersuchungen selbstständig kommen, die Intelligenzquotienten lagen zwischen 68 und 138.

LORBER (1981) folgert daraus, daß diese Ergebnisse die Gehirnphysiologie vor unlösbare Fragen stellen und daß zumindest realisiert werden muß, daß das Gehirn - in weit größerem Maße als bisher bekannt - dazu in der Lage ist, Funktionen von geschädigten Arealen auf andere Bereiche zu übertragen, wenn dazu Zeit genug bleibt. Über die spätere Funktionsfähigkeit des Gehirns wird im Augenblick der Geburt oder kurz danach - nach medizinischen Erfahrungen - wohl kaum ein Arzt begründet entscheiden können. Zum einen beginnen die Verbindungen und Verzweigungen von Axonen und Dendriten sich jetzt erst zu bilden, die wiederum durch aktivierende Handlungen und Umwelterfahrungen gebrauchsfähig werden. Zum anderen gibt es keine längsschnittlich angelegten medizinischen Untersuchungen, die die Entwicklung von Kindern mit schwersten cerebralen Schäden belegen.

2.3 DIE ETIKETTIERUNG ALS GEISTIG BEHINDERT

2.3.1 Erscheinungsbild und Folgen

Da diese Kinder aufgrund ihrer motorischen Beeinträchtigung zu keiner für uns verständlichen Kommunikation in der Lage sind (vgl. Kap. 4), werden sie oft für so schwer geistig behindert angesehen, daß eine kognitive Förderung nicht lohnenswert erscheint.

Durch die bereits in Kap. 1 dargestellte Begriffsverwirrung wird sogar auf ministerieller Ebene der Eindruck erweckt, eine über die Richtlinien der Schule für Geistigbehinderte hinausgehende Förderung lohne sich bei diesen Kindern nicht. Dementsprechend fehlen in diesen Richtlinien kognitive Förderangebote, die über die - sicher auch für Kinder mit schwersten Formen cerebraler Bewegungsstörungen sehr wichtigen - basalen Fördermaßnahmen hinausgehen. Grundsätzlich wird bei den Lernzielen von Lernvoraussetzungen ausgegangen, die unterhalb oder gerade noch innerhalb der Richtlinien für die Schule für Geistigbehinderte liegen. Daß durchaus Lernvoraussetzungen vorhanden sein könnten, jedoch nur vom Kind nicht mitgeteilt werden können, wird nicht erwähnt.

Diejenigen Kinder mit schwersten Formen cerebraler Bewegungsstörungen, die in der Lage sind wahrzunehmen, sich aber nicht mitteilen können, stehen also nach einer immens erschwerten häuslichen Sozialisation (vgl. Kap 4.) in einer Interaktionssituation, in der ihnen bestenfalls einfühlsame Wärme entgegengebracht wird. Wird ihnen jedoch ungefragt Körperkontakt in bester Absicht aufgezwungen, kann dadurch auch Unbehagen und Abwehrspannung ausgelöst werden. Die Versuche, sich willentlich zu äußern, werden mißverstanden oder nicht wahrgenommen.

Um nicht falsch verstanden zu werden, soll an dieser Stelle betont werden, daß einfühlende Wärme, vom Kind akzeptierter Körperkontakt, basale Kommunikation, Wahrnehmungsförderung (vgl. Kap. 5) unerläßliche und sehr nützliche Maßnahmen in der Förderung dieser Kinder sind. Für die Entwicklung, und gerade für die kognitive Entwicklung, sind sie notwendige, aber keinesfalls hinreichende Maßnahmen. Eine Mobilisierung der Antriebsdynamik und des Neugierverhaltens, d. h. der Motivation zu entdeckenden und Erfahrung sammelnden Handlungen, ist damit jedoch noch nicht verbunden.

Daraus, daß diese Kinder noch kein beobachtbares Interesse, stattdessen extreme Verhaltensstörungen, noch nicht erkennbares Aufgabenverständnis, fehlende Durchhaltefähigkeit im Lernprozeß, noch nicht erkennbares Erinnerungsvermögen und scheinbar begrenzte sprachliche Aufnahmefähigkeit zeigen (KULTUSMINISTER DES LANDES NRW 1985), kann und darf noch nicht auf eine geistige Behinderung geschlossen werden.

Eine solche Sichtweise im Umgang mit diesen Kindern entspricht einer rein deterministischen Sicht, die durchaus im Trend einer neuen, die Menschenwürde nicht immer berücksichtigenden Wende liegt.

Einer intendierten Kürzung der Ausgaben für soziale Belange kommt die Annahme einer organismischen Schädigung, die eine statische, nur in sehr begrenztem Maße veränderbare geistige Behinderung zur Folge hat, sehr entgegen. Finanziell aufwendige Förderungen im kognitiven Bereich, evtl. unter Einsatz technischer Hilfsmittel und einem hohen persönlichen Aufwand, wären bei einer rein volkswirtschaftlich orientierten Sichtweise in vielen Fällen überflüssig.

2.3.2 Deterministische Fallen

Einige deterministische Fallen (man sollte nicht unbedingt davon ausgehen, daß diese Kinder wissentlich schlechter beurteilt werden) in der Beurteilung dieser Kinder:
Es wird leicht davon ausgegangen, daß Schädigungen, die bei Geburt bereits auftreten, ererbt oder "angeboren" sind, und die gängige Meinung (auch Lehrmeinung) ist, daß Ererbtes bzw. Angeborenes nicht mehr verändert werden kann.

Die prä-, peri- oder postnatal erlittene Schädigung im ZNS wird leicht als irreversibel angesehen (geschädigte Gehirnzellen erholen sich angeblich nicht; sekundäre Schäden durch Erfahrungsdefizite im motorischen Bereich verhindern die Dendritenbahnung und werden ebenfalls als endgültig angenommen). Hierbei werden jedoch die Erholungsmechanismen des Gehirns außer Acht gelassen.

Das äußere Erscheinungsbild und die Mißerfolgserlebnisse bei Versuchen der Kommunikation lassen leicht den deterministischen Schluß entstehen: "Man sieht doch, daß da nichts zu machen ist" (Determination des Erscheinungsbildes).
Ekel und Abscheu erleichtern noch die Übernahme solcher deterministischen Schlüsse (z.B. Hypersalvation).
Jedoch sind solche deterministischen Schlüsse unzulässig, solange noch nicht alle Parameter der Behinderung und deren Folgen eindeutig bestimmbar sind,

und solange aus dem Verhalten (z. B. auch Tests) der Kinder nicht deren kognitive Entwicklungsmöglichkeiten transparent werden.
Es wird noch zu zeigen sein, daß solche deterministischen Schlüsse denkbar ungeeignet sind, Prognosen für die Zukunft dieser Kinder abzugeben.

2.4 VERTEILUNG UND VERSORGUNG DER KINDER IN ZWEI REGIERUNGSBEZIRKEN DES LANDES NORDRHEIN-WESTFALEN

In einer von HEDDERICH (1990) durchgeführten Gesamterhebung von zwei Regierungsbezirken (Arnsberg und Köln) wird die Verteilung und Versorgung von Kindern und Jugendlichen mit schwersten Formen cerebraler Bewegungsstörungen im schulpflichtigen Alter deutlich.

Erfaßt wurden insgesamt 499 Kinder, davon waren 105 Kinder in Schulen für Geistigbehinderte und 330 Kinder in Schulen für Körperbehinderte untergebracht. 6 Kinder befanden sich in Schulen für Blinde und 30 Kinder an Krankenhausschulen. Nicht beschult wurden 28 Kinder (vgl. Tab. 1).

N	Beschulung
330	Kinder sind an Kb-Schulen
105	Kinder sind an Gb-Schulen
6	Kinder sind an Blindenschulen
30	Kinder sind an Krankenhausschulen
28	Kinder werden nicht beschult
499	Kinder mit schwersten Formen cerbraler Bewegungsstörungen

Tabelle 1: Die Beschulung der Kinder

Von den erfaßten Kindern hatten 85 % ein Anfallsleiden, 70 % eine Sehbehinderung und 37 % eine Hörstörung. Lediglich 51 % der Kinder können aus eigener Kraft eine Lageveränderung ihres Körpers vornehmen (Ganzkörperdrehung). 25 % der Kinder besitzen überhaupt keine willkürlichen motorischen Möglichkeiten.
38 % der Kinder hatten kein erkennbares Sprachverständnis, die übrigen 62 % hatten Sprachverständnis unterschiedlicher Komplexität (vgl. Tab. 2).

%	Art der Behinderungen
85	Anfallsleiden
70	Sehbehinderung
37	Hörstörung
25	Keine willkürlichen motorischen Möglichkeiten
38	Kein erkennbares Sprachverständnis

Tabelle 2: Die Behinderungen der Kinder (Es ist möglich, daß ein Kind mehrere Behinderungen aufweist.)

Die Kinder, die Ausdrucksmöglichkeiten besitzen (von 83 % der Kinder lagen Beurteilungen vor), kommunizieren zu 50 % über den visuellen Kanal, 22 % versuchen zu zeigen, 23 % versuchen sich durch Aufrichten im Stuhl verständlich zu machen. Nur etwa 10 % der Kinder benutzen sprachersetzende Ausdrucksformen wie Piktogramme, Symbole oder Schriftsprache zur Verständigung. Etwa 25 % der Kinder verfügen über keinerlei Möglichkeiten, sich verständlich zu machen (vgl. Tab. 3).

%	Art der Behinderungen
50	Visueller Kanal
22	Zeigen
23	Aufrichten im Stuhl
10	Sprachersetzende Ausdrucksmöglichkeiten
25	Keinerlei Verständigungsmöglichkeiten

Tabelle 3: Die Ausdrucksmöglichkeiten der Kinder

Die Versorgung wird für diese Kinder im Schulalter (und nur hierauf bezieht sich die Studie) neben dem Elternhaus im wesentlichen von den Schulen für Geistigbehinderte (etwa ein Drittel) und den Schulen für Körperbehinderte (etwa zwei Drittel) geleistet. Hierbei entfallen etwa 90 Minuten pro Kind im Unterrichtszeitraum auf rein pflegerische Maßnahmen. Trotz der eigentlich für alle Kinder notwendigen physiotherapeutischen Versorgung erhalten 17 % der Kinder keine Physiotherapie.

Eine Sprachförderung besteht zu 66 % im Sprachhandeln, also dem Vokalisieren (der Handlungen mit dem Kind) und der Vorgänge in dessen Umgebung, zu 38 % in zielgerichteter Ansprache, zu 20 % in Wortschatzerweiterung und lediglich zu 9 % in der Vermittlung der Schriftsprache. Eine solche Sprachförderung findet bei 54 % der Schüler statt (vgl. Tab. 4).

%	Versorgung
83	Physiotherapie
54	Sprachförderung
41	Förderung der Ausdrucksmöglichkeiten
46	Keine Förderung des Sprachverständnisses und des Ausdrucksverhaltens

Tabelle 4: Die Versorgung der Kinder

Eine Förderung der Ausdrucksmöglichkeiten der Kinder findet in 41 % statt. Hier werden am häufigsten (39 %) Ja-Nein-Zeichen vereinbart und beachtet. In 24 % der Fälle wird versucht, ein individuelles Ausdrucksrepertoire mit dem

Kind zu erarbeiten. In immerhin noch 25 % der Fälle werden Artikulationsübungen eingesetzt und in 15 % ist die Schriftsprache ein Teil der Ausdrucksförderung.

Daß bei über 46 % der Kinder und Jugendlichen weder eine Förderung für das Ausdrucksverhalten noch eine Förderung für das Sprachverständnis stattfindet (vgl. Tab. 4), wird von fast der Hälfte (42 %) der Bezugspersonen mit fehlenden Kenntnissen über entsprechende Fördermaßnahmen begründet (vgl. Tab. 5). Von 58 % werden nicht stattfindende Fördermaßnahmen mit einer basalen Entwicklungsstufe bzw. mit mangelnden Entwicklungsmöglichkeiten der Kinder erklärt. Von 13 % wird eine schlechte personelle Besetzung angegeben.

%	Gründe für fehlende Förderung
58	Basale Entwicklungsstufe des Kindes
42	Fehlende Kenntnisse
13	Schlechte personelle Besetzung

Tabelle 5: Gründe für ein Ausbleiben von Fördermaßnahmen

Die Kinder, die keine Förderung im kommunikativen Bereich erhalten, werden mit 53 % nach dem Ansatz der basalen Stimulation gefördert, immerhin 12 % erhalten keinerlei gezielte Förderung.

Die Situation der Kinder mit schwersten Formen cerebraler Bewegungsstörungen ist gekennzeichnet durch eine massive Einschränkung der motorischen Möglichkeiten bis hin zu einer fast völligen Bewegungsunfähigkeit, die die Ausdrucksmöglichkeit der Kinder auf ein Minimum beschränkt und so einem Großteil der Bezugspersonen ein Verstehen der Kinder unmöglich macht. In dieser Situation muß es sich für die Entwicklung der Kinder tragisch auswirken, daß in fast der Hälfte der Fälle völlig auf eine Kommunikations- und Kognitionsförderung verzichtet wird und rein basale, pflegerische oder gar keine Förderung betrieben wird. Von den Kindern, die eine gezielte Förderung erhalten, zeigen immerhin 55 % Fortschritte. Diese Fortschritte treten bei dem Sprachverständnis nach durchschnittlich 20 Monaten, bei der Ausdrucksfähigkeit nach 16 Monaten und bei anderen Förderschwerpunkten nach 15 Monaten ein (vgl. Tab. 6).

Monate	Fördererfolg
20	Sprachverständnis
16	Ausdrucksfähigkeit
15	Anderer Förderschwerpunkt

Tabelle 6: Förderzeitraum bei den 55 % Schülern, die Förderungen erhalten und einen Fördererfolg aufweisen

Solange jedoch über die Hälfte der Bezugspersonen der Meinung ist, daß eine kognitive Förderung der Kinder auf einer basalen Entwicklungsstufe fehlindiziert ist (vgl. Tab. 5), und sich die Kinder nicht mehr weiter entwickeln können, werden diese Kinder auch wenig Entwicklungsanreize erhalten (vgl. Kap. 2.3).

Interessante, wenn auch nicht eindeutig zu interpretierende Ergebnisse erbrachten Gruppenvergleiche der vorliegenden Daten. Hierzu wurde die Versorgung der Kinder an Körperbehindertenschulen mit der Versorgung an Geistigbehindertenschulen verglichen. Ferner wurde untersucht, welche Unterschiede sich zwischen Kindern mit Sprachverständnis und ohne Sprachverständnis ergeben.

Es zeigte sich, daß die Kinder an Körperbehindertenschulen sich hinsichtlich ihrer motorischen Möglichkeiten nicht von den Schülern der Geistigbehindertenschulen unterschieden, jedoch signifikant bessere Ausdrucksmöglichkeiten und ein signifikant besseres Sprachverständnis besitzen (vgl. Tab. 7).

	Motorische Möglichk.	Ausdrucksmöglichk.	Sprachverständ.
Kb / Gb	n.s.	$p < 0.001$	$p < 0.001$

Tabelle 7: Vergleich Kb/Gb-Schule hinsichtlich der Möglichkeiten der Kinder

Die physiotherapeutische Versorgung ist an beiden Schulen gleich gut. Jedoch erhalten die Kinder an den Körperbehindertenschulen signifikant mehr ergotherapeutische, mehr sprachtherapeutische und mehr auf die Ausdrucksfähigkeit bezogene Förderung (vgl. Tab. 8). Mit diesen schwerpunktmäßig anders gelagerten Förderungen könnte es zusammenhängen, daß die Kinder an der Körperbehindertenschule - bei gleichem Schweregrad der motorischen Behinderung - ein besseres Sprachverständnis und bessere Ausdrucksmöglichkeiten aufweisen.

	Physioth.	Ausdrucksmögl.	Sprachverst.
Kb / Gb	n.s.	$p = 0.05$	n.s.

Tabelle 8: Vergleich Kb/Gb-Schule hinsichtlich der Versorgung der Kinder

Beim Vergleich der Kinder mit und ohne Sprachverständnis zeigt sich, daß die Kinder ohne Sprachverständnis signifikant schwerer motorisch behindert sind und in höherem Ausmaß mehrfach behindert sind. Hier muß darauf hingewiesen werden, daß es sich um Beurteilungen der Bezugspersonen handelt, die unter erheblicher Unsicherheit zustande kommen. Ein Kind, das keine Ausdrucksmöglichkeiten besitzt, kann natürlich auch schwerer hinsichtlich seines Sprachverständnisses beurteilt werden.

Trotz oder leider gerade wegen dieser schwierigen diagnostischen Situation erhalten die Kinder, bei denen kein Sprachverständnis vermutet wird, signifikant weniger Förderung in Physiotherapie, Ausdrucksmöglichkeiten und Sprachverständnis (vgl. Tab. 9). Sie befinden sich auch häufiger in reinen Schwerstbehindertenklassen, was zusätzlich eine Verarmung aktivierender Umweltanreize bedeuten kann.

	Physioth.	Ausdrucksmögl.	Sprachverst.	homogene schwerstbeh. Klasse
Kinder mit / ohne Sprachverständnis	$p < 0.01$	$p = 0.001$	$p < 0.001$	$p < 0.001$

Tabelle 9: Vergleich der Förderungen bei Kindern mit und ohne Sprachverständnis

Da sich Kinder mit Sprachverständnis signifikant in ihrem Ausdrucksverhalten von Kindern ohne Sprachverständnis unterscheiden, heißt dies, daß ein Kind, das bereits Ausdrucksverhalten besitzt, am ehesten auch eine Förderung im Ausdrucksverhalten erhält.

Dieser Zusammenhang konnte ebenso für das Sprachverständnis und dessen Förderung nachgewiesen werden. Es scheint für die Bezugsperson schwierig zu sein, ohne direkte Rückmeldung von dem Kind eine Förderung im Vertrauen auf möglicherweise vorhandene Fähigkeiten des Kindes zu beginnen. Tatsächlich ist es dann für Kinder ohne Ausdrucksmöglichkeiten sehr viel schwieriger, Sprachverständnis zu entwickeln.

Darüber hinaus zeigte sich, daß die Schüler an Körperbehindertenschulen signifikant häufiger in homogenen Schwerstbehindertenklassen untergebracht sind als an Geistigbehindertenschulen (vgl. Tab. 10).

	homogene Schwerstbehindertenklasse
Kb / Gb-Schule	$p < 0.001$

Tabelle 10: Klassenstruktur an Kb und Gb-Schulen

Trotz dieser weniger stimulierenden und mit weniger modellhaften Verhaltensbeispielen besetzten Situation verfügen diese Kinder bei gleichem Schweregrad der Behinderung über mehr Ausdrucksmöglichkeiten und mehr Sprachverständnis. Diese Tatsache kann nur mit den vermehrten Förderangeboten (Ausdruck, Sprachtherapie, Ergotherapie) bzw. dem hochsignifikant häufigeren Therapieangebot an der Körperbehindertenschule zusammenhängen.

Aus der Untersuchung von HEDDERICH (1990) ergibt sich folgendes Bild:

(1) Die Kinder an Körperbehinderten- und Geistigbehindertenschulen unterscheiden sich nicht hinsichtlich ihrer motorischen Möglichkeiten.

(2) Die Kinder an Körperbehindertenschulen besitzen ein signifikant besseres Sprachverständnis und bessere Ausdrucksmöglichkeiten.

(3) An Körperbehindertenschulen ist die durchschnittliche Anzahl aller durchgeführten Therapiemaßnahmen signifikant höher. Die Kinder erhalten signifikant häufiger Förderungen in Sprachtherapie, Ergotherapie und in Ausdrucksfähigkeit.

(4) Kinder ohne Sprachverständnis sind in beiden Schulformen häufiger in homogenen Schwerstmehrfachbehindertenklassen untergebracht.

Kinder an Körperbehindertenschulen sind signifikant häufiger in Schwerstmehrfachbehindertenklassen untergebracht und besitzen trotzdem ein besseres Sprachverständnis und bessere Ausdrucksmöglichkeiten.

Mögliche Zusammenhänge zwischen einigen Variablen überprüfte Frau Hedderich in einem loglinearen Modell und konnte in Übereinstimmung mit den Einzelergebnissen feststellen, daß zum einen das bei den Kindern festgestellte Sprachverständnis in Beziehung steht zu der Schulform und zum anderen eine Beziehung zwischen dem Sprachverständnis der Kinder und ihrer Förderung besteht.

Darüberhinaus stehen einerseits die Variablen Ausdrucksfähigkeit und Sprachverständnis sowie andererseits Ausdrucksfähigkeit und Förderung in einem Abhängigkeitsverhältnis. Das heißt, es bestehen Zusammenhänge zwischen:

(5) Sprachverständnis und Schulform,
(6) Sprachverständnis und Förderung,
(7) Ausdrucksfähigkeit und Förderung,
(8) Ausdrucksfähigkeit und Sprachverständnis.

Auf dem Hintergrund der Einzelergebnisse interpretiert, könnte dies bedeuten, daß zwar Kinder mit eindeutig erkennbarem Sprachverständnis aufgrund ihrer besseren Ausdrucksfähigkeit (8) sowohl an der Körperbehinderten- wie an der Geistigbehindertenschule ebenso gefördert werden wie Kinder mit guter Ausdrucksfähigkeit (6,7), daß jedoch insbesondere das Sprachverständnis in der Gesamtgruppe der Kinder von der Schulform abhängt (5), also an der Körperbehindertenschule besser ist. Dies kann wiederum mit der an der Körperbehindertenschule intensiveren und qualitativ anderen Förderung zusammenhängen (3).

Folgende Aussagen können abschließend getroffen werden:

(1) Sprachverständnis hängt zusammen mit Schulform,
(2) Sprachverständnis und Ausdrucksfähigkeit hängen zusammen,
(3) An Körperbehindertenschulen findet eine intensivere und qualitativ andere Förderung statt,

(4) An Körperbehindertenschulen hatten die Kinder zum Zeitpunkt der Erhebung bei einem Durchschnittsalter von 8,3 Jahren ein besseres Sprachverständnis und ein besseres Ausdrucksvermögen.

Daß an Schulen, in denen mehr Förderung der Ausdrucksfähigkeit bei Schülern mit gleichem Schweregrad der motorischen Behinderung stattfindet, zum einen das Sprachverständnis und die kognitiven Fähigkeiten der Kinder größer sind, ist ebenso einsichtig wie die Tatsache, daß durch verbesserte Ausdrucksmöglichkeiten die Erkenntnismöglichkeiten der Bezugspersonen für ein möglicherweise vorhandenes Sprachverständnis anwachsen. Deshalb ist es dringend erforderlich, daß gerade bei Kindern, die noch kein interpretierbares Ausdrucksverhalten und kein erkennbares Sprachverständnis besitzen, ebenfalls Förderungen des Ausdrucksverhaltens und des Sprachverständnisses stattfinden. Diese an der Körperbehindertenschule offensichtlich praktizierte Förderung (3) erscheint sinnvoller, als daß solche Förderungen lediglich bei Kindern mit erkennbarem Sprachverständnis durchgeführt werden, was sowohl an der Körperbehinderten- wie auch an der Geistigbehindertenschule geschieht.

Finden solche Förderungen auch bei Kindern mit keinem eindeutigen Sprachverständnis und Ausdrucksverhalten statt, so könnte dies bedeuten, daß - wie in einem Regelkreis mit wachsender Kommunikationskompetenz - die Förderbemühungen anwachsen und das Kind stetig anwachsende Entwicklungsanreize und durch Erfolgserlebnisse eine zusätzliche Lernmotivation erhält.

Im weiteren Verlauf des Berichts soll versucht werden, die Förderbarkeit vieler Kinder, die noch kein erkennbares Sprachverständnis und verstehbares Ausdrucksverhalten zeigen, von verschiedenen Seiten her zu belegen, und auch deren "aus der Würde des Menschen erwachsenden Anspruch auf Entfaltung und Erziehung" (KULTUSMINISTER DES LANDES NRW 1985 p.5) zu berücksichtigen.

3. WARUM SOLLEN DIESE KINDER GEFÖRDERT WERDEN

3.1 HISTORISCHE SITUATION

Es hat sich immer wieder gezeigt, daß auch Kinder mit diesen schwersten motorischen Einschränkungen zu hohen kognitiven Leistungen in der Lage sind.

Bereits ab 1960 wurden in Köln Kinder mit schwersten Formen cerebraler Bewegungsstörungen beratend betreut. Ab 1961 konnten einige dieser Kinder erstmals nach persönlicher und für jedes Kind individueller Rücksprache mit dem Gesundheitsamt und unter Zustimmung der Schulbehörde eingeschult werden. Dann wurden in einer Modellsituation, die beispielhaft für das In- und Ausland war, an der Körperbehindertenschule in Köln Kinder mit schwersten cerebralen Bewegungsstörungen aufgenommen, was dieser Schule den Ruf der modernsten Körperbehindertenschule Europas einbrachte. Diesem Beispiel folgte dann das Land Hamburg. Nach einer Vielzahl von Anträgen beim Landtag des Landes Nordrhein-Westfalen wurde zunächst eine Einschulung dieser Kinder, die bis dahin im Bett und in Heimen untergebracht waren, beschlossen und verfügt.

"In der Sonderschule in Köln-Sülz wird eine Klasse von Kindern unterrichtet, die total gelähmt sind. Diese Kinder können nicht sprechen. Ihre Ausdrucksmöglichkeiten sind auf ein Minimum beschränkt. Diese Kinder haben Intelligenzquotienten zwischen 110 und 131. Alle diese Kinder galten vor ihrer Einschulung als schwer geistig behindert und bildungsunfähig. Nicht unwesentlich zu diesem Erfolg hat wahrscheinlich das überdurchschnittliche Elterninteresse beigetragen,..." (KUNERT, 1965 p. 53)

Ende 1970 griff dann Andreas Fröhlich in einem vom Land Rheinland-Pfalz finanzierten Modellversuch in der Körperbehindertenschule Landstuhl die Problematik dieser Kinder auf und setzte mit seinem Konzept der basalen Stimulation Impulse für die Förderung insbesondere der Wahrnehmungstätigkeit.

1978 verschaffte das Kultusministerium mit seinem Runderlaß zur Aufnahme Schwerstbehinderter auch Kindern mit schwersten Formen cerebraler Bewegungsstörungen ein Recht auf Beschulung (vgl. Kap. 1). Sowohl die in Köln als auch die in Landstuhl eingeschulten und mit unterschiedlicher Methodik geförderten Kinder zeigten zum Teil erstaunliche Entwicklungen.

3.2 EINE PILOTSTUDIE

Lehrer an Körperbehinderten-Schulen kennen Kinder, Jugendliche und Erwachsene, denen zunächst keine oder kaum noch eine Entwicklung in kognitiver oder kommunikativer Hinsicht zugetraut worden wäre und die plötzlich "explodierten" und ungeahnte Fähigkeiten zeigten.

Oft stehen diese Entwicklungen in Zusammenhang mit dem Angebot einer Kommunikationshilfe, mit vermehrter Zuwendung, mit einer neuen Bezugsperson oder einer neuen Umgebung, die neue eindeutigere Kommunikation ermöglichte oder aber erforderte.

Jeder Kb-Lehrer kennt auch Kinder, Jugendliche und junge Erwachsene, die irgendwie den Eindruck vermitteln: "in dem steckt mehr". Oft wird dieser Eindruck mit dem "wachen Blick" begründet, ohne daß dies näher begründet werden könnte.

Diese Entwicklungsmöglichkeiten konnten besonders eindrucksvoll belegt werden in Förderungen von insgesamt 24 Kindern und Jugendlichen im Alter von 8 bis 20 Jahren und einem Erwachsenen von 29 Jahren mit schweren und schwersten Formen cerebraler Bewegungsstörungen und schwerer Dysarthrie. Diese Förderungen wurden von Studierenden am Seminar für Körperbehindertenpädagogik der Universität zu Köln durchgeführt und in Examensarbeiten dokumentiert. Eine ausführliche Auswertung der Förderungen ist von SCHLÜTER (1989) im Rahmen einer Pilotstudie zu dem hier dokumentierten Förderprojekt vorgenommen worden.

Es liegen 17 Förderungen von Kindern mit schwersten Formen cerebraler Bewegungsstörungen vor und 7 Förderungen von Kindern, die in ihrer motorischen Beeinträchtigung mehr Möglichkeiten haben, d. h. ihnen ist ansatzweise selbständige Fortbewegung möglich, etwa im Rollstuhl oder mit dem Rollbrett. Sie können jedoch nur über eine kurze Distanz mit Hilfestellung laufen. Diese zulezt genannten Kinder stellen Grenzfälle im Sinne der hier dargestellten Projektförderung dar (vgl. Kap. 1 und Kap. 2).

In 18 Förderungen wurde versucht, den Kindern und Jugendlichen mit Hilfe der Bliss-Symbol-Methode eine Kommunikationsmöglichkeit an die Hand zu geben. Diese Kinder konnten zwischen 33 und 145 Symbole erlernen, wobei immerhin bei 6 Förderungen der Gebrauch von Mehrwortsätzen mit korrekter Syntax vermittelt werden konnte. In den übrigen Förderungen wurden Zwei- und Einwortsätze sowie Aneinanderreihungen von Symbolen benutzt.

Regelmäßige oder gelegentliche Anwendung der Bliss-Symbol-Kommunikationsmethode im Elternhaus fand in 12 Fällen statt, in der Schule in 11 Fällen, gegenüber Fremden in 9 Fällen. Dabei bedeutet die Anwendung in einem Bereich nicht unbedingt die Anwendung in einem anderen Bereich. So konnte es vorkommen, daß ein Kind die Symbole zu Hause, aber nicht in der Schule benutzte. Dabei fällt auf, daß eine regelmäßige, zumindest jedoch gelegentliche Anwendung der erlernten Symbole in Elternhaus oder Schule offensichtlich mit der Anzahl der gelernten Symbole und deren Anwendung gegenüber Fremden zusammenhängt. Zumindest bei den Förderungen der Kinder und Jugendlichen mit schwersten Formen cerebraler Bewegungsstörungen gehen ein erheblicher Symbolwortschatz und eine befriedigende Anwendungspraxis mit der Anwendung der Symbolsprache sowohl im Elternhaus als auch in der Schule einher.

In allen Förderungen ergaben sich Veränderungen des emotional-sozialen Verhaltens, d. h. es zeigte sich eine Stärkung der persönlichen Aufgeschlossenheit, des Selbstbewußtseins und der Entscheidungsfähigkeit. Diese Veränderungen waren auch bei Förderungen zu beobachten, in denen Schule und Elternhaus sich an der Symbolanwendung nicht beteiligten. Dies ist sicher auf die intensive, individuelle und langfristige Betreuung durch die Studenten zurückzuführen. Hier entwickelte sich - als Folge und natürlich als Voraussetzung für die Förderung - eine sehr persönliche Beziehung und eine Vertrauensbasis.

Weiterhin wird sich die erstmalige Möglichkeit der differenzierten Kommunikation, d.h. die Überwindung der beständigen passiven Rolle, und sei es auch nur mit dem fördernden Studenten, positiv auf das Lebensgefühl der Kinder und Jugendlichen ausgewirkt haben.

Die übrigen 5 Förderungen beziehen sich auf Hilfen bei der Lebensbewältigung, auf eine Mathematikförderung, auf Anbahnung von Ja - Nein - Reaktionen, auf eine sprachtherapeutische Förderung und eine Anbahnung des Leselernprozesses im Anschluß an eine erfolgreich verlaufene Bliss- Förderung, auf die noch kurz eingegangen werden soll.

Der Leselernprozeß konnte nicht angebahnt werden, jedoch konnten der kommunikative Bereich erweitert und die psychische Befindlichkeit verbessert werden.

In der Förderung der Ja-Nein-Reaktionen wurde es dem Kind ermöglicht, bei Alternativfragen erstmals Entscheidungen zu treffen, so daß eine Verminderung vitaler psychischer Probleme erreicht werden konnte.

Die sprachtherapeutische Förderung zeigte Erfolge in der Aussprache von zweisilbigen Wörtern in einem Atemzug und in einer Anhebung der Häufigkeit des Schluckens, was eine Verminderung des Speichelflußes zur Folge hat. In einer Nachfolgeuntersuchung (6 Wochen später) zeigte sich jedoch, daß die in der Förderung erlernten und beherrschten Laute wieder verlorengegangen waren.

In der Förderung der Lebensbewältigung konnten die Wahrnehmungsmöglichkeiten, das explorative Verhalten - und als Grundlage für weitere Lernprozesse - die Konzentrationsfähigkeit, das Aufgabenverständnis und der passive Wortschatz erweitert werden.

Die Mathematikförderung hatte - neben dem Umgang mit Geldbeträgen - Erfolg in einer zunehmenden Sicherheit Fremden gegenüber und in einer Erweiterung des selbständigen Verhaltens.

Von den Kindern, die zum Teil über 100 komplexe Bliss-Symbole gelernt hatten und diese zusammenhängend anwenden können, waren vorher 13 als geistigbehindert und 11 als lernbehindert eingestuft worden.

3.3 ERKLÄRUNGSMÖGLICHKEITEN DER ENTWICKLUNGSERFOLGE

Vielfach hat sich die Vorstellung verfestigt, daß durch die weitverbreitete, frühe krankengymnastische Behandlung dieser Kinder und Jugendlichen bereits alle Erholungs- und Kompensationsmechanismen ausgeschöpft seien; daß also von den Kindern, die nach einer krankengymnastischen Behandlung keine Entwicklungsfortschritte gemacht hätten, auch keine weitere Entwicklung mehr zu erwarten sei. Dies wird insbesondere von VOJTA postuliert.

Dem widersprechen folgende Überlegungen:
Der Zusammhang zwischen krankengymnastischer Behandlung und funktioneller Verbesserung ist nicht erwiesen. Es scheint eher so zu sein, "daß eine spezielle krankengymnastische Übungsbehandlung alleine nicht ausreicht, um die Entwicklung der Kinder auch im motorischen Bereich zu verbessern" (KARCH et al. 1989, p. 124).

Ein Erfolg scheint am ehesten dann zu erwarten zu sein, wenn die krankengymnastische Übungsbehandlung zusammen mit einer kognitiven Förderung durchgeführt wird, die in eine emotional positive Interaktion eingebunden ist und die natürlich eine entsprechende Kompetenz der Kinder voraussetzt.

KUNERT fordert bereits 1971 die Berücksichtigung emotionaler Qualitäten in der Frühbehandlung. Für diesen Lernprozeß ist es wichtig, das Kind die ganze Behandlung hindurch in einer möglichst guten Grundstimmung und in einer positiven Gefühlsbezogenheit zum Therapeuten zu wissen. Denn eine positive Gefühlszuständigkeit begünstigt zweifellos jeglichen Lernprozeß (KUNERT 1971, p.170).

SCHLACK (1989) vermutet die Auswirkung spezieller Therapiemaßnahmen auf die Gehirnentwicklung und die Reorganisation nach Schädigung in einer langfristigen funktionellen Kompensation über Lernvorgänge im Rahmen spezifischer psychosozialer Bedingungen.
Tatsächlich scheint es ein Korrelat zwischen motorischer und kognitiver Entwicklung zu geben. So zeigen KIWERSKI et al. (1989), daß eine funktionelle Verbesserung auch nach einer monatelangen intensiven und komplexen Therapie besonders schwer zu erreichen ist, wenn neben der motorischen Funktionseinschränkung auch die geistige Entwicklung beeinträchtigt ist. Sie betonen da-

her die Notwendigkeit, neben der körperlichen auch die geistige Entwicklung in der Therapie zu fördern und fordern die aktive Einbindung von Eltern bzw. Betreuern in die notwendigerweise langfristige Therapie. Auf diesem Hintergrund könnten auch die Erfolge der beschriebenen Einzelförderungen erklärt werden.

Die Annahme scheint Berechtigung zu haben, daß trotz einer relativ diffusen Schädigung des Gehirns noch kognitive und motorische Entwicklungsmöglichkeiten vorhanden sind. Dies entweder, weil die entsprechenden Areale des ZNS nicht oder nicht gravierend geschädigt waren, oder aufgrund einer Kompensations und Regenerationsfähigkeit des Gehirns.

Wir erleben derzeit, daß die Bedeutung sensorischer Erfahrungen für die Entwicklung des Kindes in immer früheren Entwicklungsstadien, sogar zurückgehend bis in früheste embryonale Phasen, gesehen wird und daß Entwicklungsmöglichkeiten neuraler Strukturen in immer späteren Entwicklungsphasen noch für möglich gehalten werden.

Wie groß die Möglichkeiten struktureller Reparationsvorgänge, wie etwa der Bildung neuer interneuraler Verbindungen durch Aussprossung von Axonen oder durch Regeneration von geschädigten Neuronen, tatsächlich sind, ist weitgehend unbekannt.

Für das Wiederauftreten von Funktionen nach einer Schädigung kann ebenso die Übernahme der Funktion durch eine andere, nicht geschädigte kortikale Struktur (SCHLACK 1986) verantwortlich sein. Hier spielt die Übernahme von Funktionen durch die nicht geschädigte andere Gehirnhemisphäre eine besondere Rolle. Diese Flexibilität des Gehirns kann sowohl eine Aktivierung gleichwertiger Strukturen durch Aktivierung "stummer Synapsen" oder eine Aktivierung alternativer Bahnen und Strukturen, etwa der nicht geschädigten Hemisphäre, bedeuten (CAPREZ 1984).

4. DIE INTERAKTION MIT KINDERN MIT SCHWERSTEN FORMEN CEREBRALER BEWEGUNGSSTÖRUNGEN

Die starke motorische Beeinträchtigung bewirkt, daß die Kinder nur noch minimal über Willkürmotorik verfügen und nicht verständlich sprechen können. Meist sind ihnen noch nicht einmal verständliche Ja/Nein-Reaktionen möglich, d.h. wir verstehen diese Kinder nicht und wissen auch nicht, ob sie uns verstehen. Das bedeutet, daß die Verständigung mit diesen Kindern in massiver Weise gestört ist.

4.1 GRUNDLAGEN DES INTERAKTIONSPROZESSES

4.1.1 Wahrnehmen und Kommunizieren

Verstehen wir den Interaktionsprozeß zwischen 2 Personen als den Versuch, mittels eines Mediums (Mimik, Gestik, Sprache, Schrift) in Beziehung zu treten, so sind zwei unerläßliche Elemente der Interaktion einmal die Wahrnehmung und dann die Aussendung kommunikativer Signale. Ist eines dieser Elemente nicht gewährleistet, so ist die Interaktion gefährdet. Wollen 2 Personen verbal interagieren, so ist dafür Voraussetzung, daß sie dieselbe Sprache beherrschen. Die Bedeutung von Gesten (z.B. Händedruck als Form der Begrüßung) muß beiden bekannt sein, damit es zu gegenseitigem Verstehen und der richtigen Interpretation der Situation kommt.

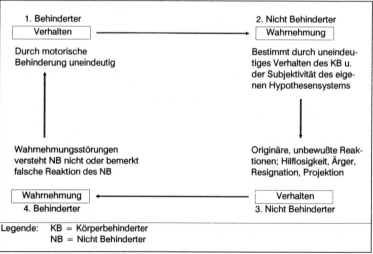

Abbildung 2: Schema des Interaktionsprozesses zwischen Menschen mit schwersten Formen cerebraler Bewegungsstörungen und Nichtbehinderten.

Dieser gesamte Interaktionsprozeß, verstanden als Wahrnehmen und Handeln beider Interaktionspartner, ist in der Interaktion zwischen Menschen mit schwersten Formen cerebraler Bewegungsstörungen und Nichtbehinderten gestört. Es scheint sogar so zu sein, daß Behinderte untereinander besser interagieren können als mit Nichtbehinderten.

Konkret bedeutet dies, daß weder die Behinderten aufgrund der motorischen Behinderung in der Lage sind, eindeutige kommunikative Signale auszusenden, noch ist der Nichtbehinderte in der Lage, adäquat zu reagieren, da er die Botschaft des Behinderten nicht verstanden hat. Reagiert er doch, weil er glaubt, etwas verstanden zu haben, fehlen ihm wiederum eindeutige Rückmeldungen des Behinderten über dessen Wahrnehmungen und Reaktionen (vgl. Abb. 12).

Die hier aufgezeigten Schwachpunkte der Interaktion sollen im folgenden näher erläutert werden.

(1) Kommunikative Signale des Behinderten:

Es ist bereits mehrfach erwähnt worden, daß Menschen mit schwersten Formen cerebraler Bewegungsstörungen nicht oder nur sehr eingeschränkt in der Lage sind, mit Hilfe der Lautsprache zu kommunizieren. Durch die extrem schwer ausgeprägten motorischen Bewegungsstörungen ist auch ihre Mimik und Gestik meist nicht verständlich. SCHÖNBERGER (1968) hat dies in einer Studie sehr schön belegt. Das heißt, daß weder verbal noch nonverbal eine verläßliche Kommunikation möglich ist. Die Verbindung mit ihrer sozialen Umwelt ist für diese Menschen massiv gestört.

Spastische Kokontraktion, athetotische Überschußbewegungen, Grimassieren und unkoordinierte Körperbewegungen verzerren intendierte Bewegungen. Beim Bemühen, sich deutlicher verständlich zu machen, werden Gestik und Mimik tatsächlich noch undeutlicher, da die Anstrengung zu einer Tonuserhöhung führt, die die Bewegungsstörung verstärkt. Welche grundlegende Bedeutung dies für die Interaktion hat, wird klar, wenn wir uns vergegenwärtigen, daß bei widersprüchlichen oder unklaren verbalen Botschaften Eindeutigkeit über die Mimik geschaffen wird (vgl. BONNAFONT 1979, WATZLAWICK 1974, ARGYLE 1979).

Bereits nichtbehinderte Säuglinge besitzen hier einen erheblichen Vorteil in der Interaktion, verfügen sie doch über eine Fülle mimischer und gestischer Signale, mit denen sie ihre Empfindungen und Wünsche ausdrücken können und die mühelos von uns dekodiert werden können. Bei Menschen mit schwersten cerebralen Bewegungsstörungen können auch vegetative Signale wie Herzschlag, Atmung kommunikative Signalwirkung besitzen.

Sind motorische Zentren und Bahnen geschädigt, hat dies den Verlust der Kontaktaufnahme mit der Umwelt zur Folge. Expressives Verhalten ist unmöglich oder massiv eingeschränkt.

(2) Unsere Wahrnehmung unterliegt dem Problem, daß wir die Bedeutung der meist weder sprachlich noch mimisch-gestisch kulturell üblichen Zeichen entsprechenden Ausdrucksformen dieser Menschen verstehen müssen.

Wir müssen erst lernen, die individuellen Ausdrucksmöglichkeiten eines jeden Menschen zu übersetzen, ohne auf die Unterstützung allgemeinverbindlicher Grundlagen von Zeichen zurückgreifen zu können. Daher ist dieser Dekodierungsprozeß schwieriger als das Erlernen einer Fremdsprache. Darüber hinaus müssen wir davon ausgehen, daß für jede individuelle Interaktion individuelle Zeichensysteme entwickelt werden müssen. Aufgrund der Heterogenität der Behinderung ist es unmöglich, ein Zeichensystem zu entwickeln, das für alle Menschen mit schwersten Formen cerebraler Bewegungsstörungen Gültigkeit hat.

Oftmals besteht in der jeweiligen Einfühlsamkeit des Interaktionspartners eine Möglichkeit, kommunikative Signale zu entschlüsseln. Empathisches Verstehen ist in diesem Stadium der Interaktion wohl zunächst die einzig mögliche Form, den Interaktionsprozeß aufrecht zu erhalten.
Sie beinhaltet jedoch eine Reihe von Fehlermöglichkeiten, die interaktionsimmanent sind, jedoch hier besonderes Gewicht bekommen. So ist es oftmals schwer zu unterscheiden, inwieweit nicht subjektive Verarbeitungsmechanismen (Projektion, Halo-Effekt, Hypothesensystem) die Wahrnehmung mehr bestimmen als die vom Behinderten intendierten kommunikativen Signale. Ein ständiges Hinterfragen der wahrgenommenen Inhalte ist hier unerläßlich.

(3) Die Reaktion, das Verhalten der Nichtbehinderten, ist bestimmt durch dessen Wahrnehmung der kommunikativen Signale der Behinderten.

Noch gravierender als in Interaktionen mit weniger schwerbehinderten Menschen (JANSEN 1983, SCHRÖDER 1984, TRÖSTER 1988) wird eine Verhaltensunsicherheit die Reaktion des Interaktionspartners in der Interaktion mit Menschen mit schwersten cerebralen Bewegungsstörungen beeinflussen. Diese Unsicherheit ist in dieser uneindeutigen Interaktionssituation durchaus notwendig, um die Suche nach eindeutigeren Verständigungsmöglichkeiten aufrecht zu erhalten und nicht hinterfragte Projektionshandlungen zu vermeiden. Diese Unsicherheit sollte jedoch nicht in Reaktionen von Hilflosigkeit, Ungeduld, Ärger und Resignation münden. (Dies ist auch nicht nötig, wenn man sich der Tatsache bewußt ist, daß durch das Unvermögen

der Verständigung weder der Wert der eigenen Person noch der des Interaktionspartners in Frage gestellt wird).
Oftmals werden solche Empfindungen, wenn sie vorhanden sind, jedoch nonverbal ausgedrückt, d. h. unbewußt, und sind schwer zu beeinflussen.

Bereits 1972 beschreibt JANSEN schockartige Reaktionen von Nichtbehinderten auf die sichtbare Behinderung als originäre Reaktionen. Auch diese originären Reaktionen sind in der Interaktion mit Menschen mit schwersten cerebralen Bewegungsstörungen verstärkt zu erwarten.

(4) Die Wahrnehmungsfähigkeit von Menschen mit schwersten Formen cerebraler Bewegungsstörungen kann, muß aber nicht durch die Schädigung sensorischer Bahnen, verschiedener Sinneskanäle sowie zugehöriger kortikaler Areale beeinträchtigt sein. Ebenfalls kann die zentralnervöse Wahrnehmungsverarbeitung aufgrund der Schädigung beeinträchtigt sein. Ebenso können Wahrnehmungsprozesse aber auch durch Deprivationserscheinungen beeinträchtigt sein.

Mit Sicherheit jedoch nehmen auch Menschen mit schwersten Formen cerebraler Bewegungsstörungen basale kommunikative Signale wahr, die durch körperliche Nähe, direkten Blickkontakt, Mimik und Gestik Qualitäten der Beziehung vermitteln. So beschreibt AFFOLTER (1987) "Spürinformationen", die über Körperkontakt wichtige ganzheitliche Informationen über den affektiv-emotionalen Gehalt einer Beziehung vermitteln.

Letztlich ist die Erschließung der Wahrnehmungsleistungen von Menschen mit schwersten Formen cerebraler Bewegungsstörungen sehr erschwert durch das Fehlen eindeutiger Rückmeldungen über das Wahrgenommene.

4.2 DIE ELTERN - KIND - INTERAKTION

Insbesondere die Interaktion zwischen Eltern und Kind ist aufgrund der Behinderung belastet. Dabei kommt ihr für die Entwicklung der Wahrnehmungsfähigkeit und damit für die kognitive Entwicklung des Kindes ganz besondere Bedeutung zu, denn die Eltern sind die ersten und für lange Zeit die einzigen Bezugspersonen des Kindes.

Im folgenden soll aufgrund der Tatsache, daß der vorwiegend mit Kleinkindern, insbesondere schwerstbehinderten Kleinkindern befaßte Elternteil immer noch die Mutter ist, von Mutter-Kind-Interaktion gesprochen werden. Dies soll jedoch nicht heißen, daß die Vater-Kind-Interaktion weniger wichtig wäre. Auch die Väter wären durchaus in der Lage, die wichtigsten Grundbedürfnisse des Kindes zu befriedigen und sollten ihren Umgang mit dem Kind durchaus nicht nur als Entlastungsfunktion für die Mütter verstehen.

So beschreibt WÖHLER (1980), daß die familiäre Anlaufstelle für Fragen und Probleme, die mit der Behinderung des Kindes zusammenhängen, in der Regel die Mutter ist. Ihr wird hier erheblich mehr Kompetenz zugesprochen als dem Vater.

4.2.1 Kognitive Möglichkeiten der Kinder unter dem Aspekt der Hilfen durch die Mitwelt

Kognitive Entwicklung, Entwicklung des Verstehens der Umwelt ist maßgeblich von der Interaktion mit der Umwelt abhängig. Daher sind genetische Dispositionen und Umweltanreize gleichermaßen wichtige Faktoren. Ohne die substantielle Voraussetzung der Großhirnrinde wird auch die bestmögliche Umweltförderung keine geistige Entwicklung bewirken können, wenngleich wir nicht genau wissen, welche materiellen Voraussetzungen für geistige Entwicklung notwendig sind.

LORBER berichtet 1981 von einer systematischen Untersuchung mittels Computertomographie und Echo-Encephalographie an 253 Menschen mit Spina-bifida und Hydrocephalus (vgl. Kap. 2.2.2). Von 9 Personen, bei denen die Ventrikel 95 Prozent des Schädels ausfüllten, die also praktisch kein Großhirn hatten, hatten vier Personen einen IQ über 100, zwei Personen hatten eine IQ über 120. Dies sind sicher Ausnahmen, die uns jedoch nur beweisen, wie wenig wir über die Möglichkeiten des Gehirns wissen, Funktionen von geschädigten auf andere Bezirke zu übertragen.

Jedoch auch bei besten genetischen und organischen Voraussetzungen können sich in völliger Deprivation keine Fähigkeiten zur zwischenmenschlichen Auseinandersetzung, zur Lautsprache oder Interaktion entwickeln. Ein Mensch wird zwar mit funktionsfähigen Sinnen geboren, deren Differenzierung bis zur Erkenntnisfähigkeit muß jedoch erst in der Wechselwirkung mit der Umwelt erworben werden (vgl. RADICK 1986).

Auch für SCHLACK (1986) ist die soziale Interaktion von zentraler Bedeutung für die kognitive Entwicklung. Er betont, daß der positive Einfluß der Umwelt für die Kompensation nach frühkindlicher Hirnschädigung möglicherweise eine größere Bedeutung besitzt als physiotherapeutische Behandlungstechniken, wobei sich die soziale Interaktion mit dem Therapeuten und die Techniken der Behandlung durchaus positiv in ihrer Wirkung ergänzen können.

4.2.2 Emotional-kognitive Entwicklung und Eltern - Kind - Interaktion

In den letzten Jahren hat sich immer mehr die Erkenntnis durchgesetzt, daß die Beziehung zwischen Eltern und Kind eine gegenseitige ist, daß der Säugling nicht nur passiv reagierend heranwächst, sondern bereits von Geburt an aktiv die Handlungen der Eltern beeinflußt (vgl. STORK 1986). So meint LANFRANCHI (1985) bezogen auf die familiäre Situation der behinderten Kinder, daß diese aktive Mitgestalter des Sozialgefüges seien. Insbesondere PAPOUSEK & PAPOUSEK (1986) rücken die frühe Eltern - Kind - Interaktion in das Zentrum wissenschaftlicher Untersuchungen.

Die Bedeutung der Wechselwirkung mit der Umwelt für die Entwicklung eines Kindes wird in der Deprivations- und Bindungsforschung belegt. Deprivation bedeutet zunächst den Entzug liebevoller Zuwendung, die dem Kind natürlicherweise zunächst durch die Eltern zuteil werden müßte, jedoch nicht notwendigerweise ausschließlich durch diese. Deprivation bedeutet aber auch mangelnde Stimulation der Sinnesrezeptoren und damit zentraler Integrationsprozesse und einen Mangel an fördernden Einflüssen auf das zentrale Nervensystem, die sich über die natürliche Zuwendung spontan ergeben würden.

Dabei streiten sich Vertreter des Bindungskonzeptes (BOWLBY 1965) und Vertreter der sensorischen Deprivation (RHEINGOLD 1961), ob die Trennung von der Mutter, der Mangel an Affektzufuhr oder der Mangel an der mit der emotionalen Zuwendung einhergehenden sensorischen Stimulation für Retardierungen verantwortlich sei. Es könnte sein, daß hier emotionale Zuwendungen vermehrt Einfluß auf die seelische Entwicklung nehmen und sensorische Einflüsse vermehrt die kognitive Entwicklung fördern könnten.

Für die emotional - kognitive Entwicklung eines Kindes könnte daher sowohl emotionale Zuwendung als auch sensorische Stimulation in einem Wechselwirkungsprozeß sich gegenseitig beeinflussenden Verhaltens zwischen Mutter und Kind notwendig sein. KLAUS & KENNELL (1987) haben sogar Spätfolgen für die Entwicklung von Kindern festgestellt, die in den ersten Stunden und Tagen nach der Geburt weniger häufigen Kontakt mit der Mutter hatten als eine Vergleichsgruppe. Der frühe und enge Kontakt mit den Babys hatte offensichtlich dauerhaft Einfluß auf die Bindung und somit das interaktive Verhalten der Mütter.
Bereits die Säuglinge wurden signifikant weniger angesehen und gestreichelt, ein Jahr nach der Geburt trösteten die Mütter die Kinder weniger, zwei Jahre nach der Geburt stellten sie weniger Fragen an ihre Kinder, sprachen kürzere Sätze und gebrauchten mehr Befehle. Diese Kinder schnitten dann auch schlechter in einem Intelligenztest und in einem Sprachtest ab.

Bereits in der ersten Phase nach der Geburt eines Kindes scheint die sehr sensible Mutter-Kind-Interaktion besonders bedeutsam zu sein, und dies wird vermehrt in öffentlichen Einrichtungen berücksichtigt, so etwa in der Möglichkeit des Rooming-in oder in der Tatsache, daß Eltern bei längeren Krankenhausaufenthalten ihrer Kinder mit im Krankenhaus aufgenommen werden können.

4.2.3 Die Reziprozität in der Eltern-Kind-Beziehung

Die Interaktion zwischen der Mutter und dem Neugeborenen ist von fast gesetzmäßig ablaufenden Elementen bestimmt, die bereits vor der Geburt reziproken Charakter besitzen. Bewegt sich ein Kind häufig und heftig im Bauch der Mutter, wird ein "Wildfang" erwartet und nach der Geburt vielleicht auch etwas "wilder" behandelt. Die Reziprozität der Kommunikation wird auch deutlich in der Tatsache, daß nicht nur Kinder etwas über die Eltern, sondern auch die Eltern etwas über die Kinder in der Interaktion erfahren, und dies von Geburt an und in wechselseitiger Beeinflussung.

Die Mimik von Säuglingen läßt Rückschlüsse über deren innere Befindlichkeit zu. Bereits nach 2 Wochen reagieren sie mit Lächeln auf die Stimme von Vater oder Mutter, sie können Stimmungen der Eltern an deren Mimik erkennen und reagieren darauf. PAPOUSEK et al. (1986) zeigen, daß Säuglinge sofort nach der Geburt lernfähig sind und daß dies unbewußt von den Eltern unterstützt wird, indem sie positive Lernvoraussetzungen schaffen: der Wachheitsgrad des Säuglings und damit dessen Aufnahmebereitschaft wird mit dem Muskeltonus überprüft, das Kind wird in einem für dessen Wahrnehmung optimalen Sehabstand gehalten. Grußreaktionen bei Blickkontakt, Nachahmen kindlicher Verhaltensäußerungen und die Veränderung der Sprechweise in Melodie und Rhythmus fördern die kindliche Wahrnehmung, insbesondere die Selbstwahrnehmung.

Dieser fast gesetzmäßige Ablauf (jeder, der sich schon einmal etwas intensiver mit Kindern beschäftigt hat, wird einige der beschriebenen Verhaltensweisen bei sich feststellen können) ist jedoch aufgrund seiner Komplexität und Abhängigkeit von der Reziprozität des Verhaltens und der Erwartungen äußerst störanfällig (vgl. SCHMALOHR 1986). Wird das Verhalten eines Interaktionspartners beeinträchtigt, leidet unter Umständen die gesamte Interaktion, dies beinhaltet die Reziprozität der Interaktion. Da es sich um einen interaktiven Wechselwirkungsprozeß handelt, wirken alle Prozesse störend, die Einfluß auf Wahrnehmung und Verhalten der Interaktionspartner haben können. Dies können im ungünstigsten Fall auf Seiten der Eltern Verunsicherung, Ängste, ambivalente Gefühle, Verhaltensstörungen, psychische Probleme, Partnerschaftsprobleme und auf Seiten des Kindes extrem extravertiertes oder extrem introvertiertes Verhalten, also untypisches Verhalten sein. Insbesondere kann durch die Geburt eines behinderten Kindes die Interaktion zwischen Eltern und Kind massiv gestört sein.

4.3 DIE FAMILIE MIT EINEM CEREBRAL BEWEGUNGSGESTÖRTEN KIND

Die durch die Behinderung gegebenen Einschränkungen auf Seiten des Kindes als Interaktionspartner sind bereits beschrieben worden.

Die Eltern als Interaktionspartner werden über die beschriebenen Faktoren hinaus noch erheblich durch die Tatsache der Geburt eines behinderten Kindes und durch ihre eigene Entwicklung und ihren Sozialstatus beeinflußt.

4.3.1 Die Einstellung zur Schwangerschaft

Bereits die Einstellung der Mutter zur Schwangerschaft und zu ihrem noch ungeborenen Kind kann das Verhalten der Mutter nach der Geburt beeinflussen (vgl. LEIFER 1980). Es sind Diagnose- und Therapiemethoden entwickelt worden, die die gefühlsmäßige Bindung der Mutter an den Fötus erkennen und verbessern helfen sollen (JERNBERG 1988). Dieses nicht zuletzt, weil erkannt wurde, daß es Zusammenhänge zwischen der Einstellung der Mutter zur Schwangerschaft und dem Geburtverlauf geben könnte (KUNERT 1971, FRÖHLICH 1986, KLAUS & KENNELL 1987). Ein hoher Prozentsatz der Mütter cerebralparetischer Kinder etwa war nicht mit der Schwangerschaft einverstanden.

Auch auf die spätere Entwicklung des Kindes scheint die Einstellung zur Schwangerschaft Einluß zu nehmen. DAVID et al. (1988) berichten von mehr Nervosität und Krankheiten, weniger Freunden und schlechteren Schulzensuren bei Kindern im Alter von 9 Jahren, wenn die Schwangerschaft unerwünscht war. Im Alter von 21 Jahren waren doppelt so viele aus dieser Gruppe straffällig geworden und unzufrieden mit ihrem Leben.

Es steht fest, daß die Einstellung der Mutter zu ihrem Kind eine besondere Bedeutung für dessen Entwicklung hat. Wenn diese Einstellung bei nichtbehinderten Kindern bereits die beschriebenen Auswirkungen hat, so muß sie sich auf behinderte Kinder, die nicht in gleichem Maße über Außenkontakte (Freunde, andere Bezugspersonen) verfügen, die durch ihre Geburt in noch besonderem Maße Ablehnung provozieren, noch verstärkt auswirken.

4.3.2 Der erste Kontakt

Der erste Kontakt der Mutter mit dem sichtbar behinderten Säugling ruft in der Regel eine Schreckreaktion hervor, die von Affektausbrüchen, abwechselnd mit Lethargie, Auflehnung und Trauer geprägt ist. Eine Bewußtseinseinschränkung scheint die Intensität des Leidensdrucks zu mindern (STRASSER, SIEVERT & MUNK 1968). Diese Schockphase dauert bei über der Hälfte der Mütter mehr als 6 Monate und löst in den Müttern oft Angst- und Entfremdungsgefühle dem Kind gegenüber aus (SCHMIDT 1986). Daß die Laktation ausbleibt (JANSEN 1976), dokumentiert die Distanz zu dem Säugling und ermöglicht der Mutter wohl aus dieser auch körperlichen Distanz heraus den Aufbau einer Einstellung zu ihrem Kind. In dieser Phase der Behinderungsverarbeitung kommt dem Umgang des Klinikpersonals, insbesondere der Ärzte, mit der Mutter und natürlich dem Vater besondere Bedeutung zu.

Leider sind Ärzte in der Regel nicht in Gesprächführung geschult und unterliegen oft eigenen starken Ängsten und Verhaltenszwängen. Sie wissen sehr wenig über Verhaltenweisen von Menschen, die in extremen Lebenssituationen stehen und über deren Unfähigkeit, sich auf ein allzu sachliches, zeitlich noch dazu sehr begrenztes Gespräch einlassen zu können. Die Informationsverarbeitung der Eltern ist zu diesem Zeitpunkt stark verlangsamt. Abwehrmechanismen, enttäuschte Erwartungen, beginnende Trauerarbeit, Schuldgefühle, Projektionen und eine Fülle anderer Verarbeitungsmechanismen erfordern ein behutsames, einfühlsames und ein sowohl exploratives als auch informatives Umgehen mit den Eltern. Erste Hilfe bei der Behinderungsverarbeitung und im Umgang mit dem Kind müßte den Eltern bereits im Krankenhaus zuteil werden. Hier sollten sich Ärzte und Krankenhauspersonal im Interesse der Eltern und des Kindes nicht scheuen, kompetente Hilfe evtl. aus Frühfördereinrichtungen in Anspruch zu nehmen, falls sie die Betreung der Eltern nicht angemessen gewährleisten können.

Denn es ist für die Mütter wenig hilfreich, wenn ihnen in einem scheinbar informativen Gespräch durch eine scheinbar kompetente Person nicht nur vermittelt wird, daß überhaupt keine Chance auf eine positive Entwicklung des Kindes besteht (FRÖHLICH 1986), sondern auch noch betont wird, daß ihr Kind so extrem stark geschädigt ist, daß der Tod als beste Lösung angesehen werden muß (SCHMIDT 1986). Ohne wirkliche Entscheidungskriterien zu besitzen, werden den Eltern in Arztgesprächen abqualifizierende Äußerungen wie: das Kind sei ein "kleiner Idiot" oder "lerne nie laufen und bleibe blöd" (LETSCHERT 1990 p. 104) zugemutet (vgl. auch Kap 2.).

Leider lassen sich Ärzte oft auch in die sich selbst auferlegte und von anderen dann natürlich erwartete Rolle, eine absolut und auf allen Gebieten kompetente Person zu sein, hineindrängen. Sie können dann oft nicht zugeben, daß ihnen keine Prognose möglich ist, um das Vertrauen der Patienten nicht zu verlieren.

Jedoch wird auch von hilfreichem Verhalten des Klinikpersonals, insbesondere der Stationsschwestern, berichtet (KLAUS & KENNELL 1987). Positiv empfunden werden von den Eltern sachliche, ehrliche Mitteilungen ebenso wie einfühlsames und anteilnehmendes Verhalten. Eltern brauchen in dieser Phase offensichtlich jemanden, der in der Lage ist zuzuhören, sich einzufühlen und auf dieser Basis zum rechten Zeitpunkt sachliche Informationen zu geben. Dies erfordert natürlich entweder ein Naturtalent in non-direktiver Gesprächsführung oder eine entsprechende Ausbildung und behinderungsspezifisches Wissen. HOEHNE (1983) schlägt daher Fortbildungsmaßnahmen für Ärzte und Klinikpersonal vor. Diese Überlegungen gelten sowohl für Klinikpersonal als auch für niedergelasssene Ärzte, die mit diesen Problemen konfrontiert werden, wenn die Behinderung erst später erkannt wird.

4.3.3 Auswirkungen auf die Partnerschaft

Die Tatsache, daß ein behindertes Kind in eine Familie hineingeboren wird, stellt ein Krisenereignis dar und wird je nach Reaktion und Verhalten der Partner unterschiedliche Auswirkungen auf die Partnerschaft haben. In den selteneren Fällen führt dies zu einem engeren Zusammenschluß und Zusammenarbeit der Partner, in andern Fällen wohl eher zu einer stärkeren Rollenausdifferenzierung. Die Frau ist vermehrt und ausschließlich für das Kind zuständig, der Mann für Außenkontakte und den Finanzerwerb, wobei die finanzielle Belastung wiederum ein zusätzliches Problem darstellen kann.

Diese allzu starke Ausdifferenzierung der Rollen kann Unzufriedenheit und Entfremdungserscheinungen in den Partnern auslösen, die dann belastend für die Partnerschaft werden. Hinzu kommen evtl. gegenseitige Schuldzuweisungen, mangelnde gegenseitige Hilfen bei der Behinderungsverarbeitung, so daß Verarbeitungs- und Entwicklungsphasen asynchron durchlaufen werden und sich unterschiedliche Meinungen über den Umgang mit dem Kind verfestigen. Diese Belastungen der Partnerschaft führen dann dazu, daß 40% der von FRÖHLICH (1986) befragten Mütter ihre Ehe als Notgemeinschaft bezeichnen. 11,8% der Ehen werden geschieden (LETSCHERT 1990). Hier benötigten viele Eltern behinderter Kinder bereits vor der Geburt des Kindes kompetente Hilfsangebote.

Die partnerschaftsinternen Schwierigkeiten werden noch dramatisch verstärkt durch die Tatsache, daß die Familie des behinderten Kindes durch Vorurteile der Eltern und unangemessenes Verhalten der Umwelt in eine sehr starke Isolationssituation gedrängt wird. Meist wird das Verhalten der Umwelt Behinderten gegenüber als negativ, abwertend und vorurteilsbehaftet bezeichnet (vgl. JANSEN 1972, SCHMIDT 1986). Jedoch scheint es eher so, daß der Interaktionsprozeß zwischen Behinderten und Nichtbehinderten stark von beidseitiger Unsicherheit und Ambivalenz geprägt ist, die durch positiv zu bewertendes Neugierverhalten abgebaut werden könnten (JANSEN, KUNERT & SEVENIG 1986).

4.3.4 Die Einstellung zum behinderten Kind

Alle diese Probleme tragen nicht dazu bei, daß die Eltern behinderter Kinder zu ihrem Kind eine realistische Einstellung bekommen. Vielleicht ist dies auch unmöglich, da Prognosen über die Entwicklung der Kinder kaum zu treffen sind. Nach DOMAN (1980) sehen die Mütter dieser Kinder die Fähigkeiten ihrer Kinder sehr realistisch und eher zutreffend als andere. Hier ist aber nicht die intellektuelle Einschätzung der Möglichkeiten der Kinder, sondern eher die handlungsleitende, oft unbewußte emotional-affektive Einstellung der Mütter zu ihren Kindern gemeint.

Hier kann es dann trotz einer realistischen Sicht der Möglichkeiten und der Ausgangssituation des Kindes entweder zu über- oder unterforderndem Verhalten, zu Einschränkungen der Selbstbestimmung und Selbsterfahrungsmöglichkeiten des Kindes kommen. BROOKS-GUNN & LEWIS zeigten 1984, daß Mütter von cerebralparetischen Kindern aufgrund der verminderten Verhaltensäußerungen ihrer Kinder häufiger die Initiative ergreifen, um ihren Kindern die Interaktion zu erleichtern, daß sie jedoch nur selten auf die wenigen von ihren Kindern geäußerten Verhaltensweisen eingehen. Dies besserte sich jedoch bei höherem Intelligenzalter.
HANZLIK & STEVENSON (1986) glauben, daß sich Mütter cerebralparetischer Kinder engagierter und direktiver an Spielsituationen beteiligen, wobei sich die Intensität der Interaktion innerhalb von zwei Jahren stetig reduziert und Verstärkungen nachlassen.

SARIMSKI (1986) meint, daß von dem Kind zu wenig Eigeninitiative erwartet, dadurch die Passivität gefördert wird und das Kind so wenig Zutrauen zu seinen eigenen Fähigkeiten entwickeln kann. Solche Interaktionsabläufe ähneln denen von JONES & GERARD (1967) beschriebenen Interaktionen mit asymmetrischer Kontingenz.
Jedenfalls glauben nach ihrer eigenen Aussage lediglich 46% der Mütter, daß sie die Behinderung ihres Kindes akzeptieren, 34% bezeichnen ihre Einstellung als ambivalent, 19,7% haben sich nicht mit der Behinderung abgefunden (LETSCHERT 1990). Hieran hat sich seit einer Untersuchung von JANSEN (1973), also in einem Zeitraum von 23 Jahren, nichts geändert.
Insbesondere die ambivalente Einstellung hat schädliche Auswirkungen auf die Mutter-Kind-Interaktion. Es handelt sich hierbei um ambivalente Gefühle, wie Zärtlichkeit und Trauer beim Anblick des Kindes oder die sich widersprechenden Intentionen zu kommunizieren bzw. sich zurückzuziehen, weil keine Verstehensebene erreicht wird. Diese Gefühle werden über die natürliche Mimik und Gestik mitgeteilt und bewirken beim Kind sicherlich eine ebensolche Unsicherheit und Ambivalenz.

Die gleichzeitige Anwesenheit einander entgegengesetzter Gefühle und Handlungswünsche läßt die Mütter auch inkonsequent und für das Kind unvorhersehbar reagieren. Dies entspricht nicht den nach PAPUSEK et al. (1986 b) bereits beim Säugling ausgebildeten Erwartungen bezüglich der Konsequenzen auf dessen Verhalten. Diese Unvorhersagbarkeit des Verhaltens der Bezugsperson irritiert den Säugling und führt in einen Kreisprozeß von Verunsicherung, Enttäuschung und Abwendung.

Der Säugling, der bereits in der ersten Phase nach der Geburt, wie RENGGLI (1974) meint, auf feinste psychische Stimmungsänderungen reagiert, kann keinen Zusammenhang zwischen bestimmten Verhaltensweisen seinerseits und Reaktionen und Konseqenzen durch die Mutter herstellen, wodurch sich schwerwiegende Beziehungsstörungen entwickeln können. Diese Beziehungsstörungen können dann durch bei Kindern mit cerebralen Bewegungsstörungen häufig notwendige Klinikaufenthalte verstärkt werden. Durchschnittlich 64 % der Kinder sind nach der Geburt von ihren Eltern getrennt und später im Schnitt noch einmal 2,7 Monate (LETSCHERT 1990).

Dieses Ambivalenzgefühl von Müttern cerebral-bewegungsgestörter Kinder, das über 23 Jahre hinweg konstant blieb, kann zum einen, wie JANSEN (1976) meint, einem Rollenkonflikt der Mütter entspringen. Die gesellschaftlich erworbene Rolle vermittelt ihr Ablehnung, Ekel und existentielle Verunsicherung dem Kind gegenüber, während die Mutterrolle ein liebendes, zärtliches und beschützendes Verhalten verlangt. Es könnte jedoch auch sein, daß ambivalente Gefühle durch die Unsicherheit im Umgang mit dem Kind entstehen.

Gehen wir mit DOMAN (1980) davon aus, daß Eltern recht gut darüber Bescheid wissen, was ihre Kinder etwa im Vergleich zu anderen Kindern können oder nicht können. Sie also recht gut einen Ist-Zustand beschreiben könnten, wenngleich ihnen subtilere Äußerungen und Veränderungen ihrer Kinder verborgen bleiben. Obwohl sie jedoch auch nach Jahren des Zusammenlebens mit ihrem Kind meist immer noch nicht mehr wissen und meist immer noch die gleichen Hoffnungen, Wünsche und Sehnsüchte haben, taucht auch immer wieder die Frage auf: woher kommt der Zustand des Kindes und was kann ich für das Kind tun. Außerdem stellt sich die Frage: was kann ich von der Entwicklung des Kindes erwarten.

Die Eltern nichtbehinderter Kinder können sich spätestens in der Grundschulzeit begründete Vorstellungen innerhalb gewisser Bandbreiten bezüglich der Entwicklung ihrer Kinder machen, während die Eltern von cerebralparetischen Kindern bezüglich möglicher Entwicklungen und Berufsmöglichkeiten ihrer Kinder ständig verunsichert sind. Wäre es möglich, einem Elternpaar zu sagen: "Sie müssen eine bestimmte Förderung wählen, dann wird Ihr Kind nach 20 Jahren einen bestimmten Entwicklungsstand erreicht und die Auswahl zwischen bestimmten Berufen haben", wäre es für die Eltern sicher leichter, befreit von möglicherweise noch erfüllbaren Wunschträumen, eine eindeutigere Haltung ihrem Kind gegenüber einzunehmen.
Im Falle von schwerstcerebralparetischen Kindern blieben auch nach einer solchen Aussage immer noch die Situationen, die die Interaktion mit dem Kind für Mißverständnisse und Inkongruenzen anfällig machen.

Diese Aussagen sind jedoch nicht möglich; so bleibt eigentlich nur die Möglichkeit, die Eltern so früh wie möglich in ihren Hoffnungen und Erwartungen, in ihren Ängsten und Befürchtungen zu begleiten, sie in ihrem Vertrauen in die Entwicklungsmöglichkeiten des Kindes - und seien sie noch so klein - zu bestärken, überhöhte und übereilte Entwicklungforderungen zu relativieren und mit ihnen gemeinsam Wege zu suchen, dem Kind trotz der schweren Behinderung Entwicklungen zu ermöglichen.

Dies muß bedeuten, gemeinsam zu versuchen, die in Ambivalenzsituationen sich häufig abwechselnde Überforderungs- und Überbehütungsreaktionen zu vermeiden, die gleichermaßen der Entwicklung des Kindes nicht förderlich sein können (vgl. BALZER & ROLLI 1979, ANTON & DINDIA 1984).

Über die Einschränkungen des Interaktionsablaufes hinaus stellt dieses "nicht kommunizieren können", dieses "nicht verstanden werden", dieses "in sich gefangen sein" für die Kinder Folgeerscheinungen psychischer Art dar, die "... keine zwangsläufige Folge der Behinderung oder direkt behinderungsbedingter Einschränkungen sind, sondern in noch nicht geklärtem Ausmaß von dem Verhalten der Umwelt, also auch der erziehenden Umwelt in der Interaktion mit dem Behinderten abhängt" (JANSEN, KUNERT & SEVENIG 1983 p.28).

Der Mißerfolg in der Interaktion erzeugt Unsicherheit, die eine Tendenz zur Passivität entstehen läßt, die wiederum in Antriebslosigkeit, Aggressivität, Ängstlichkeit, Abwehrhaltung einmünden kann. FRÖHLICH (1986) sieht bei diesen Kindern den Ausdruck depressiver Symptomatik. Sie ziehen sich auf die unmittelbare Körpersphäre zurück, reduzieren ihre Austauschprozesse mit der Umwelt, somatisieren und manche verweigern in fast suizidaler Absicht Essen und Trinken.

Diese "Verhaltensstörungen" sind dann oft das Einzige, was von uns wahrgenommen wird und läßt uns dann fehlreagieren, was wieder eine Abwehrreaktion des Kindes zur Folge hat - ein Teufelskreis. HAHN (1983 p. 135) spricht von "ernsthaften Gefahrenmomenten für humane Interaktion".

In Abb. 3 wird die Entwicklung der Kinder im Licht der sie beeinflussenden Umweltfaktoren dargestellt, wobei zu betonen ist, daß die dargestellten Faktoren als sich reziprok beinflussend gesehen werden müssen.

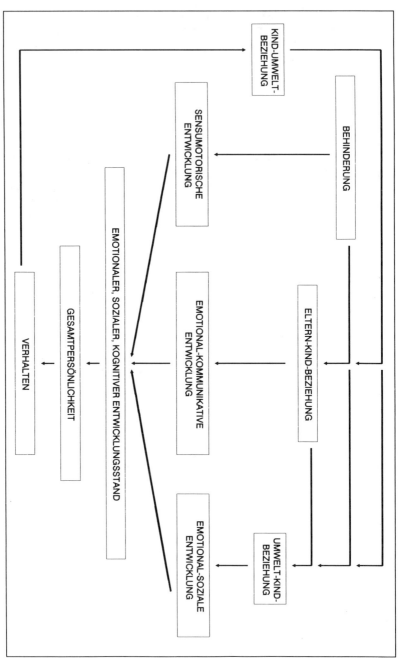

Abbildung 3: Umweltbedingte Einflußfaktoren der Entwicklung eines behinderten Kindes

4.4 BLICKKONTAKT ALS BESONDERHEIT IN DER INTERAKTION ZWISCHEN BEHINDERTEN UND NICHTBEHINDERTEN

Dem Blickkontakt kommt in der Interaktion mit Menschen mit schwersten Formen cerebraler Bewegungsstörungen besondere Bedeutung zu, da in den meisten Fällen Blickbewegungen noch willentlich kontrolliert werden können. Intuitiv wird diese Bedeutung in Aussagen wie "Das Kind hat einen wachen Blick" deutlich.

Das Auge ist das einzige Sinnesorgan, das bei seiner Aktivität beobachtet werden kann. Blickverhalten kann Informationen über die bestehende Aufmerksamkeit und die Bereitschaft zur Informationsaufnahme geben (ELLGRING 1986). Häufigkeit und Länge des Blickkontaktes zeigen den Grad der Intimität an (HEINEMANN 1976). Blickverhalten scheint im Gegensatz zur Mimik, die mit emotionalen Vorgängen verbunden ist, Denkprozesse anzuzeigen (SCHOBER 1989). So fixiert man beim Zuhören in der Regel doppelt so lange den Gesprächspartner wie beim eigenen Sprechen.

Auch die empfundene Sympathie für einen Menschen wird durch die Augen beeinflußt. Personen mit größeren Pupillen werden als anziehender beurteilt (MORRIS 1978), beim Betrachten angenehmer Dinge oder sympathischen Personen weiten sich die Pupillen. Im Gegensatz dazu wirkt Anstarren (unbewegliches Ansehen ohne Lidschlag) unbehaglich und löst Ängste aus (ARGYLE 1979).

4.5 DIE FOLGEN DES NICHT-VERSTEHENS IN DER INTERAKTION

Werden die gescheiterten Kommunikationsversuche aus Unwissenheit oder aus anderen Gründen nicht mit den beschriebenen Problemen der Interaktionssituation, die unmittelbar hemmenden Einfluß auf die Entwicklung eines Kindes nehmen können, in Verbindung gebracht, so wird dieses Scheitern der Interaktion zunächst ein Nicht- Verstehen zur Folge haben.

4.5.1 Unsicherheit als Folge des Nicht - Verstehens

Dieses Nicht-Verstehen verunsichert uns; wir wissen nicht, was wir von diesen Kindern kommunikativ und somit auch kognitiv erwarten können. JANSEN (1972) und CLOERKES (1985) haben nachgewiesen, daß gerade im Bereich von Uninformiertheit und Unsicherheit Vorurteile und Etikettierungen besonders leicht vorgenommen werden (vgl. auch Kap. 2.3).

Wenn keine Verunsicherung in der Interaktion mit Menschen mit schwersten Formen cerebraler Bewegungsstörungen erfolgt, bedeutet dies, daß es entweder gelungen ist, eine gemeinsame Verständigungsbasis zu finden, oder daß der Nichtbehinderte glaubt, den Behinderten verstanden zu haben, seine Handlung also auf einer möglicherweise falschen antizipatorischen Wahrnehmung aufbaut.

Hier wird die große Abhängigkeit dieser so schwer behinderten Menschen von der Einfühlsamkeit, dem Verständnis und der Geduld der Nichtbehinderten besonders transparent.

Übrigens kann gelegentlich beobachtet werden, daß nicht ganz so schwer Behinderte Menschen mit schwersten Formen cerebraler Bewegungsstörungen besser verstehen, als dies die nichtbehinderten Bezugspersonen können und dann als Dolmetscher fungieren. Selbst die Eltern unterliegen hier oft einem Projektionsmechanismus, der jedoch auch bei Eltern nichtbehinderter Kinder zu beobachten ist ("Wir wissen schon, was für dich gut ist.") und in dieser unklaren Situation durchaus wahrscheinlich ist. Dieser Projektionsmechanismus, oft auch ein gewohnheitsmäßiges, eingeschliffenes Verhalten, verhindert allzu leicht ein Bemerken kleinster kommunikativer Signale der Kinder.

Ein fehlgeschlagener Kommunikationsversuch kann ebenfalls zur Folge haben, daß die Interaktion abgebrochen oder über eine Begleitperson fortgeführt wird. So kann das Gefühl der Verunsicherung auch vermieden werden.

In vielen Fällen wird das Nicht-Verstehen dem Interaktionspartner jedoch bewußt. Da Menschen danach streben, Eindeutigkeit in ihrem Umweltbezug zu schaffen (vgl. Wahrnehmungspsychologie), und dies sogar ein Überlebensprinzip darstellt, gelingt es jedoch nur manchen Interaktionspartnern, und auch diesen vielleicht nicht immer, die Ungeklärtheit der Situation zu akzeptieren, kein vorschnelles Urteil zu fällen und den oft langwierigen und beschwerlichen Versuch einer Klärung, d.h. einer Schaffung einer Interaktionsbasis zu wagen. Dies ist wahrscheinlich eine Frage der individuellen Belastbarkeit, Stabilität und Sensibilität zugleich.

Schwerwiegende Folgen für die weitere Entwicklung des Kindes hat die Stigmatisierung und Etikettierung des Interaktionspartners (vgl. Abb. 4), die gerade mit Situationen, die von Unsicherheit, Uninformiertheit, Nichtverstehen des Anderen und Hilflosigkeit geprägt sind, häufig einhergehen. Hierauf soll etwas näher eingegangen werden.

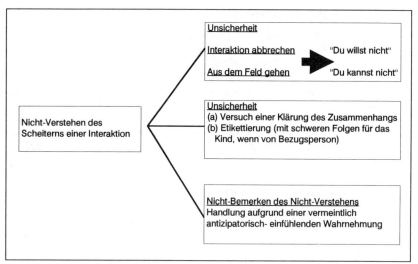

Abbildung 4: Folgen des Nicht-Verstehens der möglichen Ursachen des Scheiterns einer Interaktion

4.5.2 Die Stigmatisierungstheorie

Vertreter sogenannter Opfertheorien (vgl. GLEISS 1982) gehen davon aus, daß Körperbehinderten in einem sozialen Zuschreibungsprozeß negative Merkmale attribuiert werden. In Bezug auf Kinder mit schwersten cerebralen Bewegungsstörungen wäre dies eine geistige Behinderung. Das Merkmal "Körperbehinderung" wird negativ definiert und erhält somit die Bedeutung eines Stigmas, und in Folge wird dem Stigmatisierten aufgrund des Stigmas negatives verbales und nonverbales Verhalten entgegengebracht, so etwa Ablehnung, Diskriminierung, Isolation (HOHMEIER 1975).
Unsicherheit, Stigmatisierung und Isolationstendenzen scheinen dabei Elemente der Konfrontation mit einem sichtbar Behinderten zu sein. GOFFMAN (1975) erklärt Isolationstendenzen aus der Unsicherheit und Verwirrtheit der Normalen in Gegenwart Stigmatisierter. Diese Unsicherheit ergibt sich seiner Meinung nach aus der sozialen Regel, körperliche Behinderungen und andere negativ bewertete Merkmale nicht offen zur Kenntnis zu nehmen. Diese sogenannte Irrelevanzregel scheint also in Gegenwart Stigmatisierter zu Unsicherheit und somit zur Isolierung auf der Handlungsebene und zu negativen Überzeugungen, Einstellungen und Vorurteilen auf der kognitiven Ebene zu führen.

In der Stigma-Theorie finden jedoch weder das nachweisbare Explorationsverhalten Nichtbehinderter (vgl. LANGER et al. 1976, SEYWALD 1977) noch die positiven Auswirkungen von Kontakt (vgl. FRIESEN 1966, LANGER et al. 1976, CLOERKES 1979) Berücksichtigung.

4.5.3 Die Theorie der Perspektivenübernahme

In einer an der konkreten Interaktionssituation orientierten Betrachtungsweise der Begegnung Köperbehinderter und Nichtbehinderter müssen diese Elemente Berücksichtigung finden.

Eine wichtige Variable stellt hierbei wie in jeder Interaktion der Grad der Informiertheit des Nichtbehinderten über den Körperbehinderten und dessen Möglichkeiten dar. In der Regel ist der Nichtbehinderte uninformiert (vgl. JANSEN 1972). In Interaktionssituationen mit Menschen mit schwersten Formen cerebraler Bewegungsstörungen liegt dies an den bereits in Kap. 4.1.1 beschriebenen Erschwernissen der Interaktionssituation.

Eine Möglichkeit der ansatzweisen Überwindung der kommunikativen Barrieren wäre in einer Übernahme der Perspektive des Interaktionspartners (vgl. GEULEN 1982) zu sehen.

Setzen wir voraus, daß der Informiertheitsgrad, das Wissen um die Ziele und Möglichkeiten des anderen, maßgebend für das Zustandekommen einer Interaktion ist, so ist verständlich, daß bei Uninformiertheit der Versuch unternommen wird, diese durch exploratives Verhalten abzubauen. Mißlingt der Versuch, durch Fragen Klarheit zu schaffen, so kann Unsicherheit und in deren Gefolge Interaktionsflucht die Konsequenz sein. So meint bereits HEIDER (1972), daß nicht vertraute Situationen durch ihre kognitive Unstrukturiertheit hinreichend bedrohlich seien.

In der Theorie der Perspektivenübernahme wird davon ausgegangen, daß Interaktion nur möglich ist, wenn:

(1) die Handlungsorientierung des anderen kogniziert werden kann (welche Ziele, welche Mittel, welche Möglichkeiten besitzt der andere) und wenn Wissen darüber besteht, daß der andere sich auch an meiner Handlungsorientierung orientiert, d.h. wenn intersubjektiver Konsens besteht.

(2) Die Wahrnehmung der Handlungsorientierung des anderen muß in ihrer Situationsspezifität erfolgen. Dazu muß das Subjekt über entsprechende Informationen und deren Zusammenhang in der Situation verfügen. Da die Handlungsorientierung nicht ausreichend aus dem overten Verhalten abzuleiten ist, müssen auch Informationen über die Perspektive des anderen außerhalb der Situation vorliegen (Norm, Typisierungen von Handlungsverläufen, allgemeine Situation des anderen.) Ego muß also ausreichende Informationen über das Bezugssystem von Alter erlangen können, und zwar auf der Grundlage von Daten, die der objektiven Situation entnommen sind, und durch Informationen über Gegebenheiten, die außerhalb der Situation liegen. (Kulturspezifische Normen können dabei handlungseinschränkend wirken).

Eine notwendige Voraussetzung einer funktionierenden Interaktion ist der intersubjektive Konsens zwischen den Beteiligten über die Situationsdefinition; andernfalls herrscht Unsicherheit.

In der Begegnung zwischen Körperbehinderten und Nichtbehinderten herrscht nun kein Konsens über die Situationsdefinition. Die Uninformiertheit ermöglicht es dem Nichtbehinderten nicht, die Perspektive der Körperbehinderten zu übernehmen. Es fehlen Informationen aus der konkreten Situation und Informationen über den Körperbehinderten außerhalb der Situation. Der Nichtbehinderte kann kaum auf Erfahrungen aus für ähnlich gehaltene Situationen zurückgreifen, wie es nach BERGER & LUCKMANN (1969) in fremden Interaktionssituationen geschieht.

Es kann an Hand von Untersuchungsergebnissen gezeigt werden, daß Nichtbehinderte uninformiert über die Situation Körperbehinderter und über den Umgang mit ihnen sind. Jedoch zeigen Nichtbehinderte ein ausgeprägtes exploratives Verhalten, und die Erlangung von Information wirkt sich durchaus interaktionsfördernd aus.

Folgt man GEULEN (1982) in der Annahme, daß fehlender intersubjektiver Konsens über die Situationsdefinition Unsicherheit zur Folge hat, so ist die Ursache der Unsicherheit in dem vorliegenden Informationsdefizit zu sehen und in dem explorativen Verhalten der Versuch, Unsicherheit zu reduzieren.

Die Betrachtung der Begegnung Körperbehinderter und Nichtbehinderter im Rahmen einer Theorie der Perspektivenübernahme ermöglicht die Erklärung erfolgreicher Interaktionssituationen zwischen Körperbehinderten und Nichtbehinderten, während dies im Rahmen der stigmatheoretischen Betrachtung nicht möglich ist. Die für eine erfolgreiche Interaktion notwendige Beseitigung des Stigmas könnte nur durch die Veränderung gesamtgesellschaftlicher Bewertungsprozesse stattfinden, deren Beeinflussung wiederum als utopisch bezeichnet werden kann (SEYWALD 1977).

Das Konzept der Perspektivenübernahme zeigt einen möglichen Weg zur Reduktion von Unsicherheit (und somit Interaktionsvermeidung), indem beide Interaktionspartner als handelnde Subjekte einbezogen werden. D.h. ein Ansatz der Perspektivenübernahme ist geeigneter, die tatsächliche Interaktion zwischen Behinderten und Nichtbehinderten zu beschreiben und zu erklären als ein stigmatheoretischer Ansatz (vgl. JANSEN, KUNERT & SEVENIG 1984).

Tatsächlich könnte ein solcher Ansatz auch sehr viel eher Hinweise auf die Möglichkeiten von Behinderten liefern, anstatt sich an deren Defiziten zu orientieren. Hier ergäbe sich ein Ansatz zur Realisierung der immer wieder geforderten Abkehr von einer einseitig defizitären Betrachtungsweise der Körperbehinderten (vgl. SEVENIG 1984) hin zu einer durchaus vollziehbaren positiven Betrachtung ihrer Möglichkeiten (LÜCK 1979).

5. DIE FÖRDERUNG VON KINDERN MIT SCHWERSTEN FORMEN CEREBRALER BEWEGUNGSSTÖRUNGEN

5.1 MODELLHAFTE BETRACHTUNG DER ENTWICKLUNG VON KINDERN MIT SCHWERSTEN FORMEN CEREBRALER BEWEGUNGSSTÖRUNGEN

Oftmals unterbleibt Förderung bzw. auch kommunikativ forderndes Umgehen mit den Kindern, diese haben daher auch nicht die Chance, Kommunikation als Voraussetzung kognitiver Entwicklung zu lernen, und befinden sich daher in einer für sie reizarmen, deprivierenden Umweltsituation.

Daß je nach Entwicklungsstand der Kinder Lernen und Kommunikation inhaltlich etwas anderes bedeutet, ist uns aus dem täglichen Leben bekannt: Kommunikation oder Lernen mit einem Kind oder Baby bedeutet ebenso etwas anderes wie Kommunikation oder Lernen mit einem Erwachsenen. Dieser Unterschied ergibt sich bei Kindern mit schwersten Formen cerebraler Bewegungsstörungen zwangsläufig aus der Heterogenität dieser Personengruppe. In der Regel weisen diese Kinder in jeweils unterschiedlichen Bereichen unterschiedlich starke Entwicklungsdefizite auf.

Jedoch sollten gerade die Defizite in der motorischen Entwicklung nicht dazu verleiten, den Begriff Förderung allzusehr auf körperliche Anregung (Basale Stimulation, Physiotherapie ...) zu zentrieren. Auch diese Kinder haben einen Anspruch und ein Anrecht auf eine ihren Fähigkeiten und Möglichkeiten angemessene Bildung, wie dies in der in Kap. 3.2. beschriebenen Pilotstudie eindrucksvoll belegt wurde.

Im folgenden soll die Heterogenität der Kinder mit dieser Behinderungsform beschrieben werden. Die in Abb. 5 dargestellten Entwicklungsstufen sind weder als exakt abgrenzbare statische Entwicklungsgruppen noch als hierarchisch zu durchlaufende Entwicklungsphasen zu verstehen. Ein Kind, welches sich vom äußeren Erscheinungsbild zunächst auf der Entwicklungsstufe 1 befindet, kann durchaus sehr bald durch entsprechende Förderangebote oder verbesserte Umweltbedingungen der Gruppe 3 zugeordnet werden. Abb. 5 soll also zunächst ein gedankliches Modell darstellen, um die Heterogenität der Kinder veranschaulichen zu können.

Unter den Kindern mit schwersten Formen cerebraler Bewegungsstörungen werden Kinder zu finden sein, die (1) den von HAUPT und FRÖHLICH (1983) beschriebenen Kindern ähneln. Diese Kinder sind extrem behindert in ihrer emotionalen, sozialen, kommunikativen und kognitiven Entwicklung. Der Erwerb einfachster motorischer Muster ist ihnen noch nicht möglich. Sie können nicht gehen oder krabbeln und Robben ist nur in Ansätzen möglich. Sie können keine gezielten Greifbewegungen durchführen und haben kein erkennbares Sprachverständnis. FRÖHLICH (1979 p. 37) definiert, daß ein Mensch dieser Gruppe "... mit seinen eigenen Entwicklungsmöglichkeiten in seiner sozialen

Umwelt auf den Gebieten der Kommunikation, Perzeption, Handfunktion, Körperstellfunktion und Fortbewegung das vergleichbare Niveau eines 4 - 6 Monate alten gesunden Säuglings nicht übersteigt". (2) Andere Kinder können bei den gleichen körperlichen Einschränkungen und Sprechunfähigkeit in unterschiedlichem Umfang Sprachverständnis entwickeln.

Beide von Fröhlich beschriebenen Gruppen haben zunächst keine oder kaum eine Möglichkeit, sich mitzuteilen. Das Unterscheidungskriterium zwischen beiden Gruppen ist das entwickelte oder sich entwickelnde Sprachverständnis, das unerläßlich für geistige Entwicklung und somit für Denkvorgänge ist. Hier sollte betont werden, daß der Schweregrad der Sprechstörungen nicht signifikant mit Intelligenz korreliert, daß jedoch der Schweregrad der Sprechstörungen hoch signifikant mit dem Schweregrad der motorischen Behinderung zusammenhängt (vgl. HAUPT 1982[2]).

KUNERT schreibt bereits 1965: "Es gehört zu den wenigen gesicherten Erkenntnissen, über die wir heute verfügen, daß wir wissen: Das intellektuelle Leistungspotential eines nicht oder spät behandelten C.P.-Kindes ist unabhängig vom Schweregrad seiner Körperbehinderung." (KUNERT 1965 p.52 f.).

Wir werden also von den Entwicklungsvoraussetzungen im motorischen, sensorischen, sozial-kommunikativen und kognitiven Bereich her ganz unterschiedliche Kinder antreffen, die sich zusätzlich noch altersmäßig unterscheiden werden. Je nach Entwicklungsstand wird im Rahmen der Förderung unterschiedlich auf die Kinder einzugehen sein.

Bezüglich des kommunikativen Verhaltens der Kinder lassen sich drei grobe Entwicklungsstufen voneinander unterscheiden (vgl. Abb. 5). Kommunikatives Verhalten soll hier verstanden werden als ungerichtetes Verhalten, das jedoch für den Beobachter Informationswert besitzt.

Die in Abbildung 5 beschriebenen Entwicklungsstufen können als Stufen eines kontinuierlich fortschreitenden Förderablaufs verstanden werden, wobei nicht zwangsläufig jede Stufe durchlaufen werden muß: Es ist durchaus denkbar, daß Stufen übersprungen werden. Dieses längsschnittliche Modell wird ergänzt durch eine querschnittliche Betrachtungsweise. Auf jeder dieser Entwicklungsstufen können Kinder in die Förderung aufgenommen und deren Entwicklung längsschnittlich verfolgt werden. Es können aber auch Kinder einer jeden dieser Entwicklungsstufen querschnittlich verglichen werden.

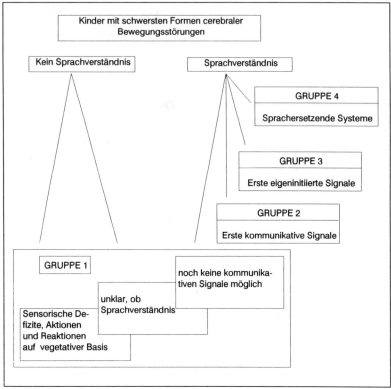

Abbildung 5: Mögliche Entwicklungsstufen von Kindern mit schwersten Formen cerebraler Bewegungsstörungen

Entwicklungsstufe (Gruppe) 1

Bei einer ersten Teilgruppe dieser Kinder herrschen sensorische Defizite vor. Die Kinder haben kein Sprachverständnis und zeigen vornehmlich vegetatives Verhalten. In der basalen Stimulation sollen hier Anregungen angeboten werden. Neugierverhalten und Interesse sollen geweckt werden, die Reizaufnahme soll verbessert werden. Die motivationale Aktivierung der Sensoren der verschiedenen Sinneskanäle und ihrer Leitungsbahnen ist eine notwendige Voraussetzung für die Entwicklung der Reizintegration und damit der Intelligenz.

Eine vordringliche Aufgabe ist die Sicherung der Grundbedürfnisse der Kinder. Über Körperkontakt kann ein Zugang zu den Kindern gefunden werden. Durch die Benennung von Handlungen und Objekten kann bereits hier die Anbahnung von Sprachverständnis versucht werden. Bei einem weiteren Teil der Kinder dieser Entwicklungsstufe ist unklar, ob und inwieweit die Kinder Sprachverständnis besitzen oder nicht. Sie besitzen noch keine verbalen oder non-verbalen Mitteilungsmöglichkeiten. Wenn Sprachverständnis bei diesen Kindern vorhanden ist, kann es sein, daß sie noch über keine Basis für Interaktion verfügen. Es herrschen Entwicklungsrückstände im sozial-kommunikativen und kognitiven Bereich. Diese Kinder erleben, daß sie nicht verstanden werden, obwohl sie selbst verstehen. Durch Zuwendung, auch in Verbindung mit sensomotorischer Entwicklungsbehandlung, können zunehmendes Neugierverhalten bzw. Interesse sowie eine Bereitschaft für Kommunikation geweckt werden. Weitere Entwicklungsschritte können angebahnt und aufgebaut werden. Konkrete Kommunikationsangebote führen zu einer Entwicklung im sozial-kommunikativen und kognitiven Bereich. In Alternativ-Situationen, in denen die Kinder mit Signalen für Ja oder Nein zu reagieren gelernt haben, wird den Kindern eine Reaktion abgefordert. Sprachverständnis kann in Erfahrungs- und Erlebniszusammenhängen gefördert werden, Reaktionsmöglichkeiten werden erarbeitet.

Entwicklungsstufe (Gruppe) 2

Auf dieser Entwicklungsstufe ist Sprachverständnis bereits vorhanden. Erste kommunikative Reaktionen und Signale von Mimik bis Lautbildung werden gezeigt. Diese Signale werden jedoch oft falsch oder auch nicht verstanden. Beim Bemühen, sich deutlicher verständlich zu machen, werden die Signale häufig undeutlicher, da die Anstrengung die Bewegungsstörung verstärkt. Somit erlebt das Kind Kontakt negativ, Kommunikation wird als extrem schwierig und unbefriedigend empfunden. Das Kind zieht sich in einfachste Zeichensysteme zurück, die meist nur aus Ja-Nein-Antworten bestehen Kommunikation mit diesen Kindern beschränkt sich auf antizipatorische Fragen bezüglich möglicher Bedürfnisse, Wünsche, Gefühle. Eine differenziertere Interaktion ist noch nicht möglich. Die Möglichkeit der Mitteilung für diese Kinder richtet sich nach der jeweiligen Einfühlsamkeit des Betreuers oder der Eltern. Hier ist ein gezieltes Erarbeiten und Erweitern kommunikativer Signale notwendig. Komplexere Zeichensysteme, die die Motorik jedoch nicht überfordern dürfen, sollten dem Kind differenziertere Mitteilungen ermöglichen.

Entwicklungsstufe (Gruppe) 3

Diesen Kindern sind in Ansätzen eigeninitiierte Signale möglich. Sie sind nicht ausschließlich darauf angewiesen, auf Ansprache erst zu reagieren, sondern können bereits auf sich aufmerksam machen. Ihr Kommunikationssystem beginnt, den Bereich des reaktiven Verhaltens zu verlassen und zeigt Ansätze eines aktiven Verhaltens.

Entwicklungsstufe (Gruppe) 4

Hier finden wir Kinder, die bereits begonnen haben, die fehlenden, verbalen Kommunikationsmöglichkeiten durch andere Formen der Kommunikation zu kompensieren. Hier reichen mimisch-gestische Kommunikationsformen nicht mehr aus, es müssen sprachersetzende Kommunikationssysteme eingesetzt werden.

5.2. FÖRDERANSÄTZE

Überlegungen zur Förderung müssen die Besonderheiten der Intelligenz und des Lernens cerebralparetischer Kinder auf der Grundlage der individuellen Schädigung des Kindes im allgemeinen und der Kinder mit schwersten Formen cerebraler Bewegungsstörungen (Bewegungsunfähigkeit, Anarthrie) im besonderen berücksichtigen. Deshalb ist es wichtig für Eltern und Betreuungspersonen, um diese Besonderheiten zu wissen. Deshalb ist es auch nicht unsinnig, Überlegungen zur Form der Beschulung dieser Kinder anzustellen, wie MARTINEZ (1986) behauptet. Die Lehrpersonen, die diese Kinder fördern wollen, müssen im Rahmen ihrer Ausbildung Wissen um die medizinischen, psychologischen und pädagogisch-didaktischen Besonderheiten dieser Kinder erworben haben, sonst gleicht die Förderung einem Blindflug und droht in einer Pflegesituation zu enden. Hier jedoch, und dies muß betont werden, ist eine gründliche Ausbildung eine notwendige Grundvoraussetzung, insbesondere für die mit diesen Kindern professionell befaßten Betreuungspersonen.

Hinzukommen müssen sicher Einfühlungsvermögen, eine stabile Persönlichkeit und ein auf dem Wissen um die Besonderheiten gründendes Bewußtsein und Vertrauen bezüglich der Entwicklungsfähigkeit dieser Kinder. Sicher wird nicht jedes Kind die Entwicklung von Stufe 1 zu Stufe 4 schaffen. Dies werden die wenigsten Kinder sein. Oft werden die Entwicklungsfortschritte sehr klein sein und lange Förderzeiten benötigen.

Selbst in dem am Individuum und der Praxis orientierten ("Aus der Praxis für die Praxis") Buch von DANK (1987) findet sich zwar der Hinweis, daß der Praktiker sich in die theoretischen Grundlagen und Anwendungsmethoden der einzelnen Förderkonzepte einarbeiten muß, um diejenigen Konzepte auswählen zu können, die "individuell relevant sind" (DANK 1987 p. 38). Es findet sich jedoch keine Darstellung der Lern- und Intelligenzbesonderheiten von cerebralparetischen Kindern, auch kein Hinweis, daß es nötig sein könnte, sich in der einschlägigen Literatur damit vertraut zu machen, um das Wissen um diese Besonderheiten für die am Individuum orientierte Einschätzung und Unterstützung der Entwicklungsmöglichkeiten jedes einzelnen Kindes berücksichtigen zu können.

5.2.1 Bestehende Förderansätze

Die Heterogenität des beschriebenen Personenkreises macht einen differenzierenden Ansatz der Förderung notwendig. Da wir nicht wissen können, ob und wann ein Kind der Gruppe 1 Sprachverständnis entwickelt, müssen sowohl Förderkonzepte für die Gruppe 1 als auch für die in der Entwicklung nachfolgenden Gruppen zu Verfügung stehen.

Für die Gruppe 1 existiert bereits eine Fülle von Förderansätzen, die jedoch bereits in dieser Stufe ergänzt werden müssen durch kognitiv fördernde Ansätze, die gleichzeitig diagnostische Bedeutung haben. Förderung sollte zumindest implizit kognitive Anregungen enthalten. Oftmals ist hier die Orientierung am Umgang von Müttern mit ihren nichtbehinderten Babys und Kindern nützlich. Unwillkürlich und unbewußt werden hier kognitive Anregungen in das Spiel, in das Schmusen eingebaut. Beispiele: Baby-talk, Sprachhandeln, Benennen von Gegenständen oder Körperteilen beim Wickeln, Kuckuck spielen, Entscheiden lassen.... . Dies entspricht in etwa der von FRÖHLICH (1983) beschriebenen Entwicklungsförderung.

Im Umgang mit Kindern mit schwersten Formen cerebraler Bewegungsstörungen wird dies oft vergessen, da kaum Rückmeldungen vom Kind kommen (vgl. Kap. 4.1). Außerdem muß darauf geachtet werden, daß die Handlungsweise dem Alter des Kindes entsprechend modifiziert werden muß. Das Entwicklungsalter des Kindes entspricht oft nicht seinem chronologischen Alter. Ein Kind, das in Teilbereichen ein Entwicklungsalter von 4 - 6 Monaten hat (im motorischen Bereich kommen diese Kinder meist nicht darüberhinaus), jedoch ein chronologisches Alter von 10 Jahren hat, hat auch 10 Jahre Umwelterfahrungen gemacht und bedarf sicher einer Modifizierung etwa im Baby-talk. KUNERT sagt 1988: "Häufig liegt die Namensgebung zwischen Zärtlichkeit und Disqualifizierung: Schätzchen, Dummerchen, Faulpelz etc. Die Seele dieses behinderten Menschen ist nicht die Seele eines Babies. Sie ist 6, 8, 15 oder mehr Jahre auf dieser Erde und hat viele Empfindungen, Gefühle, Erfahrungen erlebt und gespeichert, von denen wir keine Ahnung haben." (KUNERT 1988 p.4). Dies bedeutet keineswegs, daß das handlungsbegleitende Sprechen einzustellen ist. Auch dieses Kind wird dankbar sein für eine verbale Begleitung während des Wickelns, jedoch müssen Stimmlage und Wortwahl modifiziert und dem Kind angepaßt werden.

Die im Augenblick wohl am weitesten verbreitete Fördermethode für Schwerstbehinderte stellt die von Haupt und Fröhlich entwickelte Basale Stimulation dar (HAUPT & FRÖHLICH 1982).
Sie beinhaltet die Darbietung aller einfachen "basalen" Reize, die ein beim Kind bestehendes Erfahrungsdefizit verringern sollen. Das Kind muß dazu keinerlei Voraussetzungen mitbringen. Die Durchführung kann ein isoliertes Wahrnehmungstraining bedeuten, sollte jedoch idealerweise den ganzen Menschen berücksichtigen und ihn zu selbständigen Umwelterfahrungen führen. Die Stimulationen finden mit unterschiedlichen, oft aus dem täglichen Erfahrungsfeld des Kindes stammenden Materialien im somatischen, vibratorischen, vestibulären, oralen, akustischen, taktil haptischen und visuellen Bereich statt und können zum Teil auch innerhalb von Pflegesituationen angewandt werden.

Eine besondere Form der Kommunikationsförderung von FRÖHLICH ist auf die Mutter-Kind - Dyade bezogen. Im bereits erwähnten "Baby- talk" soll durch intensiven Körperkontakt ausgeprägte Mimik und eine den mütterlichen Reaktionen entlehnte Sprachzuwendung (z.B. höhere Stimmlage) die Beziehung zum Behinderten hergestellt werden. Erfolge kann FRÖHLICH in einer vermehrten Hinwendung zu optischen und akustischen Reizen, im Anbahnen von Lernfähigkeit und Eigenaktivität und in der Reduktion von Verhaltensauffälligkeiten nachweisen (FRÖHLICH 1979).

Die basale Kommunikation von MALL (1984) versucht, über eine Widerspiegelung und Variation basaler Lebensäußerungen des Kindes - wie Atmung, Lautäußerungen, Bewegungen und Berührungen - das Vertrauen, die Zuneigung und das Interesse der Kinder zu wecken und eine grundlegende Beziehung zu schaffen.

In der basalen Aktivierung sehen BREITINGER und FISCHER (1981) eine Möglichkeit, "intensiv behinderten Menschen" (BREITINGER und FISCHER 19181 p. 102) eine Sicherung existentieller Bedürfnisse, den Aufbau funktionaler Entwicklung, den Aufbau von Umweltorientierung und das Ermitteln von Lebensaufgaben und deren Einübung zu ermöglichen. Hier sollen Inhalte vermittelt werden, die den Menschen in seinem Handeln bestimmen, indem jede motorische oder vokale Äußerung widergespiegelt und variiert wird. Durch eine lebendige und lockere Atmosphäre mit viel Körperkontakt sollen Mitteilungsbedürfnisse geweckt werden. Gegenstands- und Situationsverständnis wird durch das Anbieten unterschiedlicher Situationen gefördert. Individuelle Kommunikationstechniken können durch entsprechende Lernangebote entwickelt werden.
In einem früheren Ansatz will FISCHER, D. (1976) durch Darbietung von passiven und aktiven Lernangeboten eine den Entwicklungsmöglichkeiten des Kindes entsprechende Kompetenz bzw. Kompetenzerweiterung erreichen. Passive Lernangebote beziehen sich auf den Aufbau von Reiz-Reaktionsketten und Gewohnheiten. Aktives Lernen besteht in der Erweiterung eines erworbenen Reaktionspotentials je nach Bedürfnislage des Kindes.

FEUSER (1979) geht von der Annahme einer gestörten Wahrnehmungsfähigkeit und Isolationssituation bei Schwerstbehinderten aus und schlägt eine sensorische Stimulation, unter anderem durch die Integration in Klassen mit leichter Behinderten und unter Einbezug der sensorischen Stimulation in die Pflegesituation, vor. Die räumliche Umgebung sollte überschaubar, konstant und mit Reizangeboten ausgestattet sein, die das Kind selbständig nutzen kann.

THALHAMMER (1980) gibt der Interaktionsituation zwischen Schwerstbehinderten und Nichtbehinderten eine zentrale Bedeutung für die Förderung. Alle Mitteilungsfragmente sollen aufgegriffen und bestmöglichst interpretiert werden, so daß keine Mißverständnisse auftreten. Das gemeinsame Erleben, taktile Interaktion, Eindrucksvermittlung über den oral-sinnlichen Bereich sollen unter Vernachlässigung des kognitiven Bereichs die Abhängigkeit des Behinderten reduzieren helfen.

FISCHER, E. (1983) versucht, in einer sinnerschließenden Wahrnehmungsförderung die Verbindung von Reizen mit bedeutungshaltigen Erfahrungen zu schaffen, indem diese in soziale Interaktionen mit Signalcharakter eingebunden werden (Füttern, Pflege). Wichtig ist eine dosierte Reizzufuhr, Handlungsbezogenheit, Konstanz und Kontinuität. Eine emotionale Ausgangssituation in Verbindung mit bedeutungsbezogener, systematischer Förderung soll eine Kommunikationskompetenz anbahnen.

In einer sogenannten Aufbaustufe beziehen sich HAUPT und FRÖHLICH (1983) explizit auf Kinder und Jugendliche mit schwersten Formen cerebraler Bewegungsstörungen, die grundsätzlich Sprachverständnis, innere Sprache und passiven Wortschatz erwerben können und keine Behinderung der kognitiven Entwicklungsmöglichkeiten aufweisen. Sie gehen davon aus, daß diesen Kindern so früh wie möglich Kommunikationsangebote gemacht werden müssen. Auf der Basis einer emotional positiven Beziehung sollen Erfahrungen im motorischen Bereich, im Erleben und im Ausdrucksverhalten gemacht werden. In alltäglichen Handlungs- und Erlebniszusammenhängen sollen Vorstellungen, spätere Handlungspläne und Abstraktionen ermöglicht werden.

Situationen wie Körperpflege, Essen, Spielen, Beschäftigung mit Naturmaterialien zusammen mit dem Erwachsenen und gemeinsame Aktivitäten mit anderen Kindern und Jugendlichen sollen "Provokationen für die Entwicklung ..., Möglichkeiten zur Entwicklung von Eigenaktivitäten, Verstehen, zu Kommunikationen und Interaktionen enthalten" (HAUPT und FRÖHLICH 1983 p. 19). Dieses Konzept des integrierten Lernens soll dem Kind das Erreichen einer Entwicklungsaltersstufe von ca. 30 Monaten ermöglichen.

Alle dargestellten Förderkonzepte beziehen sich ausnahmslos auf die Kinder der ersten Entwicklungsstufe. Insbesondere die Ansätze, die aus der Geistigbehindertenpädagogik stammen, vermuten keine größeren kognitiven Entwicklungsfortschritte der Kinder. Einzig der Ansatz des integrierten Lernens von HAUPT und FRÖHLICH erwartet explizit eine kognitive Entwicklung der Kinder, ist jedoch so eng an die basale Stimulation angelehnt, daß wirklich kognitive Anregungen nicht gegeben werden.

Dabei ist festzuhalten, daß Förderungen für Kinder der Gruppe 1 sich nicht grundsätzlich unterscheiden werden, ganz gleich ob sie Sprachverständnis entwickeln können oder nicht. Grundlegend für diese Kinder sind sicher Förderansätze, die die Befriedigung existentieller Bedürfnisse des Kindes wie Essen, Trinken, Pflege, liebevolle Zuwendung und Annahme, Körperkontakt und Sicherheit garantieren, die ein Klima des Vertrauens schaffen.

In den meisten Fällen werden sensorische Förderansätze nötig sein, die idealerweise mit dem täglichen Erfahrungsfeld des Kindes gekoppelt werden sollten. Kommunikative Kompetenz kann und soll bei diesen Kindern, zunächst orientiert an deren Bedürfnislage, in Handlungs- und Situationsbezogenheit vermittelt werden, zumindest wenn die kognitive Entwicklung noch nicht oder lediglich minimal erkennbar ist. DANK (1987) vereint in ihrem "kombinierten Konzept" fünf grundlegend wichtige Förderkonzepte, um ein am Individuum orientiertes Umgehen mit dem Kind zu gewährleisten.

Jedoch sollten Kinder der Gruppe 1 von Anfang an so gefördert werden, als ob sie keine geistige Behinderung hätten, als ob sie Sprachverständnis entwikkeln könnten, denn dann wird sich dieses bei entsprechenden Voraussetzungen natürlich auch leichter manifestieren.
Hier werden jedoch bei den meisten basalen Förderansätzen zu wenige Angebote gemacht. So werden in einem von DANK (1987) dargestellten Förderprogramm für ein Kind mit ärztlicherseits diagnostizierter schwerer infantiler Cerebralparese mit Tetraspastik und Oligophrenie als sicher sehr wichtige Förderziele die Nahrungsaufnahme, die Körperhygiene, Stellungswechsel, optische und akustische Wahrnehmung, Greifmotorik formuliert. Es fehlt der Hinweis, daß möglicherweise kein Schwachsinn vorliegt und daß es die Aufgabe der Förderdiagnostik, also auch der Förderung ist, dies abzuklären. Trotzdem wird das Kind nicht gefragt, ob und was es essen möchte, sondern es wird nur festgestellt, daß es auf "sprachliche Anweisungen (Mund auf)" (DANK 1987 p. 65) nicht reagiert. Es bleibt die Frage, welche Förderansätze vermutete kognitive Entwicklungsmöglichkeiten unterstützen, Sprachverständis anbahnen oder entdecken helfen und logisches und abstraktes Denken entwickeln können.

Da Kognition eng in Zusammenhang mit Kommunikation gesehen werden muß, führt dies zu der Frage, welche Kommunikationshilfen hier gefunden werden können und welche Maßnahmen in der Kommunikation Kognition anregen können.

5.2.2 Ein Entwicklungsstufen übergreifender Förderansatz

Eine Entwicklungsstufen übergreifende Förderung sollte sich an den Bedürfnissen der Kinder ausrichten, und zwar an den beobachtbaren und den nicht beobachtbaren Bedürfnissen.

Die Förderung von Kindern mit schwersten Formen cerebraler Bewegungsstörungen ist gekennzeichnet durch ein ungewöhnlich großes Ausmaß an Hilflosigkeit und Unfähigkeit, die in der besonderen Interaktionssituation begründet ist, in der wir uns mit diesen Kindern befinden (vgl. Kap. 4.2.). Diese Hilflosigkeit bezieht sich sowohl auf die Kinder als auch auf die Personen, die mit ihnen befaßt sind.

Die Hilflosigkeit der mit den Kindern befaßten Personen liegt in ihrer Unfähigkeit, Kontakt zu den Kindern aufzunehmen, d. h. also in der Unsicherheit, ob ihre Signale und Botschaften verstanden worden sind. Diese Unsicherheit verwirrt die Helfer - auch die professionellen - erheblich und kann letztlich eine Ursache des "burn-out"-Syndroms sein, das zu einer Flucht aus der Situation oder zu depressiven Verstimmungen führen kann.
Das Aushalten dieser Unsicherheit verstanden zu werden und der ständig neue

Versuch zur Kontaktaufnahme, der letzlich nur eine Hilfe für die Kinder bedeuten kann, ist besonders schwierig, da in weitgehender Unkenntnis der Bedürfnisse und der psychischen Befindlichkeit der Kinder Kommunikationsversuche das Kind kränken, verletzen oder entgegen dessen Bedürfnisse gerichtet sein könnten.

Grundsätzlich sollten die Kindern gemäß ihrer über die Nahrungsaufnahme und Pflege hinausgehenden Grundbedürfnisse nach Sicherheit, Wärme und der Würde des Menschen entsprechend behandelt werden. Große Leitlinie könnte dabei zunächst das eigene Empfinden sein. Dinge, die einen selbst verletzen, würden mit Sicherheit auch das Kind verletzen (vgl. KUNERT 1989). Etwa die Unfähigkeit des Kindes, sich verständlich zu machen verniedlichen oder gar verärgert darauf reagieren oder deutlich zu machen, daß das Kind deshalb nichts fühlen, denken und verstehen kann. Allein das Vorenthalten von Lernsituationen und Lernstoff kränkt viele Kinder und führt zur Resignation. Das nicht altersgerechte Behandeln der Kinder signalisiert oft ein totales Nicht-Realisieren der Entwicklungsstufe des Kindes. Es ist sicher nicht einfach, die Psyche des Kindes mit schwersten cerebralen Bewegungsstörungen zu verstehen. Viel Einfühlungsvermögen und Empathie unter Bezug auf eigenes Empfinden, eigene Bedürfnisse und Erwartungen an andere in einer ähnlichen Situation könnten näherungsweise Ankerpunkte für den Umgang mit den Kindern sein.

Dabei muß der Wunsch des Kindes trotz aller Verständigungsschwierigkeiten erstes Gebot sein. Sein Recht auf Selbstbestimmung muß geachtet werden und da, wo diese Selbstbestimmung nicht möglich scheint, muß der ständige Versuch unternommen werden, sie zu ermöglichen (vgl. KUNERT 1989). Allzuoft verbleibt den Kindern als Form der Selbst- und Mitbestimmung nur ein durch Schreien, Weinen, Verweigern ausgedrückter Protest bzw. Ablehnung. Häufig wird dies als Trotzreaktion oder aggressives Verhalten gewertet.

Nur wenn solches Verhalten als eine Form der Willensäußerung und Mitbestimmung verstanden wird, kann angemessen auf das Kind eingegangen werden. Werten wir sein Verhalten als sinnlose Aggression, werden wir dies dem Kind bewußt oder unbewußt durch Mimik, Gestik und Stimme rückmelden und zeigen ihm so, daß sein Wille für uns keinen Wert besitzt.
Jedoch nur, wenn wir den Versuch der Selbstbestimmung des Kindes akzeptieren, akzeptieren wir das Kind als Mensch, und nur dann wird das Kind irgendwann in der Lage sein, sich selbst als Mensch und Persönlichkeit zu begreifen und an menschlichem Leben teilhaben wollen. Ein Kind kann seine eigene Werthaftigkeit nur über verbale und nonverbale Rückmeldungen über seine Person durch die Umwelt definieren. "Nur was wir selbst internalisiert haben, was zu unserm Menschenbild gehört, kann auch vom Kind in einem allmählichen Prozeß, auf sich selbst bezogen, internalisiert werden. Nur wenn wir ein Kind mögen, fühlt es sich gemocht" (KUNERT 1989). Dies heißt natürlich, daß wir unsere Beziehung, unsere Emotionen dem Kind gegenüber prüfen müssen,

bevor wir eine Förderung beginnen. Unter Umständen sollte die Förderung einem Kollegen übertragen werden, wenn die eigene emotionale Basis fehlt oder mangelndes Zutrauen in die Entwicklungsmöglichkeiten des Kindes bestehen.

Um sich auf die Förderung des Sprachverständnisses und der Ausdrucksfähigkeit einzulassen, ist ein grundsätzliches Zutrauen in die kognitiven Entwicklungsmöglichkeiten des Kindes nötig. Basale Formen der Förderung, wie etwa die basale Stimulation, dienen nicht nur dem Wohlbefinden der Kinder oder gar ihrer Ruhigstellung. Vielmehr soll durch die Anregung der Wahrnehmungstätigkeit, durch eine Aktivierung der Antriebsdynamik eine Grundlage für höhere Sinnesleistungen gelegt werden. Eine adäquate Wahrnehmung der Umwelt ist Voraussetzung für Lernen. Um Lernprozesse in Gang zu setzen, darf jedoch nicht auf der Stufe der Stimulierung von Körpersinnen stehengeblieben werden, sondern sollte durch die Verbindung von differenzierenden Wahrnehmungsangeboten und gezielten Aufgabenstellungen versucht werden, kortikale Funktionen zu aktivieren. Wann über die Aktivierung basaler stammhirnstimulierender Förderangebote hinaus kortikale Funktionen erreicht werden können, kann nicht im voraus gesagt werden.

Deshalb ist es wichtig, von Anfang an im visuellen, taktilen und akustischen Bereich gezielte Aufgabenstellungen mit kommunikativ-spielerischen Phasen abzuwechseln (vgl. KUNERT 1989). Hier sollte der Erfahrungsbereich der Kinder, ausgehend von der körpernahen Dingwelt, auf die nähere und weitere Umgebung erweitert werden. So kann auch das Neugierverhalten des Kindes geweckt werden.

Eine weitere und unverzichtbare Form der kognitiven Anregung des Kindes ist das Sprachhandeln, verbunden mit möglichst häufigem Blickkontakt, der dem Kind das Interesse an seiner Person signalisiert und die Möglichkeit gibt, aus Reaktionen des Kindes zu erfahren, ob die Frage oder die beschriebene Handlung verstanden wurde oder nicht. Eine Verbesserung des Sprachverständnisses ist in diesem Stadium eigentlich nur über konsequentes Sprachhandeln möglich, das wegen mangelnder Reaktionen der Kinder oft zu häufig und zu früh eingestellt wird. Schon nichtbehinderte Kinder erwerben über Sprachhandeln einen großen Teil ihres Umweltbezuges. KUNERT (1989) beschreibt, wie bedeutsam dieses didaktische Prinzip für Kinder mit schwersten Formen cerebraler Bewegungsstörungen ist. Bei den schwer- und schwerstbehinderten Kindern, denen dieser Weg der Erfahrung durch die Bewegungsbehinderung versperrt ist, hat das Sprachhandeln eine kompensatorische Funktion, es muß das eigene Handeln ersetzen. Durch vermehrte Wahrnehmungstätigkeit des Sehens bei begleitendem Sprechen wird das Gehirn des Kindes stimuliert und in vielen Fällen allmählich auch Neugierverhalten - wissen wollen wie - ins Spiel gebracht. Dies ist eine wesentliche Voraussetzung für jeden Lernvorgang. Außerdem ereignet sich in dieser Zeit Kommunikation, ist doch die Sprache ein wesentliches Medium der Kommunikation.

Eine weitere zentrale Aufgabe der Kommunikationsförderung ist die Anbahnung und Förderung von Ausdrucksmöglichkeiten. Eine Entscheidungsfähigkeit und Mitbestimmung ist eigentlich erst möglich, wenn zumindest rudimentäre Möglichkeiten, Zustimmung oder Ablehnung auszudrücken, vorhanden sind. Diese beginnen mit Ablehnungsreaktionen, die über den ganzen Körper ausgedrückt werden, mit körpernahen, ebenfalls noch sehr rudimentären Zustimmungsreaktionen, wie Lachen oder Augenantworten bis hin zu differenzierteren Ja/Nein-Antworten, die durch Augenbewegungen, Kopfbewegungen, seltener Hand und Körperzeichen vermittelt werden können. Am häufigsten werden sich wohl Augen- und Kopfzeichen anbieten, da vor allem die Blickmotorik und in eingeschränktem Maß auch bestimmte Kopfbewegungen möglich sind. Eine technisiertere Möglichkeit, Ja/Nein mitzuteilen, wäre in technischen Hilfsmitteln wie z. B. das Bedienen verschiedener Schalter, die mit Ton-, Sprach- oder Leuchtelementen verbunden sind, zu sehen. Eine technische Lösung bietet sich vor allem im Übergang zu sprachersetzenden Zeichensystemen wie Löb- oder Blissystem oder zu computergestütztem Lesenlernen an. Der Übergang zu Symbolen, Buchstaben oder Ziffern bietet sich immer spätestens dann an, wenn ein Kind zwischen verschiedenen ähnlichen Formen und Körpern unterscheiden kann (KUNERT 1989).

Die Förderung von Kindern mit schwersten cerebralen Bewegungsstörungen läßt sich, entsprechend der Gruppeneinteilung in Bezug auf das Sprachverständnis (vgl. Kap. 5.1), in 3 Phasen beschreiben, wobei sich die Phasen gegenseitig durchdringen und insbesondere Phase 1 und 2 parallel ablaufen. Ausgehend von den Grundbedürfnissen des Kindes sollte versucht werden, durch basale Förderung die Wahrnehmungstätigkeit und das Neugierverhalten der Kinder zu wecken. Hier ist sicherlich ein großes Vertrauen in die Entwicklungsmöglichkeiten der Kinder ("Vorschußvertrauen", KUNERT 1989) ebenso nötig wie eine große Unsicherheitstoleranz. Diese grundlegenden Parameter einer positiv strukturierten psychischen Situation sind Ausgangsbasis und Voraussetzung für den Erfolg einer Förderung, ja bereits einer Kommunikation mit dem Kind. Physiotherapie und Basale Stimulation sollten durchdrungen sein mit Rückmeldungen an das Kind über dessen Werthaftigkeit (KUNERT 1989), mit häufigem Blickkontakt und Reizangeboten an die taktile, visuelle und akustische Wahrnehmung. Neben der Schaffung eines psychischen Wohlbefindens des Kindes sollte besonders Wert auf das körperliche Wohlbefinden durch gute Körperkontrolle gelegt werden. Körperliches Wohlbefinden, emotionales Wohlbefinden, sich als Person akzeptiert fühlen sind wichtige Voraussetzungen für die Schaffung einer erfolgversprechenden Lernsituation; erst wenn diese Grundbedürfnisse erfüllt sind, können Anforderungen zu Lernerfolgen führen.

In einer zweiten parallelen Phase werden mit den basalen Förderelementen gezielte Aufgabenstellungen verbunden und unterschiedliche, dem Vermögen jedes einzelnen Kindes angepaßte Anforderungen an das Antwortverhalten gestellt. Der Einsatz kindgemäßer, d.h. jedem einzelnen Kind gemäßen, Materialien und Hilfsmittel und eventuelle erste Erfolgserlebnisse stellen die motivationale Grundlage für Anstrengungsbereitschaft und das Interesse des Kindes dar.

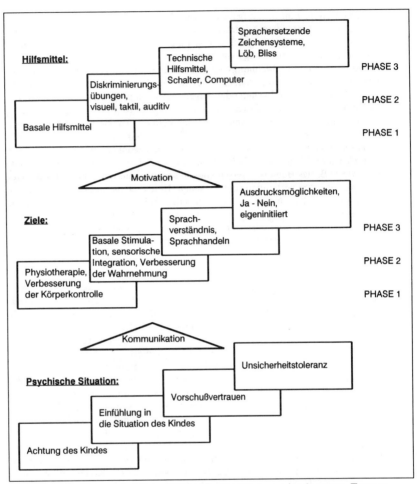

Abbildung 6: Phasenmodell der Förderung von Kindern mit schwersten Formen cerebraler Bewegungsstörungen

Diskriminierungsübungen im visuellen, taktilen und auditiven Bereich ermöglichen dem Kind eine differenzierende Wahrnehmung. Sprachhandeln vermittelt dem Kind Sicherheit, das Gefühl, geachtet zu werden und einen grundlegenden differenzierenden Umweltbezug. Das Sprachverständnis des Kindes sollte hier am Antwortverhalten, oft an der Augenantwort oder an ersten Ja/Nein-Zeichen erkannt werden. In einer weiteren parallelen 3. Phase werden Symbole, Buchstaben, Schalter und technische Hilfsmittel eingeführt (vgl. Abb. 6). Sprachersetzende Zeichensysteme können über Computer oder andere Hilfsmittel eingeführt werden.

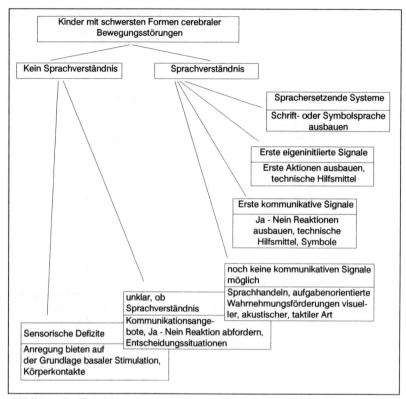

Abbildung 7: Entwicklungsstufen und entwicklungsfördernde Einwirkungsformen auf Sprachverständnis und Ausdrucksfähigkeit der Kinder

Bezogen auf das in Abbildung 5 dargestellte Entwicklungsmodell würden sich die Fördermöglichkeiten wie in Abbildung 7 darstellen.

In Entwicklungsphase 1 orientiert sich die Förderung an der basalen Stimulation; die sensorischen Möglichkeiten werden erweitert. Gelegenheit zu Ja-Nein-Äußerungen werden, so oft es sich als sinnvoll für das Kind darstellen läßt, abgerufen. Reaktionen der Kinder, die eine Ja- oder Nein-Reaktion sein könnten und sich in Anbetracht der motorischen Möglichkeiten der Kinder anbieten, werden verstärkt, wobei die Prinzipien des operanten und klassischen Konditionierens beachtet werden müssen.

Bereits hier liegt eine Aufgabe der Förderung im Aufbau von Sprachverständnis mittels Sprachhandeln und der Schaffung oder Erweiterung von Ausdrucksmöglichkeiten. Die Förderung in der Entwicklungsphase 1 ist sicherlich am stärksten mit Unsicherheit, Suche, Fehlschlägen und häufigem Neubeginn eines Förderplanes verbunden. Selbst wenn keine positiven Rückmeldungen vom Kind kommen, sollten auch während der basalen Förderung über einen längeren Zeitraum kognitive, d. h. kortikale, Prozesse angesprochen und möglicherweise initiiert werden.

So ist ein Drehlotto (vgl. Kap. 9) etwa nicht nur ein Spiel mit sich drehenden Walzen, sondern diese Walzen können auch noch mit Karten bestückt werden, die einen unterschiedlichen Anspruch an die Wahrnehmung und an die kognitiven Fähigkeiten des Kindes stellen. Hier können Farben, Fotos, Piktogramme, Buchstaben, Zahlen etc. Verwendung finden. Des weiteren können einfache Wiedererkennungsübungen stattfinden, oder aber das Kind kann Zuordnungen treffen.

In Entwicklungsphase 2 und Entwicklungsphase 3 ist zentrale Aufgabe die Erweiterung des Sprachverständnisses und der Ausdrucksmöglichkeiten, die bereits ansatzweise bestehen. Begleitend sind sicher noch Wahrnehmungsförderungen notwendig.

Neben dem Ausbau von Ja/Nein- Reaktionen wird bereits hier versucht, die Grundlage für eigeninitiierten aktiven Umgang mit der Umwelt zu schaffen.
Hier wird mit Fotos, Bilderbüchern, Piktogrammen, Symbolen und Buchstaben gefördert. Mengen- und Zahlenbegriffe sollen erarbeitet werden. Die Auswahl der für das jeweilige Kind geeigneten technischen Medien, z. B. Drehlotto (eine Entwicklung im Rahmen des Projektes), Scanner, Kommunikator, Computer und der notwendigen Sensorschalter, z. B. Kontakt-, Impuls-, Saug-, Blas-, Näherungsschalter usw. bereitet bei den starken motorischen Einschränkungen der Kinder besondere Mühe.

Im Rahmen des Projektes wurden hier einige technische Hilfen entwickelt, die versuchen, die bei den Kindern häufig noch bestehende Möglichkeit der Kopfkontrolle auszuwerten (vgl. Kap. 9).

In Entwicklungsphase 4 beginnt das Kind, mit den erlernten Symbolen oder Buchstaben umzugehen und sie zu einem Kommunikationssystem auszubauen. Diesen Kindern wird es möglich sein, über die Schriftsprache oder über eine Symbolsprache zu kommunizieren. Vereinzelt kann über einen Sprachcomputer mittels einer synthetischen Stimme Sprache simuliert werden. Eine auch im Projekt verwandte Symbol- Sprache stellt die Bliss-Symbol- Kommunikationsmethode dar.

Die Bliss-Symbol-Kommunikationsmethode ist eine Methode, die geeignet ist, nichtsprechenden Kindern und Erwachsenen eine ähnliche Kommunikation zu ermöglichen wie Sprache für sprechende Menschen. Nichtsprechende können nun wohl Sprache wahrnehmen, aber keine sprachlichen Signale aussenden. Kompensatorische Kommunikationsmittel wären dann etwa Gebärdensprache, Schriftsprache, Morsen etc.. Kinder mit schwersten cerebralen Bewegungsstörungen können jedoch meist nicht nur nicht sprechen, sondern können aufgrund ihrer motorischen Behinderungen auch keine adäquaten non-verbalen Muster aussenden. Durch die Einschränkung der Willkürmotorik ist ihnen kaum die Ausführung zielgerichteter Mimik und Gestik möglich. Auch die Möglichkeit zu schreiben ist nicht gegeben. D. h. die sprachlichen und nonverbalen Kommunikationskanäle sind gänzlich blockiert. Das, was an Mimik oder Gestik möglich ist, ist stark verzerrt und keineswegs ein eindeutiges Signal. Ohne ein entsprechendes Kommunikationssystem ist es dem schwer cerebralbewegungsgestörten Kind weder möglich, eigeninitiativ zu fragen noch dem Interaktionspartner zu antworten.

Die von Charles Bliss entwickelten Symbole spiegeln die Bedeutung eines Wortes in bildlichen Konfigurationen wieder. Die Symbole haben oft den Charakter von Piktogrammen und nähern sich der tatsächlichen Erlebniswelt an. Das Symbolsystem nach Bliss kann sowohl von Kindern, die lesen können, als auch von Kindern, die nicht lesen können, benutzt werden und eignet sich besonders für Kinder mit stark beeinträchtigten motorischen Funktionen. Denn über den Einsatz der Handfunktion hinaus können auch andere Möglichkeiten des Zeigens von Symbolen gefunden werden (z.B. zeigen mit den Augen, mit Kopfschreiber etc.). Ein weiterer Vorteil ist, daß für die meisten Symbolbenutzer eine Symboltafel oder Symbolkarte als Kommunikationsmittel genügen kann.

Durch Benutzen der Symbole kann das Sprachverständnis der Kinder erweitert werden, lautsprachliche Äußerungen können angebahnt werden, indem unwillkürliche Mitvokalisationen beim Zeigen der Symbole unterstützt werden. Hier kann das Erlernen der Bliss- Symbol-Kommunikationsmethode als Übergang zum Erlernen der Schriftsprache bzw. des Sprechens eingesetzt werden.

6. ZUR DIAGNOSTIK VON KINDERN UND JUGENDLICHEN MIT SCHWERSTEN CEREBRALEN BEWEGUNGSSTÖRUNGEN

6.1 DIE BEURTEILUNG VON ENTWICKLUNGSMÖGLICHKEITEN

Verständlicherweise wird an die Diagnostik auch von Kindern und Jugendlichen mit schwersten Formen cerebraler Bewegungsstörungen der Wunsch herangetragen, eine Vorhersage über die zukünftigen Entwicklungsmöglichkeiten der Kinder treffen zu können; hier auch gerade über die kognitiven Entwicklungsmöglichkeiten, von denen wir behaupten, daß sie viele Kinder besitzen.

6.1.1 Die Möglichkeiten einer Intelligenztestung

Um die Förderbarkeit, Entwicklungsmöglichkeiten oder die Schulreife von Kindern mit schwersten cerebralen Bewegungsstörungen beurteilen bzw. prognostizieren zu können, ist die Verwendung eines Intelligenzscores (der durch eine Testung erhalten werden müßte) problematisch. Die Anwendung herkömmlicher Intelligenztests (auch derjenigen aus dem Sonderschulbereich) ist wegen der starken motorischen Behinderung nicht möglich, so daß eine kognitive Kapazität auf diesem Wege kaum zu beurteilen ist. Außerdem suggeriert der Intelligenzbegriff, der dann noch in einem Intelligenzquotienten verdichtet wird, häufig fälschlicherweise eine unabänderliche Größe.

Die folgenden Faktoren schränken die Verwendung herkömmlicher Testverfahren massiv ein:

(1) Es bestehen keine Äußerungsmöglichkeiten der Kinder.
(2) Es ist kein Abschätzen möglich, inwieweit die Schädigung die Entfaltung angelegter Intelligenzpotentiale unmöglich macht.
(3) Es existieren kaum Informationen über bisher erfolgte Förderung durch Umwelt, Status der Eltern etc.

Die Informationen über den bisherigen Entwicklungsverlauf und die Umweltsituation inclusive der bisherigen Förderansätze könnten noch am ehesten prognostischen Wert besitzen. Jedoch wird zur Beurteilung der kognitiven Möglichkeiten des Kindes von kaum einem Lehrer die Umweltvarianz, etwa die vorherige Fördersituation, berücksichtigt.

Ausführliche Anamnesen existieren nur in wenigen Schulakten. Viele Lehrer und auch Schulleiter weigern sich, Anamnesen durchzuführen, obwohl diese Informationen unverzichtbar wären, um beurteilen zu können, welche Umwelterfahrungen das Kind bereits gemacht hat. Darauf aufbauend könnte dann erst eine an den Möglichkeiten des Kindes orientierte Förderung beginnen (vgl. auch DANK 1987). Ohne diese Informationen jedoch können Entwicklungsmöglichkeiten und Förderansätze noch viel weniger abgeschätzt werden.

Es muß betont werden, daß es sich bei den bisherigen Ausführungen vornehmlich um Kinder der Entwicklungsstufe 1 handelt, die also noch keine interpretierbaren Ausdrucksmöglichkeiten besitzen.

Sobald die Kinder Möglichkeiten einer Ja-Nein-Äußerung zeigen und Sprachverständnis entwickelt werden konnte, kann über den Einsatz von Subtests (bestehender Tests), die unter Umständen jedoch modifiziert werden müssen, nachgedacht werden. So könnten z.B. Teile des Intelligenz-Tests für Körperbehinderte (ITK) des RAVEN oder der Progressiven Matrizen - natürlich in einer abgeänderten Testdurchführung - benutzt werden. Die Modifikation der Testaufgaben und der Testdurchführung wirft Fragen der Standardisierung der Tests auf, d. h. eine Vergleichbarkeit mit etwaigen Normstichproben ist nicht mehr gegeben, die Kennwerte für die Güterkriterien können nicht mehr verwandt werden. Sie haben dennoch deskriptive Bedeutung. Diese Möglichkeit des Einsatzes von Tests ist jedoch nur als Teil einer umfassenderen Diagnostik zu verstehen (vgl. Kap. 6.2).

6.1.2 Gefahren einer vorschnellen Beurteilung

Beurteilungen eines Intelligenzpotentials ausschließlich auf der Grundlage von Intelligenztests sind unmöglich, da nichts über den Genotyp des Kindes gesagt werden kann und auch nicht darüber, wie sich das Kind mit der auch nicht näher präzisierbaren Schädigung in welcher Umwelt entwickeln könnte! Also kann nicht a priori gesagt werden, ob das Kind geistig behindert ist; jedoch ist es mit Sicherheit körperbehindert! Gerade die Unmöglichkeit der Kommunikation verbietet eine Etikettierung als geistigbehindert.

Eine vorschnelle Zuschreibung einer geistigen Behinderung, also die Prognose einer sehr eingeschränkten kognitiven Entwicklung, hätte - ausgehend von der Diagnostik - fatale Folgen für die Lebenssituation der Kinder. Das heißt für den Umgang der Mitwelt und insbesondere für die Förderansätze und Förderziele.

Entsprechend unserer Wahrnehmung (d.h. der Deutung der Wirklichkeit), d.h. unserer geistigen Welt, die nicht der Realität entsprechen muß, beeinflussen wir unsere Umwelt.

Wenn wir andere als geistigbehindert wahrnehmen, behandeln wir sie als geistigbehindert; wenn dies jahrelang geschieht, werden sie tatsächlich geistigbehindert (da ihnen Entwicklungsanregungen fehlen). Die subjektive Wahrnehmung wird zur Wirklichkeit! Umwelt ist von daher nicht nur etwas per se Vorhandenes, sondern wird auch durch Organismen geschaffen (vgl. LEWONTIN, ROSE & KAMIN 1988).

Es sei vorweggenommen: Prognosen dieser Art, die mit hoher Wahrscheinlichkeit dann auch eintreffen, sind bei diesen Kindern nicht möglich und nicht erlaubt (KUNERT 1986), zumindest solange wir so wenig über die Lokalisation und das Ausmaß der Hirnschädigung wissen (vgl. Kap.2.2).

Aussagen wie: "Kinder mit schwersten cerebralen Bewegungsstörungen sind zu kognitiven Leistungen in der Lage oder nicht in der Lage" sind daher für diese Kinder nicht zu treffen. Darüber hinaus ist eine Quantifizierung ihres Verhaltens und Erlebens im Sinne einer statistischen Norm schlecht möglich, da die Population nicht normalverteilt ist.
So kann es prinzipiell auch keine Abweichung von einer Norm der Kinder mit schweren cerebralen Bewegungsstörungen geben.
Aus dem gleichen Grund ist daher auch keine regelhaft anwendbare Fördermethode entwickelbar. Es muß immer vom Einzelfall, seiner Lerngeschichte und seinen Persönlichkeitsvariablen ausgegangen werden.

6.1.3 Notwendigkeit und Möglichkeiten einer Diagnostik

Dies alles heißt jedoch nicht, daß keine Diagnostik nötig oder möglich wäre, sondern unsere Kenntnisse über die grundsätzliche Bedeutung von Diagnostik verpflichten uns vielmehr zu einer sehr präzisen Bestimmung des Ist-Zustandes der Kinder. Aufbauend auf die Informationen über diesen Ist-Zustand kann nur entsprechend dem Wissen um Zusammenhänge über Entwicklungsniveau und adäquatem Förderkonzept eine Förderung begonnen werden.

Ohne eine Bestimmung des Ist-Zustandes in einem analysierenden diagnostischen Prozeß, also einer Ausgangsdiagnostik, ist keine Prognose und somit keine fundierte Förderung möglich. Welchen Soll-Zustand ich mir dann vorstellen kann, d.h. welche Prognose ich dann treffe, und wie ich ihn erreiche, hängt von meinem Wissen um Zusammenhänge zwischen Symptomatik und möglichen Ursachen und um die Möglichkeiten unterschiedlicher Föderansätze ab, geht also weit über diagnostisches Wissen hinaus.

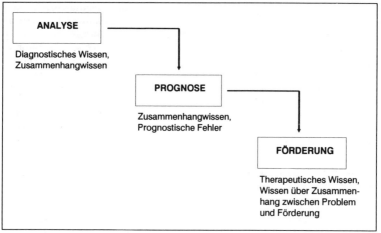

Abbildung 8: Der diagnostische Prozeß

Beispiel:

Bevor der Gebrauch eines bestimmten Schalters mit dem Kind geübt werden kann, müssen erst in einem diagnostischen Prozeß die motorischen Möglichkeiten des Kindes sehr genau analysiert werden. Nur so können in die Wahl des am besten geeigneten Hilfsmittels auch minimale noch verbliebene Restfunktionen einbezogen werden. Darüber hinaus sollten die Ausdrucksversuche des Kindes so eindeutig wie möglich verstanden worden sein, damit für die Wahl eines Interaktionsmodus die vom Kind bereits gewählten Ausdrucksformen mitberücksichtigt werden können. Zusätzlich wird eine möglichst umfassende Kenntnis der am Markt erhältlichen technischen Hilfsmittel notwendig sein, um eine annähernd optimale Entscheidung treffen zu können.

Ein anderes Beispiel:

Um die Situation eines plötzlich aggressiv werdenden Kindes zu verstehen, d.h. um die Gründe des Verhaltens zu verstehen, ist sicher ein Gespräch mit den Eltern nötig, um einen Zusammenhang des Verhaltens mit einem Ereignis zu Hause beurteilen zu können. Erst wenn ein Zusammenhang erkannt worden ist, kann eine Förderung begonnen werden.

Natürlich ist zur stringenten Durchführung eines diagnostischen Prozesses auch diagnostisches Wissen nötig, ein Wissen um Konstruktion, Bewertung und Einsatz von diagnostischen Instrumenten, von Beobachtungs- und Gesprächsmethoden.

Viele Lehrer lehnen ganz einfach aus mangelndem diagnostischen Wissen und Zusammenhangwissen die Diagnostik ab. Dann jedoch wäre auch kein stringentes und fundiertes Aufstellen und Verfolgen eines Förderplanes mehr nötig und möglich. Systematische Förderung würde durch Empathie und Zufallsprinzip ersetzt. Eine solche Fördersituation ist jedoch, wenn Empathie der einzige Bezugspunkt zum Kind ist, bei Mißerfolgen der Förderung nur für wenige Förderer über Jahre hinweg aufrechtzuerhalten. Die zunächst positive Beziehung zum Kind kippt um, der Mißerfolg kann nicht erklärt werden und wird dem Kind oder dem eigenen Unvermögen zugeschrieben; neue Förder-aspekte ergeben sich nicht, der Förderer fühlt sich überflüssig (Burn-out) und dies vor allem dann, wenn keine oder wenige Fördererfolge auftreten.

Darüber hinaus ist die Notwendigkeit einer umfassenden Diagnostik aus drei Gründen gegeben (vgl. SEVENIG 1988):

1. Als Grundlage für die Förderung. Hier soll die Diagnostik Hinweise liefern, um erkennen zu können, was das Kind mit bestimmten Verhalten ausdrücken will, was das Kind versteht, welche Ausdrucksmöglichkeiten das Kind hat etc.

2. Als Verlaufskontrolle. Dabei ist Förderdiagnostik, wie wir sie verstehen, eine Verlaufsdiagnostik, d.h. sie begleitet und kontrolliert den Verlauf der Förderung. Es genügt nicht, einen Eingangsstatus festzustellen, darauf aufbauend einen Förderplan zu erstellen, die Förderung durchzuführen und dann ein Fördererergebnis zu konstatieren. Ein solches Vorgehen könnte sich sehr bald als Sackgasse erweisen.

Dies heißt natürlich nicht, daß die gesamte förderdiagnostische Prozedur ständig wiederholt werden soll. Dies ist nur nötig zur abschließenden Beurteilung des Fördererfolges oder zur Erhebung eines Zwischenstatus.

Eine die Förderung begleitende Diagnostik beobachtet ständig den Förderverlauf (etwa mit Hilfe eines Förderprotokolls) und korrigiert ihn nötigenfalls. Sie nimmt daher im Sinne einer Grobsteuerung bzw. einer Feinsteuerung Einfluß auf den Förderverlauf. Kann der in der Förderung angestrebte kurz- oder langfristige Zielzustand nicht erreicht werden, werden erneute diagnostische Schritte notwendig, die dann eine Modifikation des Förderplanes zur Folge haben.

So könnte statt einer schwerpunktmäßigen kognitiven Förderung eine Veränderung der psychischen Situation notwendig werden. Reagiert z.B. ein Kind nicht wie erwartet auf Symbole, könnten andere Symbole oder Bilder gewählt werden, ist ein Sensorschalter motorisch nicht bedienbar, müßten Modifikationen überlegt werden, wird eine Kind durch eine geplante Fördersituation nicht motiviert, muß die Situation verändert werden.

3. Als Datensammlung, um mögliche Zusammenhänge aufweisen zu können.

Wegen der bereits dargestellten Bedeutung der Diagnostik für die Umwelt- und Fördersituation der Kinder soll auf deren Möglichkeiten noch näher eingegangen werden. Diagnostik ist leider ein Bereich, der in seiner Bedeutung auch von Fachleuten seit einiger Zeit aus verschiedenen Gründen sehr unterschiedlich gesehen wird. Jedoch sowohl Befürworter als auch Gegner machen sich zuwenig klar, daß Diagnostik etwas ist, was zu unserem täglichen Leben, ja Überleben, gehört. Ohne einen Prozeß des Wahrnehmens und Erkennens - und nichts anderes ist Diagnostik - ist Leben nicht denkbar. Wenn wir uns unsicher sind in der Beurteilung der Mitwelt (z.B.: was denkt der Kollege über mich), dann versuchen wir Klarheit zu bekommen. Je unsicherer und ängstlicher wir sind, um so mehr drängen wir auf Klarheit; denn je genauer wir den anderen kennen, wie er wirklich ist, um so besser können wir uns vorab auf ihn einstellen.

Nichts anderes versucht die Diagnostik, jedoch systematisch. Was im Alltag oft unbewußt abläuft, muß hier bewußt getan werden. Dieses systematische und bewußte Vorgehen verschreckt vielleicht viele. Dabei kann oft nur durch ein bewußtes Vorgehen Klarheit geschaffen werden (z.B. gibt es unterschiedliche Meinungen darüber, an welchem Verhalten man Liebe erkennen kann). Wenn nun dementsprechend die Erwartungen von Partnern unterschiedlich sind, wie man Liebe zeigen sollte, gibt es Probleme. Hier hilft dann nur noch ein Prozeß des Erkennens, der die Partner in die Lage versetzt, sich aufeinander abzustimmen.

Wohin kann es führen, wenn wir gegenüber einem Rollstuhlfahrer etwa auf die (diagnostische) Frage "Soll ich Ihnen die Tür aufhalten?" verzichten? Halten wir ohne zu fragen die Tür auf, kann die patzige Reaktion kommen: "Kann ich allein"; tue ich nichts: "Der Stoffel könnte mir helfen." (Diese Unsicherheit führt dann dazu, daß oft grundsätzlich keinem mehr die Tür aufgehalten wird. So kann man auch ein Gefühl von Sicherheit erreichen.) Übrigens auch bei schwerstcerebralparetischen Kindern sollten wir fragen oder zureichend ankündigen, wenn wir etwas mit ihm tun (vgl. Kap. 5.2.2). Komischerweise fällt eine klärende Frage bei einer alten Oma mit schweren Tüten einfacher (vielleicht, weil wir da die Antwort schon wissen und also nur eine rhetorische Frage stellen).

Warum fällt es uns bei Behinderten so schwer, klärende Fragen zu stellen?
Dabei ist es besonders tragisch, daß wir in einem Bereich, in dem wir sehr viel weniger Anhaltspunkte für eine richtige Verhaltensentscheidung haben, sehr viel mehr Hemmungen haben nachzufragen, d.h. im Bereich professioneller Hilfe, professionell diagnostisch tätig zu werden.
In der Psychologie und Medizin ist die Notwendigkeit einer Diagnostik unumstritten, während sich dieses Bewußtsein in der Sonderpädagogik nur zögernd durchsetzt.
Gerade jedoch im Umgang mit schwer cerebral bewegungsgestörten Kindern ist ein Minimum an Anhaltspunkten notwendig und lebenswichtig für das, was sie brauchen, wollen und können.

Nun könnte man sagen: "Ich fühle und verstehe schon, was das Kind will, bewußtmachende Diagnostik macht mich unfrei, verkrampft mich, ich bin nicht mehr spontan". Dabei bleibt es jedoch meist unklar, ob da nicht eher "gefühlt und verstanden" wird, was man selbst möchte als das, was das Kind will.

Sicher ist empathisches (einfühlendes) Verstehen sehr wichtig, jedoch eröffnet es eine Reihe von Fehlermöglichkeiten, gerade bei Schwerstkörperbehinderten, die es oftmals bereits aufgegeben haben sich zu wehren. Diese Fehlermöglichkeiten gibt es auch bei der systematischen Diagnostik. Jedoch verantwortungsbewußt angewandt ist man sich dessen bewußt und hinterfragt sein Handeln ständig im Sinne einer Verlaufsdiagnostik.

Die größten Fehlerquellen liegen in der Tatsache begründet, daß Diagnostik Interaktion ist, in der Reize ausgesandt und wahrgenommen werden (vgl. Kap. 4.1).

Nun vollzieht sich die menschliche Wahrnehmung oft unbewußt und auch noch alles andere als objektiv. Sie ist sogar geradezu darauf angewiesen, zu interpretieren, nach Erfahrungen, Sympathie, Antipathie, Erwartungen und Wünschen Informationen zu selektieren. Sonst würden wir in einer unendlichen Flut von Reizen ertrinken, wie es ja vielen Kindern mit Reizselektionsschwäche tatsächlich ergeht.
Nur gerade in der Diagnostik und im Umgang mit schwerstbehinderten Kindern ist dieser Selektions- und Interpretationsprozeß vielfach nicht erwünscht.

Darüber hinaus sind unsere Kommunikationssignale alles andere als eindeutig, bei Kindern mit schwersten cerebralen Bewegungsstörungen oftmals kaum vorhanden, und wenn vorhanden, dann unvollständig und wenig verstehbar.
Es ist also dringend notwendig, systematisch und bewußt vorzugehen.

Als weiterer Einwand gegen Diagnostik wird oft angeführt, daß sie nur Teilbereiche des Menschen erfaßt und unzulässig vereinfacht. Manchmal ist es sicher notwendig zu vereinfachen, um überhaupt etwas zu sehen. So ist etwa eine auswertende Zusammenfassung der Förderdiagnostik auf den ersten Blick sicher übersichtlicher und informativer als die gesamte Förderdiagnostik (vgl. Abb. 9). Menschen in ihrer gesamten Komplexität sind sowieso nicht zu erfassen.

Die in neueren Ansätzen betonte Notwendigkeit, den Menschen als Ganzes zu sehen, ist eigentlich kein Argument gegen die Diagnostik, sondern die Verpflichtung zu einer Diagnostik, die eine möglichst ganzheitliche Betrachtung des Menschen ermöglicht.

Es kann gerade bei einer ganzheitlichen Betrachtung des Menschen nicht ausreichen, den Menschen einfühlend zu verstehen. Die im zwischenmenschlichen Umgang sehr wichtige Empathie ist eine notwendige, aber keine hinreichende Bedingung; sie muß ergänzt werden durch eine erkennende Diagnostik.

Diagnostik bei Kindern mit schweren cerebralen Bewegungsstörungen hat neben einer notwendigen Bestimmung eines Ist-Zustandes und dessen ursächlichem Zusammenhang die Aufgabe, Hinweise auf Entwicklungsmöglichkeiten und Fördermaßnahmen zu liefern.
Wie schwierig diese Aufgabe bei Kindern mit schwersten Formen cerebraler Bewegungsstörungen ist, wurde in Kap. 2.2.1 ausführlich dargestellt.

So kommt es häufig vor, daß die Förderpläne für diese Kinder aufgrund des mangelnden diagnostischen Wissens um die Zusammenhänge zwischen den Symptomen und deren Verursachung (vgl. Kap. 6.1.3) zwangsläufig der Medikation von Komplexmitteln im medizinischen Bereich, wenn eine Krankheit nicht zweifelsfrei diagnostizierbar ist. Man hofft, daß sich in dem aus mehreren Wirkstoffen bestehenden Komplexmittel eine Substanz befindet, die auf den Gesundheitszustand des Patienten am ehesten zutrifft, und beobachtet den weiteren Verlauf der Therapie.

Diese Art der Förderung / Therapie ist wohl in einer unklaren diagnostischen Situation das zur Zeit leider noch einzig mögliche Vorgehen.

6.1.4 Die Möglichkeiten der Verlaufsdiagnostik

Im Gegensatz zu einer in der derzeitigen Praxis häufig verbreiteten Selektionsdiagnostik (vgl. KLEBER 1987), also einer Diagnostik, die zum Ziel hat, die Schülerschaft unterschiedlichen Schultypen zuzuordnen, kann eine Diagnostik von Kindern mit schwersten Formen cerebraler Bewegungsstörungen aus den beschriebenen Gründen nur eine Förderdiagnostik sein. Dies wäre eine Diagnostik, die hilft, Entscheidungen über möglichst optimale Fördermaßnahmen zu treffen, die begleitend im Verlauf der Förderung hilft, Modifikationen vorzunehmen. Förderdiagnostik bedeutet auch, daß Fördermaßnahmen diagnostischen Wert und diagnostische Maßnahmen Förderungscharakter besitzen können.
Eine Diagnostik, die den spezifischen Erfordernissen der Arbeit mit Kindern mit schwersten Formen cerebraler Bewegungsstörungen gerecht werden will, muß sich als Verlaufsdiagnostik verstehen, die im Prozeß der individuellen Förderung des Kindes einem Team von Fachkräften die Möglichkeit gibt, "... das Antwortverhalten des Kindes zu registrieren, zu sammeln und zwar unter gegenseitiger Kontrolle, was in regelmäßigen Abständen zu einer für den jeweiligen Zeitpunkt gültigen diagnostischen Aussage berechtigt. Die erkennbaren Fortschritte des Kindes allein sind der Inhalt der aktuellen Diagnose, die damit na-

turgemäß Veränderungen unterliegt. Eine so gewonnene aktuelle Diagnose erhält keinen Anspruch auf Gültigkeit bezüglich der vorhandenen kognitiven Fähigkeiten, sie ist jeweils nur eine Zwischenbilanz" (KUNERT 1986 p. 172).

Diagnostik im Rahmen einer Förderung besteht u. a. aus einer umfassenden Anamneseerhebung, in der alle Umweltbedingungen des Kindes, der Eltern, medizinische und psychologisch-soziale Daten erfaßt werden. Die später vorgestellte Förderdiagnostik ersetzt keineswegs die Anamnese, sie ergänzt sie lediglich.

Die Entwicklungsmöglichkeiten der Kinder sind im wesentlichen nur durch eine Verlaufsdiagnostik, die auf der Grundlage von biographischen Daten und Daten des jeweiligen Ist-Zustandes erfolgt und für eine Effektivitätskontrolle der Förderung und deren Modifikation Anhaltspunkte für den jeweiligen Erhebungszeitpunkt liefert. Eine Förderung muß über einen längeren Zeitraum, mit kleineren Schritten und mit sehr viel weniger prognostischer Sicherheit als üblich stattfinden. Notwendige Vorannahmen für ein solches Vorgehen:

- Jedes Kind ist prinzipiell förderbar

- Der Phänotyp, das äußere Erscheinungsbild, sagt prinzipiell nichts über Entwicklungsmöglichkeiten, sondern allenfalls etwas über die zu überwindenden Schwierigkeiten bei der Realisation (im wesentlichen interaktiver Art) der Entwicklungsmöglichkeiten aus.

Die Schwierigkeit, keine diagnostisch begründeten Prognosen über die Entwicklungsfähigkeit der Kinder treffen zu können, die letztlich bedeutet, daß keine Aussage darüber getroffen werden kann, welche anlagemäßigen kognitiven Entwicklungsmöglichkeiten dem Kind trotz der Schädigung verblieben sind, ist für die Planung von Förderungen besonders bedeutsam.

Insbesondere bei Kindern ohne erkennbares Sprachverständnis verlangt die Aufnahme einer Förderung eine große Unsicherheitstoleranz und ein hohes Ausmaß an Vorschußvertrauen (vgl. Kap. 5.2.2). Letztlich kann nicht gesagt werden, ob die Förderung Erfolg haben wird oder nicht. Es kann nur durch die Verlaufsdiagnostik festgestellt werden, ob die Förderung Auswirkungen auf das Verhalten des Kindes hatte. Diese Verhaltensänderungen sind häufig so klein, daß, um sie im Verlauf eines längeren Zeitraumes festzuhalten, ein systematischer Vergleich notwendig ist.

Für die Planung einer Förderung stehen wir in Anbetracht der unsicheren diagnostischen Aussagemöglichkeit vor folgender Situation:
(1) Die anlagemäßigen Entwicklungsvoraussetzungen sind positiv und es findet eine differenzierte Entwicklungsförderung statt; das ist eine Situation, in der eine positive Entwicklung des Kindes erwartet werden kann.
(2) Die anlagemäßigen Entwicklungsvoraussetzungen sind positiv und es findet keine Förderung durch die Mitwelt statt. In diesem Fall ist kaum eine positive

Entwicklung des Kindes zu erwarten (vgl. Kap. 2.1.1).
(3) Die anlagemäßigen Voraussetzungen sind negativ und es findet keine Förderung statt. In diesem Fall ist keine Entwicklung des Kindes zu erwarten.
(4) Die anlagemäßigen Voraussetzungen sind negativ und es findet eine Förderung statt. In den bestimmten Grenzen ist eine Entwicklung möglich.
Im Interesse der Kinder muß von der Vorannahme ausgegangen werden, daß anlagemäßig kognitive Entwicklungsmöglichkeiten vorhanden sind, um nicht mögliche Entwicklungen zu verhindern. Das bedeutet natürlich, daß nicht nur Unsicherheit toleriert werden muß, sondern daß auch Mißerfolge in Kauf genommen werden müssen.

Obwohl die von uns entwickelte und nachstehend beschriebene Förderdiagnostik zunächst eine Beschreibung des Ist-Zustandes versucht (als Ausgangsbasis für weitere Förder- und diagnostische Schritte), bedeutet dies keine Festlegung auf eine Statusdiagnostik. Es besteht nicht die Notwendigkeit einer polarisierenden Entscheidung zwischen Statusdiagnostik und handlungsorientierter Diagnostik.

6.2 DIE FÖRDERDIAGNOSTIK

Da also die Förderdiagnostik die einzige Möglichkeit ist, die wir haben, um den Entwicklungsstand des Kindes beurteilen zu können, muß wenigstens die Diagnostik des Erscheinungsbildes und des Verhaltens so präzise wie möglich sein; nur so kann in der aktuellen Situation festgestellt werden, welches Kind welche Förderung benötigt. Es sind immer drei Bereiche, die uns Rätsel bzw. Probleme im Umgang mit Kindern mit schwersten cerebralen Bewegungsstörungen aufgeben.

1. Motorik: Was können diese Kinder noch willkürlich?
2. Die psychische Situation: Wie fühlen sich diese Kinder, was möchten sie?
3. Kognition: Zu welcher geistigen Entwicklung sind die Kinder in der Lage?

Diese drei Bereiche stehen untereinander in ganz engem Zusammenhang (vgl. FELDENKRAIS 1978). Schwere Schädigungen der Motorik stellen immer Erschwernisse der kognitiven Entwicklung dar. Ein Mindestmaß an psychischem Wohlbefinden überhaupt ist Voraussetzung für Entwicklung, für Lernen. Wir haben eine Förderdiagnostik entwickelt, von der wir hoffen, daß sie einer ganzheitlichen Betrachtung des Menschen nahe kommt.

6.2.1 Die Teile der Förderdiagnostik

Teil D enthält eine Diagnosestellung nach persönlichem Kontakt, die über die Aktenlage, die in Teil K erhoben wird, hinausgeht. Diese Diagnosestellung soll die Aktenlage ergänzen, da die Daten, die sich aus den Akten ergeben, oft nicht sehr ergiebig sind. Dieser Teil ist nicht in die Auswertung eingegangen. Teil K (K-Bogen) beinhaltet die Gesamtdiagnostik, die die drei Bereiche umfaßt. Er wird bezeichnet als "Förderdiagnostik zur Kommunikationsfähigkeit von Kindern und Jugendlichen mit schwersten Formen cerebraler Bewegungsstörungen (vgl. Anhang)

Das Auswertungsblatt (vgl. Abb. 9) bezieht sich im wesentlichen auf den Teil K. Die in Klammern gesetzten Zahlen bezeichnen die jeweilige Frage in der Förderdiagnostik.

An die Auswertung der Förderdiagnostik schließt sich die Erstellung eines Förderplanes an (vgl. Abb. 10). Die Förderprotokolle dienen der begleitenden Beobachtung des Förderverlaufs (vgl. Abb. 11).

Vorname .... Name .... Geburtsdatum .... Förderbeginn .... Datum ....
Entwicklungsniveau: ....

Motorische Möglichkeiten	Psychische Situation	Kognitive Möglichkeiten
Arme / Hände (2.1):	Überdauernd (8.1 / 8.2):	Wie viele Ja-Antworten (7):
	Punkte 8.1:	Ja:
Kopf / Augen (2.2 / 2.3):	Punkte 8.2:	Nein:
Allgemein (2.4):	Emotionale Lage:	Sprachverständnis (4 / 5 / 6)
		(6.1):
Äußerungsformen (6.6):	Aktivierung:	Signalwörter:
Zeigen:		(6.4):
Schauen:	Vorlieben (3.4 / 4.4 / 5.4)	Versteht Begrüßungsformeln (6.2):
Verbal:	Gegenstände (3.4 / 4.4):	
		Unterscheidet bekannte Gegenstände (6.7):
Reaktionsmöglichkeiten des Kindes auf:	Wünsche (5.4):	
Taktile Reize (3)		Erkennt Bezugspersonen (4.5):
Optische Reize (4)	Besonderheiten:	
Akustische Reize (5)	Therapien (10):	Erkennt Situationszusammenhänge (4.6):
		Zeigt Wünsche und Bedürfnisse (5.4):
Aktionsmöglichkeiten des Kindes	Ernährung (9.3):	Welche:
Zeigt von sich aus auf Gegenstände oder		Reaktion auf Entscheidungsfragen (6.5):
Personen (2.1.3):	Medikamente (9.1):	
		Sprachersetzende Ausdrucksmöglichkeiten (6.6.4):
Zeigt Wünsche mit Blickkontakt (5.3 / 5.4):	Bemerkungen:	
		Verständigungssystem als:
Betastet bestimmte Gegenstände (3.4):		Aktion (6.6.6):
		Reaktion (6.6.7):

Abbildung 9: Auswertung der Förderdiagnostik

FÖRDERPLAN

Vorname .... Name .... Alter .... Entwicklungsniveau .... Förderzeitraum .... Datum ....

Förderbereich	Motorik	Psychische Situation	Kognition
Vorgehen			
Langfristiges Förderziel			
Kurzfristiges Förderziel			
Fördermaßnahmen			
Fördermedien			
Häufigkeit			

Abbildung 10: Förderplan

Förderprotokoll

Vorname .... Name .... Alter .... Klasse .... Schule ....

Datum	Lehrer / in	Geplanter Verlauf [1]	Reaktion des Kindes [2] / Reflexion

[1] Grundsätzlich vor jeder Fördereinheit: Kontrolle der mot. Ausgangsposition, Sozialform, Medien

[2] Tagesform, emotionales Befinden, Konzentration, Motivation

Abbildung 11: Förderprotokoll

6.2.2 Die Förderdiagnostik (K-Bogen)

Im Zentrum der Betrachtung des Auswertungsbogens stehen die motorischen Möglichkeiten des Kindes. Sie beeinträchtigen bei diesen Kindern sowohl die kognitive Entwicklung als auch das psychische Wohlbefinden. Die folgende Darstellung des K-Bogens bezieht sich im wesentlichen auf das in Abb. 19 dargestellte Auswertungsblatt.

So sollte die Betrachtung der motorischen Behinderung zunächst Hinweise geben, wie dem Kind Erleichterungen in seiner Sitzhaltung und seinen Bewegungsmöglichkeiten verschafft werden können.

Darüber hinaus gibt uns die Diagnostik der motorischen Möglichkeiten Hinweise darüber, welche Bewegungen das Kind noch willkürlich ausführen kann. Diese verbliebenen Bewegungsmöglichkeiten können wir dann für die Förderung nützen (z.B.: Arme/Hände, Kopf/Augen).

Äußerungsformen, Reaktions- und Aktionsmöglichkeiten des Kindes sind sowohl Hinweise auf die motorischen Möglichkeiten, die das Kind einsetzen kann, als auch erste Indikatoren für den kognitiven Entwicklungsstand des Kindes (z.B.: zeigt Wünsche über Blickkontakt, Berühren, Zeigen). So hat ein Kind, das bereits Explorationsverhalten zeigt, Blickkontakt hält, ein höheres Entwicklungsniveau, was jedoch nicht notwendigerweise heißt, daß Kinder, die hier weniger Äußerungsmöglichkeiten etwa aufgrund motorischer Einschränkungen haben, grundsätzlich geringere kognitive Möglichkeiten besitzen.

Manche Fragen geben auch Hinweise für mehrere Bereiche, tauchen in der Auswertung also auch in mehreren Bereichen auf. Ein Kind, das sich nicht äußert, kann damit sogar Hinweise auf seine psychische Situation geben (Depressivität, vgl. auch Förderplan).

Die psychische Situation, das emotionale Erleben des Kindes, ist ein ganz besonders wichtiger Bereich im Rahmen der Förderung, der leider bisher weniger beachtet wurde. Förderung ist ein Stück Arbeit für das Kind, und wer arbeitet schon gerne, wenn er sich schlecht fühlt, wenn er sich unverstanden fühlt, wenn er ständig Mißerfolgserlebnisse hat, wenn er nahe an der Depression steht. FRÖHLICH (1986) hat am Verhalten dieser Kinder die Vermutung einer manchmal tödlichen Depression festgemacht.

Die so betroffenen Kinder benötigen grundsätzlich ein gutes Potential an vitaler Dynamik, manche besitzen sie mehr, andere weniger. Dies ist etwas, was oft auch schon am äußeren Erscheinungsbild der Kinder zum Ausdruck kommt, z.B. gibt es Kinder, die agil und lebhaft sind, andere sind eher apathisch.

Um aufnahmebereit zu sein, muß bei allen Kindern ein Minimum an Aktivierung und Aufmerksamkeit gewährleistet sein. Darum besteht hier die Notwendigkeit, eher apathische Kinder so anzusprechen, daß sie wach, neugierig werden und Freude erleben.

Wir haben versucht, einen Indikator für diese Antriebsdynamik in einer Anlehnung an das Eysenck-Persönlichkeits-Inventar zu finden, das von EGGERT 1983[2] für den deutschsprachigen Raum vorgestellt wurde (Punkt 8.2). EYSENCK vermutet, daß der Faktor der Extraversion/Introversion sehr eng mit dem Grad der Erregung / Hemmung des zentralen Nervensystems verbunden ist. In unserem Fall könnte dies den Grad an Aktiviertheit bedeuten, der den Kindern zugeschrieben wird. Einige Umstände erschweren jedoch die Beurteilung der psychischen Situation der Kinder. Es ist eine Eigentümlichkeit fast aller psychischen Prozesse, daß sie selbst nicht meßbar sind, sondern daß man sie nur am Verhalten oder durch Aussagen erschließen kann.

In unserer Situation besteht eine weitere Erschwernis darin, daß wir nicht das Kind selbst fragen können, daß meist keine eindeutigen Verhaltensäußerungen des Kindes vorliegen, sondern daß wir auf einen "irgendwie" zustande gekommenen Eindruck zurückgreifen müssen. In unserer Alltags-"Diagnostik" (Alltags-Erfahrung) greifen wir immer wieder unbewußt auf solche Beurteilungen zurück. Daher wird beim Ausfüllen des Fragebogens vielleicht hin und wieder ein Gefühl der Unsicherheit entstehen. Es wird vielleicht bewußt werden, wie wenig eigentlich einigermaßen sicher über das Erleben des Kindes ausgesagt werden kann.

Dies wird besonders deutlich beim Ausfüllen der Gegensatzpaare (Adjektivliste Punkt 8.7). Während es noch leicht fällt zu sagen, ob "das Kind auf lustige Situationen reagiert", mag es sehr viel schwerer sein zu beurteilen, ob das Kind eher gründlich oder oberflächlich, eher interessiert oder eher uninteressiert ist; Aussagen, die für eine pädagogische Beurteilung jedoch eine große Bedeutung besitzen.
Vielleicht wird eine Aussage ganz besondere Schwierigkeiten machen: die Frage, ob das Kind sympathisch ist oder eher unsympathisch.

Dies ist ja etwas, was etwa ein Lehrer oft glaubt, seinen Schülern gegenüber nicht haben zu dürfen. Und doch ist es etwas so zutiefst Menschliches, daß dieser Lehrer fast kein Mensch mehr wäre, wenn er nicht mal einen Schüler etwas sympathischer, einen anderen etwas unsympathischer finden würde.

Sicher sollten alle Schüler gleich behandelt werden, aber dies geht eben erst, wenn wir uns eingestehen, zugestehen und bewußt machen, daß auch wir Menschen mit Sympathien und Antipathien sind; denn nur dann kann ich vermeiden, daß evtl. vorhandene Antipathien auf der Verhaltensebene relevant werden.

So ist es wohl kein schlimmes Eingeständnis, einen Schüler sympathisch oder unsympathisch zu finden, sondern eben die Beschreibung einer Tatsache, die ihre Berechtigung hat.

Das heißt aber nicht, daß nicht ständig (jeder wohl mit einem anderen Grad an Sicherheit) Eindrücke vom Befinden des Kindes entstehen und danach gehandelt wird. Übrigens unterscheiden sich auch bei Einschätzungen über nichtbehinderte Menschen Selbst- und Fremdeinschätzungen oftmals gravierend.

Der Bereich der kognitiven Möglichkeiten (Punkt 7) wird zum einen erfaßt durch eine Auflistung von 20 Aussagen zu unterschiedlichen kognitiven Leistungen. Je mehr von diesen Aussagen mit ja beantwortet werden können, umso höher ist der kognitive Entwicklungsstand, wobei den Einzelaussagen sicher wieder besondere Bedeutung für Förderung zukommen (z.B. Ja/Nein-Verhalten). Die Aussagen umfassen sowohl recht frühe (z.b. Distanzverhalten, Spiegelbild, Widerstand) als auch höhere Entwicklungsniveaus (z.B. Mengen, Zahlen, Buchstaben, Wörter).

Durch Summation der Ja-Aussagen erhält man, wie bereits erwähnt, den kognitiven Leistungsstand.

Für die Förderung ist dieser Summenscore weniger wichtig. Hier hilft vielmehr der Blick auf die einzelnen Aussagen, also was das Kind bereits kann und wo die Förderung sinnvollerweise ansetzen könnte. Hier ergeben sich Hinweise für die Förderziele.

Ganz allgemein gilt, daß das Auswertungsschema nicht den Blick in die Förderdiagnostik ersetzt. Einzelheiten für die Förderung können am besten den einzelnen Fragen entnommen werden.
Die Möglichkeit der Summation ist dann wieder wichtig, wenn es darum geht, Zusammenhänge auf statistischer Ebene (Grundlagenforschung) herstellen zu können (vgl. kognitiver Stand - psychische Situation), aber auch, um evtl. bei bestimmten Kindern, Profile der kognitiven Leistungsfähigkeit herausfinden zu können, die dann vielleicht wieder mit anderen Bereichen in Zusammenhang gebracht werden könnten (z.B. kognitiver Leistungsstand - Ausmaß an Extraversion).

Die übrigen Fragen beziehen sich im wesentlichen auf das Sprachverständnis. Was versteht das Kind und wie macht es sich verständlich?

Es kann ja nur ausgesagt werden, was das Kind versteht, wenn es sich auch äußern kann. Also sind hier motorische Reaktionen, seien sie sprachlicher, mimischer, gestischer Art, leider auch Indikatoren für die Kognition. Es ist wohl kaum vermeidbar, daß sich dies auf die Aussagen über motorisch schwerst eingeschränkte Kinder auswirken kann, wenn man sich dieser Fehlerquelle nicht genug bewußt ist.

Auf Entscheidungsfragen von Bezugspersonen reagiert das Kind überhaupt erst ab einem gewissen Entwicklungsalter. Auch hier können, ausgehend von den Dingen, die das Kind kann, Förderziele formuliert werden.

Die vorgestellte Förderdiagnostik wird ergänzt durch eine umfassende Anamneseerhebung, in der alle Umweltbedingungen des Kindes, der Eltern, medizinische und psychologisch-soziologische Daten erfaßt werden.

Die Förderdiagnostik muß notwendigerweise ergänzt werden durch die Anamnese. Alle biographischen Daten, die in ihrer Gesamtheit einen Überblick über die Lebenssituation des Kindes und über die Möglichkeiten des Kindes aus der Sicht der Eltern erbringen, können nur mit engen Bezugspersonen des Kindes erhoben werden. Dagegen können Daten der Förderdiagnostik sowohl mit den Eltern als auch mit Lehrern des Kindes erhoben werden. Die Anamnese sollte vor Beginn der Förderung erhoben werden, da der Förderer das Kind zunächst zu wenig kennt, um aus eigener Erfahrung mit dem Kind auf bedeutsame Informationen aus der Frühkindheit zurückgreifen zu können.

Ohnehin muß vor Beginn der Förderung eine Phase des Kennenlernens stehen, in der die Beziehung zwischen Förderer und Kind grundgelegt wird. Das heißt die erste Kontaktaufnahme mit dem Kind ist nicht gleichzusetzen mit dem Beginn der Förderung. Insbesondere bei Kindern mit schwersten cerebralen Bewegungsstörungen muß dieser Phase besondere Sorgfalt gewidmet werden, da diese Kinder nicht nur ausdrucksarm, sondern auch sehr unsicher, demotiviert und mißtrauisch sind und bereits eine Vielzahl von Therapien erduldet haben, so daß oft die Schaffung einer vorbehaltlosen emotionalen Basis schwerfällt.

7. DAS FÖRDERPROJEKT

In dem vorliegenden Förderprojekt wurden über einen Zeitraum von mindestens einem Jahr 163 Kinder und Jugendliche mit schwersten Formen cerebraler Bewegungsstörungen gefördert. Die Förderungen wurden mindestens einmal in der Woche durchgeführt.

* In einer ersten Gruppe wurden 47 Kinder und Jugendliche von Studenten der Heilpädagogischen Fakultät, Seminar für Körperbehinderten-Pädagogik der Universität zu Köln gefördert (studentische Fördergruppe). Diese Förderungen sollten, wenn möglich, im Elternhaus stattfinden.

Wo die Förderung im Elternhaus nicht möglich war, wurden die Förderungen in der Schule als Einzelförderungen durchgeführt. In einigen Fällen, in denen die Kinder sich in Heimen befanden, wurden die Förderungen von den Heimbetreuern übernommen.

In einer zweiten Gruppe wurden 52 Kinder und Jugendliche von Lehrern an Körperbehindertenschulen gefördert. Diese Förderungen fanden in Supervision durch die Mitarbeiter des Projektes statt. Die Projektmitarbeiter besprachen im Abstand von durchschnittlich zwei Wochen die Förderung mit den Förderern, machten Vorschläge zum weiteren Verlauf der Förderung und unterstützten die Arbeit der Förderer, wenn möglich, mit projekteigenen und teilweise im Rahmen des Projektes entwickelten Fördermaterialien. Diese Gruppe wird im folgenden als Supervisionsgruppe bezeichnet.

In einer dritten Gruppe wurden 68 Kinder und Jugendliche von Lehrern im Rahmen der regulären schulischen Förderung gefördert. Die Lehrer dieser Gruppe hatten sich bereit erklärt, den Verlauf ihrer schulischen Förderung im Rahmen des Förderprojektes zu dokumentieren. In dieser Gruppe fand keine Supervision statt, sie wird daher als Kontrollgruppe bezeichnet.

Aufgrund teilweise fehlender Daten, konnten nicht immer alle Förderungen in die statistischen Auswertungen aufgenommen werden. Zu Beginn des Förderprojektes wurden 266 Kinder und Jugendliche gefördert. Diese Zahl reduzierte sich jedoch aus den unterschiedlichsten Gründen auf 163 Kinder und Jugendliche (vgl. Kap. 7.3.2).

Folgende Intentionen waren mit den Förderungen verbunden:

(1) Durch eine kontinuierliche und auf die
    Entwicklungsmöglichkeiten des Kindes vertrauende Förderung
    sollte ein Entwicklungsfortschritt der Kinder erreicht
    werden, und zwar auf motorischer, psychischer und / oder
    kognitiver Ebene.

(2) Durch eine Modellsituation sollte den direkten Bezugspersonen der Kinder, insbesondere den Eltern, Hilfen für die eigene Förderung, den Umgang mit dem Kind und das Verständnis für das Kind vermittelt werden.

(3) Es sollte angestrebt werden, die Möglichkeiten der Kinder, ihre Bezugspersonen zu verstehen und sich ihnen mitzuteilen, also in Interaktion treten zu können, anzubahnen und zu erweitern.

Im folgenden sollen die Stichprobe, Modalitäten der Förderung und erste Auswertungen beschrieben werden.

7.1 BESCHREIBUNG DER STICHPROBE UND ERSTE AUSWERTUNGSSCHRITTE

7.1.1 Zusätzliche Behinderungen

Kinder mit schwersten Formen cerebraler Bewegungsstörungen und Anarthrie bzw. schwerer Dysarthrie weisen häufig weitere Behinderungen auf. Diese zusätzlichen Behinderungen sind manchmal schwer festzustellen. Gelegentlich werden sie auch diagnostiziert, obwohl sie nicht vorhanden sind. So werden häu-

Zusatzbe-hinderung	S N	S n	S %	SV N	SV n	SV %	KG N	KG n	KG %	Gesamt. N	Gesamt. n	Gesamt. %
Geistig-behindert	40	24	60	72	44	61,1	122	73	59,8	234	141	60,2
Sehstörung	42	12	28,6	76	23	30,3	116	36	31	234	71	30,3
Hörstörung	42	1	2,4	76	5	6,6	116	8	6,9	234	14	5,9
Anfalls-leiden	42	17	40,5	76	46	60,5	116	67	57,8	234	130	55,5

Legende:

S = Studenten
SV = Supervisionsgruppe
KG = Kontrollgruppe
N = Stichprobe
n = Ja - Antworten

Tabelle 11: Zusätzliche Behinderungen laut Schulakte zu Erhebungszeitpunkt 1 (Die unterschiedlichen Häufigkeiten in den Zeilen kommen dadurch zustande, daß die Fragen nach geistiger Behinderung und nach Zusatzbehinderungen (Frage 1.3 und 1.1.3 im K-Bogen nicht immer beantwortet wurden)

ge Behinderung, die tatsächlich nicht oder nicht in dem diagnostizierten Ausmaß vorhanden ist. In Tabelle 11 sind diejenigen zusätzlichen Behinderungen aufgelistet, die die Kinder der vorliegenden Stichprobe laut Schulakte, d. h. in der Regel nach ärztlicher Diagnose aufweisen.

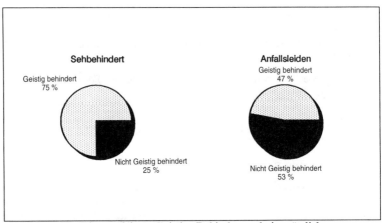

Abbildung 12: Diagnostizierte Geistige Behinderung bei zusätzlicher Sehbehinderung und Anfallsleiden

In der Gesamtgruppe wird in den weitaus meisten Fällen, d. h. 141 von 234 (60,2 %) den Kindern eine geistige Behinderung zugeschrieben. 55,5 % oder 130 von 234 Kindern besitzen ein Anfallsleiden, wobei nicht immer den Kindern mit Anfallsleiden auch eine geistige Behinderung zugeschrieben wird. Dies wird anhand einer Darstellung aus der studentischen Fördergruppe dargelegt.

30,3 % der Kinder (71 von 234) weisen eine Sehstörung auf. Von diesen Kindern mit Sehbehinderung wird ein wesentlich größerer Teil als geistigbehindert eingeschätzt. Hörstörungen spielen mit 5,9 % (14 von 234) nur eine untergeordnete Rolle. Ob dies daran liegt, daß sie tatsächlich weniger vorkommen oder nur seltener erkannt werden, kann hier nicht beantwortet werden.

Am Beispiel der studentischen Fördergruppe soll durch eine Einzelfallanalyse der vorliegenden Daten der Zusammenhang des Auftretens zusätzlicher Behinderungen dargestellt werden.

	N	hiervon Geistigbehindert	
Sehbehindert	12	9	75,0 %
Anfallsleiden	17	8	47,0 %

Tabelle 12: Diagnostizierte Geistige Behinderung bei zusätzlicher Sehbehinderung und Anfallsleiden

Es fällt auf, daß Kinder, die eine Sehbehinderung aufweisen, weitaus häufiger als geistigbehindert eingeschätzt werden als etwa Kinder, die ein Anfallsleiden besitzen.

Diese Tendenz könnte erklärt werden durch die Tatsache, daß durch den Ausfall bzw. die Störung des visuellen Sinnes ein wichtiger Informationskanal für Umwelterfahrungen fehlt und dadurch ein kognitiver Entwicklungsrückstand eher entsteht.

Eine andere Erklärungsmöglichkeit könnte in der in Kap. 4.4 dargestellten besonderen Bedeutung des Blickkontaktes für zwischenmenschliche Interaktionen liegen. Vielleicht hat die Möglichkeit, Blickkontakt zu halten, eine besondere Bedeutung für die Beurteilung kognitiver Möglichkeiten. Dies kann gerade bei Kindern, bei denen keine anderen Möglichkeiten der Kommunikation gegeben sind, die Vermutung einer geistigen Behinderung nahelegen (vgl. WEHR - HERBST 1988).

7.1.2 Faktorenstruktur des K-Bogens

Die weitere Beschreibung der Förderstichprobe richtet sich nach den wesentlichen Bereichen der Förderdiagnostik. Daher werden im folgenden lediglich die Hauptfaktoren dargestellt. Die Werte der 3 Untersuchungsgruppen werden in Prozentangaben dargestellt und beziehen sich auf die Beurteilungen von 45 Kindern durch die studentischen Förderer, von 78 Kindern durch die Lehrer der Supervisionsgruppe und von 127 Kindern der Kontrollgruppe.

Eine faktorenanalytische Auswertung mit Varimaxrotation einer Erhebung mit dem K-Bogen zu Erhebungszeitpunkt 1 mit N = 262 Kindern mit schwersten Formen cerebraler Bewegungsstörungen erbrachte die im folgenden dargestellte Faktorenstruktur des Fragebogens. Die Analyse bezieht sich dabei auf die Items der vorherbestimmten Hauptbereiche des Fragebogens. Aufgrund der Faktorladungen ließen sich folgende Bereiche auf einem Faktor abbilden:

- Motorische Möglichkeiten
- Reaktion auf taktile Reize
- Reaktion auf optische Reize
- Reaktion auf akustische Reize
- Sprachverständnis

- Ausdrucksfähigkeit
- Kognitive Möglichkeiten

Der Bereich "Psychische Situation" ergab eine Vier-Faktoren-Lösung:

- Emotionale Grundstimmung (eher introvertiert)   (Faktor 1)
- Arbeitsstil   (Faktor 2)
- Konstitution   (Faktor 3)
- Emotionale Grundstimmung (eher extravertiert)   (Faktor 4)

Die Aktivitätsskala ließ sich durch drei Faktoren darstellen:

- Extravertierte reaktive Kommunikation   (Faktor 1)
- Introvertierte reaktive Kommunikation   (Faktor 2)
- Aktive Kommunikation   (Faktor 3)

Zur Interpretation der Faktoren wurden die Items mit Faktorladungen größer .50 herangezogen. Im folgenden werden die Items mit ihren Faktorladungen dargestellt, die die einzelnen Faktoren bilden.

Eine zweite Faktorenanalyse wurde zu Erhebungszeitpunkt 2 durchgeführt. In diese Analyse gingen N = 163 Fragebögen ein. Die Faktorenstruktur ist zu beiden Erhebungsterminen vergleichbar. Lediglich die Faktoren der psychischen Situation haben sich zu Zeitpunkt 2 etwas verändert.

Es kann daher davon ausgegangen werden, daß zu beiden Erhebungszeitpunkten das gleiche gemessen wurde.
Im folgenden werden die Faktoren mit ihren Ladungen zu Erhebungszeitpunkt 1 dargestellt. Daneben werden die Ladungen der Faktoren zu Erhebungszeitpunkt 2 angeführt.

	Z1	Z2
Motorische Behinderung:		
Kopf heben	.709	.699
Setzt Arme und Hände ein	.703	.730
Verfolgt mit Blick	.639	.590
Fixiert	.591	.589
Reaktion auf taktile Reize:		
Reagiert auf Streicheln	.888	.906
Reagiert auf Körperkontakt	.868	.918
Reagiert auf Berührung	.537	.782

Reaktion auf optische Reize:

Folgt Personen mit Blick	.913	.901
Folgt Dingen mit Blick	.899	.909
Fixiert	.889	.921
Erkennt Bezugsperson	.712	.734
Erkennt Situationszusammenhänge	.678	.658
Bevorzugt Gegenstände	.451	.527

Reaktion auf akustische Reize:

Reagiert mit Blickkontakt	.850	.870
Nimmt Blickkontakt auf	.848	.835
Reagiert auf Ansprache	.694	.747
Zeigt Wünsche & Bedürfnisse	.666	.713

Sprachverständnis

Gegenstände unterscheiden	.902	.940
Reagiert auf Entscheidungsfragen	.901	.918
Versteht Signalwörter zu bek. Sit.	.884	.930
Versteht Begrüßungsformeln	.869	.881
Versteht Signalwörter unbek. Sit.	.853	.910

Ausdrucksfähigkeit:
Ausdrucksformen, die Sprache ergänzen

Piktogramme	.796	.813
Bilder	.779	.779
Fotos	.762	.784
Symbole	.749	.766
Gegenstände	.692	.748

Gestik und Mimik

Zeigen	.625	.694
Löb / Bliss	.537	.542
Schriftsprache	.527	.605

Kognitive Möglichkeiten:

Versteht Gegensätze	.888	.900
Versteht größer/kleiner	.881	.881
Unterscheidet Kategorien	.880	.901
Hat Mengenverständnis	.863	.856
Kann Gegenstand auf Bild erkennen	.830	.813
Hat Zahlenverständnis	.828	.862
Erkennt Buchstaben	.813	.838
Kann Ja / Nein - Entscheidung ausdrücken	.803	.802

Erkennt Wörter	.802	.797
Versteht regelhafte Abläufe	.794	-
Reagiert auf Aufforderung	.668	.760

Psychische Situation:

Faktor 1

Sanft & friedlich	.767	.477
Ausgeglichen	.745	.463
Aggressiv	-.701	-
Durchsetzungsfähig	-.591	-
Zufrieden	.508	.700
Vergnügt	-	.757
Heiter	-	.694
Sympathisch	-	.689
Sucht Zuwendung	-	.622

Faktor 2

Konzentriert	.760	-
Gründlich	.737	-
Aktiv	.669	.665
Interessiert	.647	-
Ausdauernd	.640	-
Lebhaft	.469	.726
Aggressiv	-	.666
Durchsetzungsfähig	-	.650

Faktor 3

Robust	.738	-
Stabil	.640	-
Nicht schreckhaft	.593	-
Entspannt	.342	-
Konzentriert	-	.782
Gründlich	-	.754
Ausdauernd	-	.547

Faktor 4

Sucht Zuwendung	.724	-
Sympathisch	.638	-
Heiter	.555	-
Robust	-	.734
Stabil	-	.640
Nicht schreckhaft	-	.528
Entspannt	-	.411

Aktivität:
Faktor 1

Hat gerne Trubel & Betrieb um sich	.754	.723
Reagiert freudig erregt	.689	.533
Reagiert auf lustige Situationen	.638	.650
Ist gerne unter Menschen	.628	.604
Beschäftigt sich gern in Gruppe	.538	.732
Ist gerne alleine	-	.605

Faktor 2

Zeigt, daß ihm etwas nicht paßt	.791	.787
Macht auf sich aufmerksam	.712	.730
Versucht die Umwelt zu erobern	.675	.490

Faktor 3

Zieht sich in Gegenwart von Fremden zurück	.790	.539
Fühlt sich unbehaglich in ungewohnter Umgebung	.654	.619
Zieht sich bei Auseinandersetzungen mit einem Schüler zurück	.568	.550
Ist vergnügt und unbekümmert	-.429	-.579

Im folgenden sollen die Möglichkeiten der geförderten Kinder, wie sie sich aus den Beurteilungen der Förderer im K-Bogen ergaben, beschrieben werden. Es wird jeweils angegeben, wieviel Prozent der Kinder die beschriebenen Funktionen beherrschen. Hierzu werden auch Items herangezogen, die geringere Faktorladungen als .50 hatten.

Die dargestellten Daten beziehen sich auf die zu Beginn des Förderprojektes (Zeitpunkt 1, Z1) auswertbaren Daten. Zwischen den dargestellten Fördergruppen ergaben sich einige im Chi^2 - Test (Likelihood) signifikanten Unterschiede. Items, die auf dem 5 % Niveau signifikante Unterschiede zwischen den Gruppen aufweisen, werden im folgenden mit s gekennzeichnet; auf dem 1 % Niveau signifikante Unterschiede werden mit ss gekennzeichnet.

Es zeigte sich, daß die Kontrollgruppe in der Regel die Möglichkeiten der Kinder am schlechtesten einschätzte. Von den Studenten wurden die motorischen Möglichkeiten der Kinder in den zweierskalierten Fragen am höchsten eingeschätzt, während die Lehrer der Supervisionsgruppe die Reaktionsmöglichkeiten der Kinder auf taktile, optische und akustische Reize (viererskaliert) höher einschätzten. Hierauf soll in Kap. 7.1.3 näher eingegangen werden.

Im Sprachverständnis und den kognitiven Möglichkeiten wurden die Kinder von den Studenten in der Regel besser eingeschätzt, während sich beim Ausdrucksverhalten und in der psychischen Situation wechselweise bessere Einschätzung ergaben. Hierauf wird in den jeweiligen Kapiteln näher eingegangen.

7.1.3 Motorische Möglichkeiten

Betrachtet man die motorischen Möglichkeiten der Kinder, d. h. wie diese von den Förderern in der K - Diagnostik eingeschätzt werden, so scheinen diese relativ hoch zu sein. So können 93,3 % der Kinder fixieren, 95,6 % verfolgen Personen mit dem Blick und immerhin 73,3 % setzten Arme und Hände ein (vgl. Tabelle 25).

Motorische Möglichkeiten	S	KG	SV	Sign.
Setzt Arme & Hände ein	73,3	66,1	78,2	-
Greift	66,7	57,5	61,5	-
Zeigt	38,6	29,3	35,9	-
Kopf oben behalten	89,9	87,2	91,0	-
Kopf heben	88,9	82,7	94,9	-
Fixiert	93,3	78,0	91,0	s
Verfolgt mit Blick	95,6	79,5	89,7	s

Legende:
S = Studentengruppe,
KG = Kontrollgruppe,
SV = Supervisionsgruppe,
s = Signifikanz auf dem 5 % Niveau
ss = Signifikanz auf dem 1 % Niveau

Tabelle 13: Die motorischen Möglichkeiten der Kinder in Prozentangaben

Es fällt auf, daß die studentischen Förderer häufig positivere Beurteilungen abgeben als die beiden anderen Fördergruppen, wobei von den beiden Lehrergruppen wiederum die Gruppe der Lehrer unter Supervision die Möglichkeiten der Kinder besser einschätzt.
In der Beurteilung durch die Lehrergruppe können lediglich 78 % bzw. 91 % der Kinder fixieren. 79,5 bzw. 79,7 % verfolgen Personen mit dem Blick und 66,1 bzw. 78,2 % setzen Arme und Hände ein (vgl. Tabelle 13). Vordergründig betrachtet scheinen die studentischen Förderer sich diejenigen Kinder für ihre Stichprobe ausgesucht zu haben, die die besseren motorischen Möglichkeiten besitzen. Da es sich jedoch, wie in Kap. 6.1. dargestellt, um Beurteilungen in einer von Unsicherheit gekennzeichneten Diagnosesituation handelt, lohnt es sich, diese Beurteilungen näher zu untersuchen; dies insbesondere darauf, inwieweit sie einer tatsächlichen Beurteilung des Kindes entsprechen oder eher subjektiv gefärbte Einstellungen zu dem Kind darstellen. In den hier dargestellten Beurteilungen mußten sich die Beurteiler zwischen Ja oder Nein entscheiden, d. h. die Fragen sind zweierskaliert und lassen keine unentschiedenen Antworten zu.

Im Vergleich hierzu stellen sich die Beurteilungen anders dar, wenn die Möglichkeit einer unentschiedenen Antwort eingeräumt wird, die Antworten also mindestens dreierskaliert sind. Im K-Bogen sind die Fragen sogar viererskaliert, die beiden unsicheren Antworten (eher ja, eher nein) werden hier jedoch zu einer gemeinsamen "weiß nicht"-Antwort zusammengezogen.

Gibt man den Beurteilern die Möglichkeit einer unentschiedenen Antwort, d. h. Gelegenheit, ihre Unsicherheit auszudrücken, gleichen sich die Beurteilungen sowohl der studentischen und der Lehrer unter Supervision-Förderer als auch der Kontrollgruppe auf einem niedrigeren Niveau an.

64,4 % der Studenten vs. 62,2 % der Kontrollgruppe und 71,8 % der Supervisionsgruppe sind der Meinung, daß die Kinder fixieren können (vgl. Tab. 15).
62,2 % der Kontrollgruppe und 64,1 % der Supervisionsgruppe bzw. 62,2 % der Studenten glaubt, daß die Kinder Dinge mit dem Blick verfolgen (vgl. Tab.14).
35,6 % der Studenten bzw. 45,7 % der Kontrollgruppe und 42,3 % der Supervisionsgruppe glauben, daß die Kinder Gegenstände betasten (vgl. Tab.16).

Hier scheint sich eine Tendenz anzudeuten, daß in Beurteilungssituationen, in denen Unsicherheit bezüglich der Möglichkeiten der Kinder besteht, eher zu Gunsten der Kinder beurteilt wird, ihnen also eher etwas zugetraut als abgesprochen wird. Diese Tendenz besteht in der studentischen Fördergruppe deutlich stärker als in den Lehrergruppen. Ob und welchen Einfluß dies auf die Planung, Durchführung und den Erfolg einer Förderung hat, müßte in einer differentiellen Studie abgeklärt werden. Dieser Vorschußbonus dürfte über eine generell vorhandene Tendenz zu Ja-Antworten, wie sie aus der empirischen Sozialforschung bekannt ist, hinausgehen und könnte bedeuten, daß auch in Fördersituationen, in denen aufgrund diagnostischer Einschätzungen zunächst die Prognose eines Fördererfolges unsicher scheint, eine Förderung aufgenommen werden kann.

Da die Unsicherheit in der Beurteilung der Kinder erheblich ist, etwa 1/3 der Antworten sind unsichere Antworten (vgl. Tab. 14-16), sind die Kinder auch in starkem Maße auf eine "Förderung auf Verdacht", d. h. eine Förderung, die auch bei lediglich ansatzweise positiven Prognosen aufgenommen wird, angewiesen (vgl. Vorschußvertrauen Kap. 5.2.2).

	ja			weiß nicht			nein		
Item	S	KG	SV	S	KG	SV	S	KG	SV
Verfolgt Dinge mit Blick (2er skaliert)	95,6	79,5	87,7	–	3,9	–	4,4	16,5	10,3
Folgt Dingen mit Blick (4er skaliert)	62,2	62,2	64,1	33,4	22,9	26,9	4,4	15,0	9,0
Folgt Personen mit Blick (4er skaliert)	64,4	60,6	62,8	33,3	22,0	28,2	2,2	17,3	9,0

(Tabelle 14)

	ja			weiß nicht			nein		
Item	S	KG	SV	S	KG	SV	S	KG	SV
Fixiert (2er skaliert)	93,3	78	91	–	3,1	–	6,7	18,9	9,0
Fixiert (4er skaliert)	64,4	62,2	71,8	35,5	21,2	19,2	–	16,5	9,0

(Tabelle 15)

	ja			weiß nicht			nein		
Item	S	KG	SV	S	KG	SV	S	KG	SV
Setzt Arme und Hände ein (2 erskaliert)	73,3	66,1	78,2	–	2,4	1,3	26,7	31,5	20,5
Betastet Gegenstände (4er skaliert)	35,6	45,7	42,3	31,1	17,3	29,4	31,1	37,0	28,2

(Tabelle 16)

Legende:

S = Studenten
KG = Kontrollgurppe
SV = Supervisonsgruppe

Tabellen 14-16: Vergleich der zweierskalierten Fragen mit viererskalierten Fragen

Die in der Antwortkategorie "weiß nicht" bei den zweierskalierten Items vorkommenden Nennungen beruhen darauf, daß manche Lehrer überhaupt nicht antworteten; d. h. es handelt sich hier um missing values.

7.1.4 Reaktion auf taktile Reize

Bezüglich der Reaktionen auf taktile Reize waren viererskalierte Antworten möglich.

Es zeigte sich, daß Reaktionen auf Berührungsreize bei den meisten Kindern sehr ausgeprägt vorhanden waren. Jedoch sind differenzierte und eigeninitiierte, aktive Reaktionen nur bei wenigen der Kinder möglich. So nutzen nur etwa 1/3 der Kinder taktile Reizangebote, um Gegenstände auch zu betasten (vgl. Tab. 17).

Die studentischen Förderer glauben, daß ihre Kinder weniger auf Berührungsreize reagieren und seltener Gegenstände betasten als die Lehrergruppen. Dies mag daran liegen, daß die Intentionen der Förderer meist in Richtung einer kognitiven Förderung gingen, obwohl durchaus auch basale Anteile in den Förderungen vorhanden waren.

Reaktion auf taktile Reize	S	KG	SV	Sign.
Reagiert auf Berührung	73,3	79,5	88,5	-
Streicheln	82,2	79,5	93,6	-
Körperkontakt	82,2	80,3	94,9	-
Betastet Gegenstände	35,6	45,7	42,3	

Legende:

S = Studenten
KG = Kontrollgruppe
SV = Supervisionsgruppe

Tabelle 17: Die Reaktionsmöglichkeiten der Kinder auf taktile Reize

7.1.5 Reaktion auf optische Reize

In der Regel reagieren über die Hälfte der Kinder auf optische Reize. Sie können Personen und Dingen mit dem Blick folgen und diese fixieren. In etwas geringerem Ausmaß scheinen sie Gegenstände zu bevorzugen und Situationszusammenhänge zu erkennen. Über 1/3 der Kinder erkennt die Bezugspersonen, wobei die Kinder der studentischen Förderer, die Bezugspersonen etwas besser zu erkennen und mehr Vorlieben für bestimmte Gegenstände zu zeigen scheinen (vgl. Tab. 18). In den Beurteilungen, die sich auf konkret beobachtbare motorische Reaktionen beziehen, beurteilt die Supervisionsgruppe die Kinder besser; so z. B.: folgt Dingen mit Blick, fixiert oder erkennt Bezugspersonen.

Reaktion auf optische Reize	S	KG	SV	Sign.
Folgt Dingen mit Blick	62,2	64,2	64,1	s
Folgt Personen mit Blick	62,2	60,6	62,8	-
Fixiert	64,4	62,2	71,8	s
Bevorzugt Gegenstände	51,1	42,5	29,5	ss
Erkennt Situationszusammenhänge	51,1	52,8	52,6	-

Legende:
S = Studenten
KG = Kontrollgruppe
SV = Supervisionsgruppe

Tabelle 18: Die Reaktionsmöglichkeiten der Kinder auf optische Reize

7.1.6 Reaktion auf akustische Reize

Weniger als die Hälfte der Kinder zeigt ihre Wünsche und Bedürfnisse oder nimmt Blickkontakt auf, lediglich 1/3 reagiert überhaupt auf Ansprache. Jedoch scheint über die Hälfte der Kinder in der Lage zu sein, mit Blickkontakt zu reagieren.

Die Gruppe der Förderer ist der Meinung, daß die Kinder weniger auf Ansprache reagieren oder ihre Wünsche äußern, jedoch vermehrt mit Blickkontakt reagieren (vgl. Tab.19). Die gleiche Tendenz, jedoch quantitativ häufiger, wird von der Supervisionsgruppe beschrieben. Beide Gruppen sind der Meinung, daß die häufigste Reaktion der Kinder auf akustische Reize im Blickkontakt besteht (62,2 %).

Reaktion auf akustische Reize	S	KG	SV	Sign
Reagiert auf Ansprache	32,5	46,9	42,4	-
Zeigt Wünsche & Bedürfnisse	44,4	57,5	62,8	s
Nimmt Blick Kontakt	46,7	46,7	51,3	-
Reagiert mit Blickkontakt	62,2	52,8	62,2	s

Tabelle 19: Die Reaktionsmöglichkeiten der Kinder auf akustische Reize

7.1.7 Sprachverständnis

Bezüglich des Sprachverständnisses beurteilen die studentischen Förderer ihre Kinder wiederum durchweg positiver als die Lehrergruppen. Die Kinder verstehen in über der Hälfte der Fälle durchweg Signalwörter und Begrüßungsformeln, können Gegenstände unterscheiden und reagieren auf Entscheidungsfragen (vgl. Tab. 20). Besonders groß ist der Unterschied zwischen Studenten und Supervisionsgruppe bezüglich der Möglichkeit der Kinder, Gegenstände zu unterscheiden und Signalwörter auch in unbekannten Situationen zu verstehen, also in schwierigen Beurteilungssituationen, die besonders auf Kommunikation angewiesen sind.

Sprachverständnis	S	KG	SV	Sign.
Versteht Signalwörter (bek. Situation)	64,4	53,5	60,3	-
Versteht Begrüßungsformeln	62,2	48,0	60,3	-
Gegenstände unterscheiden	60,0	30,7	41,0	ss
Versteht Signalwörter (unbekannte Situation)	51,1	35,4	35,9	s
Reagiert auf Entscheidungsfragen	53,3	36,2	49,4	-

Tabelle 20: Das Sprachverständnis der Kinder

7.1.8 Ausdrucksmöglichkeiten

Deutlich häufiger als die Lehrergruppen, nämlich in über 2/3 der Fälle sehen die studentischen Förderer im Gesichtsausdruck der Kinder und in deren Blickverhalten eine Form des Ausdrucks. Nur bei etwa 1/3 der Kinder wird von beiden Gruppen gleichermaßen eine Ausdrucksmöglichkeit in Zeigen und Aufrichten im Stuhl gesehen. Letzteres ist sicher als Kommunikationsmöglichkeit zu unspezifisch, während Zeigen aufgrund der Behinderung nur selten möglich sein wird (vgl. Tab. 21). Auch hier fällt wieder auf, daß gerade die schwerer zu beobachtenden und mit Kommunikation in Verbindung zu bringenden Verhaltensweisen, wie Schauen und Gesichtsausdruck-Verändern, den Kindern von den Studenten häufiger zugeschrieben werden, während eindeutigere Verhaltensweisen häufiger von den Lehrern der Supervisionsgruppe genannt werden. Die Lehrer der Kontrollgruppe bleiben auch hier mit ihren Nennungen hinter den übrigen Fördergruppen zurück.

Ausdrucksmöglichkeiten	S	KG	SV	Sign.
Schauen	80,0	55,1	71,8	s
Zeigen	37,8	24,4	39,7	-
Aufrichten im Stuhl	35,6	30,7	42,3	-
Gesichtsausdruck verändern	95,6	78,7	84,6	s
Aktion	31,1	27,6	38,5	-
Reaktion	53,3	40,9	55,1	-

Tabelle 21: Die Ausdrucksmöglichkeiten der Kinder

7.1.9 Kognitive Möglichkeiten

Die kognitiven Möglichkeiten der Kinder werden von den Förderern teils in erheblichem Maße besser eingeschätzt als von den Lehrergruppen (vgl. Tab. 22). Dies kann sicher zum Teil daran liegen, daß die Antwortskala hier wiederum nur Ja- oder Nein- Antworten zuläßt und die studentischen Förderer eine deutlichere Tendenz zeigen, in unsicheren Beurteilungssituationen eine Fähigkeit eher zu- als abzusprechen. Zum anderen scheint aber auch eine Tendenz bei den studentischen Förderern zu bestehen, diejenigen Möglichkeiten der Kinder besser einzustufen, die auf kognitive Fähigkeiten schließen lassen (vgl. Tab. 22). 2/3 der geförderten Kinder sind in der Lage, Ja- oder Nein- Entscheidungen, wenn auch teilweise lediglich als basale Ablehnungs- oder Zustimmungsreaktion, auszudrücken; 2/3 reagieren in irgendeiner Form auf Aufforderungen, können Gegenstände erkennen, erkennen sich im Spiegel, zeigen Widerstand und verstehen Situationskomik. Auch hier sind oft recht basale Reaktionsformen in die Bewertung mit eingegangen.

Weniger als die Hälfte der Kinder hat Mengen- und Zahlenverständnis, ist hilfsbereit, zeigt Mitleid, Schadenfreude oder Distanz gegenüber Fremden. Nur etwa 1/3 erkennt Buchstaben oder Wörter.

Die kognitiven Möglichkeiten der Kinder im Sinne der Kulturtechniken scheinen also relativ begrenzt zu sein, jedoch kann über die Hälfte Kategorien unterscheiden, behält einmal Gelerntes und versteht Gegensätze. Sie lassen also Entwicklungsmöglichkeiten erkennen (vgl. Tab. 22).

Ausdrucksmöglichkeiten	S	KG	SV	Sign.
Versteht größer / kleiner	55,6	26,0	33,3	ss
Entscheidung Ja / Nein	77,8	43,3	59,0	ss
Versteht Gegensätze	64,4	29,1	42,3	ss
Reagiert auf Aufforderung	77,8	52,8	65,4	s
Unterscheidet Kategorien	53,3	24,4	30,8	s
Versteht Regelhafte Abläufe	64,4	40,9	52,6	-
Kann Gegenstände erkennen	73,3	38,6	52,6	ss
Hat Mengenverständnis	44,4	18,9	33,3	ss
Hat Zahlenverständnis	42,2	15,7	24,4	ss
Erkennt Buchstaben	33,3	18,1	23,1	-
Erkennt Wörter	28,9	16,5	25,6	-
Distanziert gegenüber Fremden	40,0	36,8	53,2	-
Findet Dinge wieder	63,6	36,3	59,5	ss
Hilfsbereit	47,7	18,7	34,2	ss
Erkennt sich im Spiegel	77,3	50,0	68,5	ss
Zeigt Widerstand	76,7	52,4	66,0	ss
Zeigt Mitleid	41,9	24,0	36,4	s
Zeigt Schadenfreude	48,9	31,5	40,3	-
Versteht Situationskomik	70,5	35,0	47,9	s
Behält Gelerntes	54,1	46,7	52,3	-

Tabelle 22: Die kognitiven Möglichkeiten der Kinder

7.1.10 Die psychische Situation

Die psychische Situation der Kinder sollte durch die Gegensatzpaare eingeschätzt werden, von denen im folgenden teilweise nur eine Eigenschaft genannt wird. (vgl. Tab. 23). Hier waren wieder vier Antwortmöglichkeiten gegeben.

Die als eher introvertiert zu beschreibende emotionale Grundstimmung der Kinder (Psyche 1) ist gekennzeichnet durch eine fast nicht vorhandene Aggressivität; die Kinder werden überwiegend als angepaßt bezeichnet, jedoch ist nur 1/3 zufrieden und ausgeglichen. Als durchsetzungsfähig werden lediglich 40 % der Kinder bezeichnet. Die studentischen Förderer beschreiben die Kinder als durchsetzungsfähiger, während die Lehrergruppen sie eher für zufrieden halten.

Die Arbeitshaltung (Psyche 2) kann bei etwas weniger als der Hälfte der Kinder als interessiert beschrieben werden. 1/3 der Kinder wird als aktiv bezeichnet, wobei jedoch Konzentration, Ausdauer und Gründlichkeit behinderungsbedingt nur bei deutlich weniger als 1/3 der Kinder vorhanden ist. Sowohl Gründlichkeit als auch Aktivität und Interesse wird von den studentischen Förderern deutlich besser beurteilt als von den Lehrergruppen.

Ebenso schlecht wird die Konstitution (Psyche 3) der Kinder beurteilt, wobei hier die Lehrergruppen die Kinder als deutlich stabiler einschätzen als die Gruppe der Förderer.

Die eher extravertierte Grundstimmung der Kinder (Psyche 4) zeigt, daß weit über 2/3 der Kinder als sympathisch beurteilt werden. Über die Hälfte der Kinder ist heiter und sucht Zuwendung, während lediglich noch 1/3 vergnügt und lebhaft ist. Die Gruppe der studentischen Förderer beurteilt die Kinder durchweg als sympathischer, heiterer, vergnügter und als vermehrt Zuwendung suchend.

Psyche 1 (Emot. Grundstimmung introvertiert)	S	KG	SV	Sign.
Ausgeglichen / Launisch	33,3	33,9	39,7	-
Durchsetzungsfähig	40,0	22,0	30,8	-
Sanft / Ärgert sich	46,7	51,2	44,9	-
Aggressiv / Angepaßt	24,4	3,1	16,7	s
Zufrieden	26,7	32,3	39,7	-
Psyche 2 (Arbeitshaltung)	S	KG	SV	Sign.
Konzentriert	13,3	10,2	25,6	ss
Gründlich	15,6	7,1	11,5	-
Aktiv	28,9	13,4	26,9	s
Interessiert	46,7	27,6	43,6	s
Ausdauer	17,8	11,8	20,5	-
Psyche 3 (Konstitution)	S	KG	SV	Sign.
Stabil	15,6	27,6	33,3	-
Robust	13,3	13,4	14,1	-
Nicht schreckhaft	11,1	18,1	16,7	s
Entspannt	17,9	3,1	2,6	-
Psyche 4 (Emot. Grundstimmung extravertiert)	S	KG	SV	Sign.
Zuwendung	60,0	39,4	38,5	s
Sympathisch	86,7	67,7	78,2	-
Heiter / Traurig	53,3	32,3	43,6	ss
Vergnügt / Mürrisch	35,6	33,1	51,3	ss
Lebhaft / Ruhig	26,7	16,5	26,9	-

Tabelle 23: Die Faktoren der psychischen Situation der Kinder

7.1.11 Die Aktivitätsskala

Auch die Aktivität der Kinder kann in eine eher extravertierte und eine eher introvertierte Aktivität eingeteilt werden.

Über 2/3 der Kinder zeigen eine eher extravertierte Aktivität (Aktivität 1), wobei die Lehrergruppen tendenziell eher glauben, daß die Kinder sich gerne in der Gruppe beschäftigen und unter Menschen sind, während die Förderer glauben, daß mehr Kinder auf lustige Situationen reagieren.

Dementsprechend wird etwa 1/3 der Kinder in ihrer Aktivität als introvertiert gesehen, wobei die Förderer die Kinder häufiger als introvertiert beurteilen (Aktivität 3).

Die aktive Kommunikation (Aktivität 2) wird als sehr hoch bewertet. Über 2/3 der Kinder machen auf sich aufmerksam, zeigen, wenn ihnen etwas nicht paßt oder zeigen Vorlieben für Speisen. Immerhin wird 60 % der Kinder trotz ihrer Behinderung der Versuch zugeschrieben, die Umwelt zu erobern. Tendenziell schreiben die studentischen Förderer den Kindern mehr aktive Kommunikationsversuche zu (vgl. Tab. 24).

Aktivität 1 (Reaktive Kommunikation Extravertiert)	S	KG	SV	Sign.
Beschäftigt sich in der Gruppe	62,2	67,7	73,1	-
Hat gerne Trubel	80,0	75,6	78,2	-
Reagiert auf Ansprache	82,2	70,1	82,1	-
Ist gerne unter Menschen	84,4	89,0	94,9	-
Reagiert auf lustige Sit.	84,4	55,9	65,4	s
Aktivität 2 (Aktive Kommunikation)	S	KG	SV	Sign.
Zeigt wenn es ihm nicht paßt	77,8	66,9	78,2	-
Macht auf sich Aufmerksam	77,8	66,9	78,2	-
Versucht die Umwelt zu erobern	60,5	47,2	76,9	s
Zeigt Vorliebe für Speisen	80,0	72,4	76,9	-
Aktivität 3 (Reaktive Kommunikation introvertiert)	S	KG	SV	Sign
Zieht sich in Gegenwart von Fremden zurück	31,1	17,3	24,4	-
Zieht sich bei Auseinandersetzungen zurück	26,7	15,7	14,1	-
Ist unbekümmert und vergnügt	66,7	54,3	61,5	-
Ist das Kind gerne alleine	20,0	22,8	15,4	-
Unwohl in fremder Umgebung	31,1	30,7	50,0	s

Tabelle 24: Die Aktivität der Kinder

In einem statistischen Vergleich der Gruppe der Studenten mit den zusammengefaßten Gruppen der Lehrer ergeben sich signifikante Unterschiede in der Beurteilung des Sprachverständnisses ($p=0,009$), des Ausdrucksvermögens ($p=0,003$), der kognitiven Möglichkeiten ($p=0,001$) und der extravertierten Grundstimmung ($p=0,006$) der Kinder (Psyche 4). Die Unterschiede in den übrigen Bereichen waren nicht signifikant. Die Signifikanzprüfungen wurden mit dem Mann-Whitney-Test durchgeführt.

In Tabelle 25 wird gezeigt, daß die studentischen Förderer fast durchgängig mehr Hilfsmittel einsetzen als die Lehrergruppen, insbesondere als die Kontrollgruppe. Lediglich der Computer- und Tafeleinsatz findet vermehrt in den Schulen statt.

Ausdrucksformen	S	KG	SV	Sign.
Gegenstände	46,7	20,5	35,9	ss
Fotos	35,6	15,7	32,1	ss
Bilder	33,3	9,4	30,8	ss
Piktogramme	22,2	9,4	15,4	s
Symbole	26,7	9,4	15,4	s
Schriftsprache	11,1	9,4	12,8	-
Löb / Bliss	20,0	5,5	10,3	s
Zeigen	46,7	11,8	33,3	ss
Indirektes Zeigen	2,2	2,4	5,1	-
Computer	4,4	12,8	7,1	-
Tafel	8,9	4,7	10,2	ss
Verst. System Aktion	31,1	27,6	38,5	-
Verst. System Reaktion	53,3	40,9	55,1	-

Tabelle 25: Eingesetzte Hilfsmittel zur Kommunikation im Mittelwertvergleich

7.2 VERGLEICHENDE BETRACHTUNG DER FÖRDERGRUPPEN ZU ERHEBUNGSZEITPUNKT 1

7.2.1 Vergleich auf Faktorenebene

In einem statistischen Vergleich mit Hilfe des Duncan - Tests wurde der Zusammenhang zwischen den Fördergruppen auf Faktorenebene untersucht. Es zeigte sich, daß die Kontrollgruppe sich meist signifikant von der Studentengruppe und der Supervisionsgruppe unterscheidet.

Die Studenten schätzen ihre geförderten Kinder signifikant höher ein in Sprachverständnis, Ausdrucksmöglichkeiten, kognitiven Möglichkeiten und in der extravertierten Grundstimmung als die Kontrollgruppe. Die Supervisionsgruppe schätzt ihre Kinder signifikant höher ein in deren motorischen Möglichkeiten, Reaktion auf taktile Reize, Sprachverständnis, Ausdruck, aktive Kommunikation, Arbeitshaltung und in der extravertierten Grundstimmung als die Kontrollgruppe. In den kognitiven Möglichkeiten schätzen die Studenten ihre Kinder noch einmal signifikant besser ein als die Supervisionsgruppe. Die Zusammenhänge und Mittelwerte sind in Tab. 26 dargestellt.

Für die Aktivitätsskala und die psychische Situation ergeben sich signifikante Unterschiede zwischen Kontrollgruppe und Supervisionsgruppe in der aktiven Kommunikation, der Arbeitshaltung und der extravertierten Grundstimmung. Auch die Studentengruppe unterscheidet sich signifikant von der Kontrollgruppe in der Beurteilung der extravertierten Grundstimmung.

	Mittelwerte			Signifikanzniveau	
	KG	S	SV	.95	.99
Motorische Möglichkeiten	15,0	16,2	16,4	KG/SV	KG/SV
Reaktion taktile Reize	12,9	13,0	13,8	KG/SV	
Reaktion optische Reize	16,8	19,6	17,9	KG/S	
Reaktion akustische Reize	11,2	12,6	12,3		
Sprachverständnis	10,4	14,5	12,5	KG/SV	KG/SV
Ausdrucksmöglichkeiten	13,8	17,9	16,2		KG/S KG/SV
Kognitive Möglichkeiten	6,9	12,6	9,1	SV/S	KG/S
Aktivität:					
Reaktive Kommunikation (extravertiert)	8,1	8,7	8,9		
Aktive Kommunikation	7,1	8,1	8,3	KG/SV	
Reaktive Kommunikation (introvertiert)	2,2	2,5	2,5		
Psychische Situation:					
Emotionale Grundstimmung (introvertiert)	6,8	5,6	6,6		
Arbeitshaltung	11,6	12,6	13,3	KG/SV	
Konstitution	7,8	7,3	8,1		
Emotionale Grundstimmung (extravertiert)	9,5	9,6	9,9	KG/SV	KG/S

Tabelle 26: Ergebnisse der Mittelwertvergleiche im Duncan - Test
(Es sind jeweils die Gruppen angegeben, die sich signifikant unterscheiden).

Die Ergebnisse des Duncan-Tests werden in einem varianzanalytischen Vergleich der drei Fördergruppen bestätigt (vgl. Tab. 27). Auf die Varianzanalyse wird in Kap. 7.2.3 näher eingegangen. Die etwas unterschiedlichen Mittelwerte sind darauf zurückzuführen, daß im Duncan-Test, der zu Zeitpunkt 1 durchgeführt wurde, eine größere Stichprobe zur Verfügung stand. Zu Zeitpunkt 2 waren, wie bereits beschrieben, einige Förderungen abgebrochen worden, so daß zu dem in der Varianzanalyse auswertbaren Förderzeitpunkt 1 weniger Förderungen eingehen konnten. Daß sich die Mittelwerte zwischen Duncan-Test (Z1) und Varianzanalyse (Z1) nicht wesentlich unterscheiden, zeigt, daß durch die Reduktion der Stichprobe keine wesentliche Veränderung in der verbleibenden Stichprobe stattgefunden hat.

	KG	S	SV	P
Motorische Möglichkeiten	14,8	16,1	16,1	.07
Reaktion taktile Reize	12,7	13,0	13,9	
Reaktion optische Reize	15,7	19,9	17,5	.02
Reaktion akustische Reize	11,0	12,8	12,7	.01
Sprachverständnis	9,0	14,8	12,8	.00
Ausdrucksmöglichkeiten	12,7	18,1	17,0	.00
Kognitive Möglichkeiten	5,9	12,7	9,7	.00
Aktivität:				
Reaktive Kommunikation (extravertiert)	8,1	8,7	8,9	
Aktive Kommunikation	7,1	8,1	8,3	.002
Reaktive Kommunikation (introvertiert)	2,2	2,5	2,5	
Psychische Situation:				
Emotionale Grundstimmung (introvertiert)	6,8	5,6	6,6	
Arbeitshaltung	11,6	12,6	13,3	.027
Konstitution	7,8	7,3	8,1	
Emotionale Grundstimmung (extravertiert)	9,5	9,6	9,9	

Tabelle 27: Varianzanalytischer Vergleich der drei Fördergruppen zu Erhebungszeitpunkt 1

7.2.2 Vergleich zusätzlicher Variablen

In Tabelle 28 werden einige zusätzliche Variablen, die für die Charakterisierung der Stichprobe wichtig erscheinen, im Vergleich der drei Fördergruppen betrachtet.

Bezüglich der Geschlechtszugehörigkeit und Altersverteilung ergaben sich keine Unterschiede zwischen den Gruppen. Jedoch ergaben sich signifikante Unterschiede in den Förderungen, die die Kinder zu Beginn des Förderprojektes bereits hatten. In den Lehrergruppen hatten die Kinder zu Förderbeginn bereits signifikant mehr Förderungen als in den Studentengruppen. Dies zeigt zum einen, daß die Lehrer meist schon laufende Förderungen in das Projekt einbrachten, zum anderen, daß die Studenten Kinder förderten, die vorher keine besondere Förderung erhalten hatten, sei es weil ihnen keine Entwicklungsmöglichkeiten mehr zugesprochen wurden oder weil es an Personal fehlte. Dazu würde passen, daß die Kinder der Studenten aus Klassen mit der höchsten Schülerfrequenz kommen. Jedoch steht diesen Klassen auch das meiste Personal zur Verfügung, das jedoch wahrscheinlich einen hohen Pflegeaufwand leisten muß, denn hier wird auch der höchste Zeitaufwand zum Füttern gebraucht (vgl. Tab. 28).

Förderung zu Beginn des Projektes in:	Mittelwerte			Signifikanzniveau	
	KG	S	SV	.99	.95
Sprachverständnis	0,9	0,5	1,4	S/SV	S/KG
Ausdruck	0,6	0,5	1,1	S/SV SV/KG	
Anzahl der Kinder in der Gruppe	8,3	10,1	7,2	S/SV	
Anzahl der Lehrer in Stunden	37	50,6	30,8	S/SV	S/KG
Zeitraum für Füttern	53,2	73,6	53,9	S/SV S/KG	
Andere Förderungen	0,6	0,1	0,5	S/KG	S/SV

Tabelle 28: Ergebnisse der Mittelwertvergleiche im Duncan Test für charakteristische Variablen der Stichprobe

7.2.3 Zusammenfassung

Zusammenfassend kann gesagt werden:

Zu Förderbeginn hatten die Kinder der Studentengruppe und der Kontrollgruppe insgesamt weniger Förderung in Sprachverständnis und Ausdrucksverhalten als die Kinder der Supervisionsgruppe. Die Kinder der Studentengruppe hatten dabei insgesamt weniger Förderung als die Kinder der Kontrollgruppe. Auch andere Förderungen hatten die Kinder der Studentengruppe insgesamt weniger als die der Kontrollgruppe und der Supervisionsgruppe.

Trotzdem schätzen die Studenten ihre Kinder insgesamt höher ein im Sprachverständnis, in den Ausdrucksmöglichkeiten und in den kognitiven Möglichkeiten. Da die Kinder der Studentengruppe die wenigsten Förderungen hatten und in motorischen Möglichkeiten, Reaktion auf taktile Reize und akustische Reize eher so eingeschätzt werden wie die Kinder der Supervisionsgruppe, verstärkt sich der Eindruck, daß es sich hier um eine subjektiv gefärbte Wunschvorstellung zu handeln scheint. Eventuell hängt dies mit den insgesamt hohen Reaktionen der Kinder auf optische Reize zusammen.

Dagegen schätzt die Supervisionsgruppe ihre insgesamt häufiger geförderten Kinder durchweg signifikant besser ein als die Kontrollgruppe, während die mäßig geförderten Kinder der Kontrollgruppe von diesen am schlechtesten eingeschätzt wurden.

Es ist bemerkenswert, daß die Kinder der Kontrollgruppe weniger gefördert wurden, und diese Lehrer sich trotzdem nicht zu einer Förderung in Supervision entschließen konnten im Gegensatz zu den Lehrern der Supervisionsgruppe, die Kinder in Supervision förderten, die bereits insgesamt häufiger gefördert wurden als die Kinder der Kontrollgruppe.

Dies kann an mangelnder Bereitschaft aufgrund von Resignation, Personalmangel, Mangel an Kenntnissen oder an mangelndem Zutrauen in die Förderbarkeit der Kinder liegen.

Hierzu passen die Ergebnisse der Beurteilung der Aktivität und der psychischen Situation der Kinder. Die Kontrollgruppe schreibt ihren Kindern weniger aktive Kommunikation, einen schlechteren Arbeitsstil und weniger Extraversion zu.

7.3 BESCHREIBUNG DER FÖRDERUNG UND DER ENTWICKLUNGSFORTSCHRITTE

7.3.1 Die Entwicklungsniveaus der Kinder

Die von den Studenten vorwiegend im Elternhaus in Einzelförderung betreuten Kinder lassen sich aufgrund einer von den Studenten vorgenommenen Einschätzung gemäß ihrer motorischen, psychischen und kognitiven Situation in vier Entwicklungsstufen einordnen, die dann wieder, quasi als Lernausgangslage, auf die Förderinhalte und Fördermedien Hinweise geben. Für die Lehrergruppe lagen solche Einschätzungen zu Erhebungszeitpunkt 1 nicht vor; daher bezieht sich die Darstellung der Entwicklungsstufen nur auf die von den Studenten geförderte Gruppe. Querschnittlich betrachtet ergeben sich die folgenden Entwicklungsniveaus (vgl. Kap. 5):

(1) : Kinder mit starken sensorischen Defiziten.
Sprachverständnis ist nicht vorhanden oder nicht erkennbar vorhanden oder unklar. Das Kind zeigt keine eindeutigen kommunikativen Signale (Ausnahme: Lachen, Weinen, Schreien). Falls Sprachverständnis ansatzweise vorhanden ist, zeigt sich dieses nur im konkreten situativen Bezug.

(2) : Sprachverständnis ist vorhanden. Das Kind zeigt erste kommunikative Signale in Form von Ja/Nein-Reaktionen. Dem Kind sind Entscheidungen auf Reaktionsebene möglich.

(3) : Erste eigeninitiierte kommunikative Signale werden sichtbar. Verbale / nonverbale Aktionen sind möglich.

(4) : Es bestehen Kommunikationsmöglichkeiten durch ein sprachersetzendes oder - ergänzendes System (z.B. Bliss-Kommunikationsmethode).

Von der betreuten Stichprobe befinden sich zu Erhebungszeitpunkt 1 13 Kinder auf Entwicklungsniveau 1, 18 Kinder auf Entwicklungsniveau 2, 15 Kinder auf Entwicklungsniveau 3, ein Kind auf Entwicklungsniveau 4, (vgl. Tab. 23). In die Beschreibung der Entwicklungsniveaus gehen 47 Einzelförderungen ein, die jedoch aufgrund fehlender Daten nicht alle für die statistische Auswertung berücksichtigt werden konnten. Ausgehend von diesen Entwicklungsniveaus ergeben sich Hinweise für die Förderziele.

Das höchste Entwicklungsniveau, also Entwicklungsniveau 4, ist schwächer besetzt, da es ja ein erklärtes Ziel des Projektes ist, die kognitiven Entwicklungsmöglichkeiten von Kindern mit schwersten cerebralen Bewegungsstörungen überhaupt erst aufzuzeigen, d. h. im günstigsten Fall dem Kind eine längsschnittliche Entwicklung von Entwicklungsstufe 1 zu Entwicklungsstufe 4 zu ermöglichen.

Hierzu ist die Förderdauer von einem Jahr natürlich zu kurz. Eine Entwicklung bis Entwicklungsstufe 4 ist bestenfalls aus Entwicklungsstufe 2 heraus zu erwarten. Wahrscheinlicher sind Entwicklungen, die sich im Rahmen eines Jahres nicht über die nächste Stufe hinwegbewegen werden, da die Abstände der Entwicklungsstufen doch relativ groß sind.

7.3.2. Diagnostische Instrumente zur Beurteilung des Entwicklungsverlaufes (Dokumentationsbogen, Beurteilungsbogen, K- Bogen)

Die folgenden Darstellungen der Stichprobe, des Förderverlaufes und des Fördererfolges beziehen sich auf 3 Erhebungsinstrumente:
1. den "Dokumentationsbogen" (von Förderern ausgefüllt)
2. den "Beurteilungsbogen" (von Eltern und Kollegen ausgefüllt)
3. den "K-Bogen" (die von Förderern ausgefüllte "Förderdiagnostik zur Kommunikationsfähigkeit von Kindern und Jugendlichen mit schwersten cerebralen Bewegungsstörungen", vgl. Anhang))

Die unterschiedlichen Häufigkeiten der Diagnoseinstrumente (vgl. Tab. 29) kommen dadurch zustande, daß zwei studentische Förderungen bereits zu weit fortgeschritten waren, als die Entwicklung des "K-Bogens" abgeschlossen war. Er konnte somit hier nicht mehr zum Einsatz kommen konnte.

Beurteilungsbogen und Dokumentationsbogen liegen für die Kontrollgruppe nicht vor, da es nicht möglich war, die Lehrer noch über die Beantwortung der Fragen im K-Bogen hinaus zu zusätzlichen Fragebogenerfassungen heranzuziehen. Wie die hohe Fluktuationsrate gerade in der Kontrollgruppe zeigt, war es schon extrem schwierig, die grundlegenden Daten der Förderdiagnostik (K-Bo-

Diagnostik	S		KG		SV	
	Z1	Z2	Z1	Z2	Z1	Z2
K - Bogen	45	43	127	68	78	52
Beurteilungs-	-	46	-	-	-	36
Dokumentationsbogen	-	47	-	-	-	44

Tabelle 29: Die eingesetzten Diagnoseinstrumente

gen) zu erhalten. Die häufige Abneigung der Lehrer gegenüber statistischen Erhebungsinstrumenten wird auch durch den geringen Rücklauf an Beurteilungsbögen und Dokumentationsbögen in der Supervisionsgruppe deutlich.

Dieses mag zum Teil sicher an einer großen Arbeitsbelastung in den Klassen für Kinder mit schwersten Formen cerebraler Bewegungsstörungen liegen; zum anderen zeigte sich jedoch auch bei vielen Lehrern eine Abneigung gegen eine systematische Datenerfassung. Hiermit wurde oft die irrige Vorstellung verbunden, dem einzelnen Kind nicht gerecht werden zu können oder die Spontanität im Umgang mit dem Kind zu verlieren.

Oft wurde auch der Wunsch geäußert, ohne Vorinformation, mit denen dann Vorstellungen von Vorurteilen oder Voreingenommenheiten verbunden wurden, an das Kind herangehen zu wollen. Daß eine grundlegende und systematische Erfassung der Ausgangslage der Kinder die Grundlage für eine fundierte Förderung ist, konnte nicht immer verständlich gemacht werden.

Des weiteren wurde unter Bezug auf die große Individualität der Kinder nicht immer die Sinnhaftigkeit einer systematischen Erforschung der Förderbarkeit von Kindern mit schwersten cerebralen Bewegungsstörungen gesehen.

Der "Dokumentationsbogen" wurde von den Förderern auf der Grundlage von Förderplan und Förderprotokollen ausgefüllt. Die Einordnung und Kodierung der meist offenen Fragen in entsprechende Antwortkategorien wurde von einem Mitarbeiter des Seminars für Körperbehindertenpädagogik der Universität zu Köln vorgenommen, der kein Mitarbeiter des Projekts war. Da zumindest das Ausfüllen der Dokumentationsbögen für die Bewertung der Förderung einer subjektiven Beurteilungstendenz hätte unterliegen können, wurde ein "Beurteilungungsbogen" von den Eltern bzw. Klassenlehrern der geförderten Kinder ausgefüllt. Diese "Beurteilungsbögen" können als Fremdbeurteilungen betrachtet werden, da die beurteilenden Personen nicht direkt mit der Förderung befaßt waren.

Der "K-Bogen" stellt den eigentlichen Diagnosebogen, die Förderdiagnostik, dar. Er wurde vom Förderer zu Beginn und zum Ende der Förderung ausgefüllt und bildet sowohl die Grundlage für die Erstellung der Förderpläne als auch durch den Vergleich der beiden Erhebungszeitpunkte eine Möglichkeit der detaillierten Beurteilung des Fördererfolges.

Die studentischen Förderungen wurden insgesamt von 61 Studenten begonnen; 18 Förderungen wurden bis zum Erhebungszeitpunkt 2 wieder abgebrochen oder konnten nicht in die statistische Auswertung einbezogen werden (vgl. Tab. 30), da zu Zeitpunkt 1 kein K-Bogen vorlag. Daher konnten nur in 43 Fällen Veränderungsaussagen getroffen werden. Dies entspricht einer, im Vergleich mit den von Lehrern begonnenen Förderungen eher niedrigen Abbruchrate von 29,5 %. Daß 29,5 % der Einzelförderungen wieder abgebrochen

	S	KG	SV	Gesamt
Begonnene Förderungen	61	127	78	266
Abgebrochene Förderungen	18	59	26	103
Abbruchrate in %	29,5	46,4	33,3	38,7
Durchgeführte Förderungen	43	68	52	163

Tabelle 30: Bis zum Erhebungszeitpunkt 2 durchgeführte und abgebrochene Förderungen

wurden, liegt zum einen an den häufigen Erkrankungen der Kinder, zum anderen sicher auch an den hohen Anforderungen, die an die Zuverlässigkeit des Förderers gestellt werden, um die Kontinuität der Förderung zu gewährleisten. Auch finanzielle Einsatzbereitschaft und Mobilität sind gefordert, je nach dem wo die Familie des behinderten Kindes wohnt. So mußten z. B. die Fahrkosten von den Förderern selbst getragen werden, der zeitliche Aufwand für die Hin- und Rückfahrt kam zu den Förderzeiten hinzu.

In der Kontrollgruppe wurden 46,4 % der Förderungen abgebrochen bzw. konnten wegen nicht vorliegender Daten zu Erhebungszeitpunkt 2 nicht in die statistische Analyse einbezogen werden. Bei der Supervisionsgruppe ist die Abbruchrate etwas geringer, sie beträgt 33,3 %.

Neben unvollständigem oder mangelndem Datenrücklauf war ein Lehrerwechsel ein wichtiger Grund für den Abbruch einer Förderung.

7.3.3 Vergleich zwischen Eingangstest und Re-Test

Eingangstest (Z1) und Re-Test (Z2) wurden zur Feststellung einer Veränderung in den Faktoren "Motorische Behinderung", "Reaktion auf taktile, optische und akustische Reize", "Sprachverständnis", "Ausdrucksvermögen", "Kognition", "Psyche 1-4" und "Aktivität 1-3" zwischen den Erhebungszeitpunkten mit der Rangreihen-Korrelation nach Spearman und dem Wilcoxon-Test zum Vergleich zweier abhängiger Stichproben untersucht.

Es zeigte sich, daß für alle Faktoren eine hochsignifikante positive Korrelation nach SPEARMAN zwischen Erhebungszeitpunkt 1 und Erhebungszeitpunkt 2 besteht. Das heißt, daß die Rangreihe der Werte sich zwischen den Zeitpunkten nicht verändert hat.

Wer zu Z1 einen niedrigen oder hohen Wert hatte, hatte diesen auch zu Z2. Dies heißt jedoch nicht, daß keine Veränderung stattgefunden hat. Nur wenn sie stattgefunden hat, dann hat sie gleichermaßen für die meisten der Probanden stattgefunden.

7.3.3.1 Der Wilcoxon-Test

Aufschluß über die Veränderung zwischen den Erhebungszeitpunkten gibt der Wilcoxon-Test. Es wird geprüft, ob die Unterschiede der Mittelwerte der beiden Erhebungszeitpunkte signifikant sind oder auf Zufall beruhen (vgl. Tab. 31).

Zwischen den Erhebungszeitpunkten ergeben sich signifikante Mittelwertunterschiede für die Faktoren: (1) Reaktion auf taktile Reize, (2) Reaktion auf akustische Reize, (3) Sprachverständnis, (4) Ausdrucksmöglichkeiten, (5) Kognitive Möglichkeiten, (6) Arbeitshaltung und (7) Extravertierte reaktive Kommunikation.

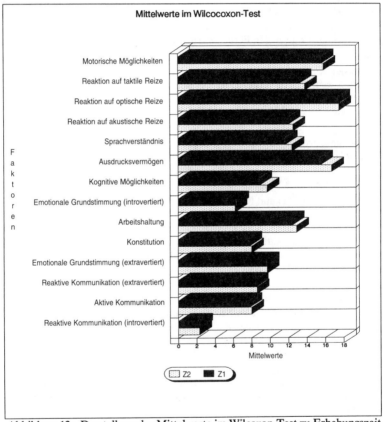

Abbildung 13: Darstellung der Mittelwerte im Wilcoxon-Test zu Erhebungszeitpunkt 1 (Z1) und Erhebungszeitpunkt 2 (Z2) für die Gesamtstichprobe

Faktoren	Mittelwerte Z1	Z2	Signifikanz
Motorische Möglichkeiten	15,6	15,8	n.s.
Reaktion taktile Reize	13,2	13,8	0.0001
Reaktion optische Reize	17,4	17,5	n.s.
Reaktion akustische Reize	12,0	12,5	0.0331
Sprachverständnis	11,7	12,4	0.0062
Ausdrucksmöglichkeiten	15,5	16,7	0.0034
Kognitive Möglichkeiten	8,9	9,7	0.0004
Aktivität:			
Reaktive Kommunikation (extravertiert)	8,5	8,6	0.0106
Aktive Kommunikation	7,8	8,0	n.s.
Reaktive Kommunikation (introventiert)	2,4	2,3	n.s.
Psychische Situation:			
Emotionale Grundstimmung (introvertiert)	6,4	6,2	n.s.
Arbeitshaltung	12,4	12,9	0.0144
Konstitution	7,8	8,0	n.s.
Emotionale Grundstimmung (extravertiert)	9,7	9,7	n.s.

Legende:
Z1 = Erhebungszeitpunkt 1
Z2 = Erhebungszeitpunkt 2

Tabelle 31: Mittelwerte und Signikikanzen im Wilcoxon Test für die Gesamtstichprobe (N = 163)

Wenig änderte sich für den Faktor "Konstitution der psychischen Situation" sowie für den Faktor "Aktive Kommunikation" der Aktivitätsskala.

Der Faktor "Emotionale Grundstimmung eher introvertiert" hatte zwischen den Erhebungsterminen eine eher abfallende Tendenz (vgl. Abb. 13).

Es scheint, daß die Kinder ihre motorischen Möglichkeiten zwischen den Erhebungszeitpunkten nicht erheblich verbessern konnten. Ebensowenig veränderte sich die emotional eher extravertierte Grundstimmung.

Jedoch scheinen die Kinder im Förderzeitraum ihre Arbeitshaltung verbessert zu haben, während die introvertierte Grundstimmung, also das "in sich Gefangensein" eher abgenommen hat. Die Tendenz zu vermehrter Außenorientierung zeigt sich auch in der signifikanten Zunahme der extravertierten reaktiven Kommunikationsfähigkeit der Kinder.

Ganz deutliche Fortschritte machten die Kinder in ihren Reaktionen auf taktile und akustische Reize. Dies betrifft wohl am ehesten einige Kinder der Entwicklungsstufe 1. Entsprechend den Förderintentionen haben aber ebenso, und dies auch bei Kindern des Entwicklungsniveaus 1, Sprachverständnis, Ausdrucksmöglichkeiten und Kognition der Kinder signifikant zugenommen.

Ein Vergleich auf Item-Ebene (McNemar-Test zum Vergleich zweier abhängiger Stichproben) zeigt dann deutlicher, welche Veränderungen in den Möglichkeiten der Kinder stattgefunden haben. Die Kinder der Studentengruppe können zu Erhebungszeitpunkt 2 signifikant besser ihr Ausdrucksverhalten zeigen; sie benutzen häufiger Piktogramme, Symbole und die Schriftsprache. Kognitiv ist den Kindern vermehrt die Unterscheidung von Kategorien möglich, sie verstehen eher regelhafte Abläufe und behalten vor allem Gelerntes besser. Häufiger zeigen sie auch Mitleid, was natürlich auch mit dem verbesserten Ausdrucksverhalten zusammenhängen kann; d. h. die Kinder werden jetzt besser verstanden.

Das Ausdrucksverhalten der von den Lehrergruppen geförderten Kinder hat sich im Gebrauch von Bildern signifikant verbessert.

In den folgenden Auswertungsschritten soll geprüft werden, wie sich die Ergebnisse der Vergleiche der Förderdiagnostik zu Beginn und zum Ende der Förderung für die einzelnen Fördergruppen darstellen lassen.

Faktoren		Mittelwerte		Signifikanz
		Z1	Z2	
Motorische Möglichkeiten	S	16,0	16,3	n.s.
	KG	14,8	14,8	n.s.
	SV	16,1	16,1	n.s.
Reaktion taktile Reize	S	13,0	14,0	0,001
	KG	12,7	13,4	0,016
	SV	13,9	14,0	n.s.
Reaktion optische Reize	S	19,8	20,4	n.s
	KG	15,7	15,8	n.s.
	SV	17,5	17,4	n.s.
Reaktion akustische Reize	S	12,7	14,1	0,008
	KG	11,0	10,9	n.s.
	SV	12,7	13,2	n.s.

Legende:
S = Studenten
KG = Kontrollgruppe
SV = Supervisionsgruppe

Tabelle 32: Mittelwertvergleiche für die Faktoren zu den beiden Erhebungszeitpunkten getrennt für die Fördergruppen

In den folgenden Tabellen (32 - 36) wird die Veränderung der Mittelwerte zwischen den beiden Erhebungszeitpunkten ebenfalls mittels Wilcoxon-Test auf Signifikanz geprüft.

Die motorischen Möglichkeiten der Kinder scheinen sich im Förderzeitraum kaum verbessert zu haben. Lediglich die Kinder der Studentengruppe weisen eine geringe Verbesserung auf. Hier wird das 5 % Signifikanzniveau knapp verfehlt (p = 0,051). Eine massive Verbesserung der motorischen Möglichkeiten ist durch die vorwiegend kognitiv orientierte Förderung auch nicht zu erwarten. Verbesserungen könnten eingetreten sein durch basale Förderungen bei den Kindern der Entwicklungsstufe 1 oder durch Anpassung von technischen Hilfsmitteln im weitesten Sinn (Rollstuhl, Arbeitshaltung, Sensoren, Computer).

Die Kinder der Studentengruppe reagieren nach der Förderung besser, insbesondere auf taktile und akustische Reize. In den Lehrergruppen konnten sich lediglich die Kinder der Kontrollgruppe in der Reaktion auf taktile Reize verbessern.

In diesen Bereichen gelang es den Kindern ihre Reaktionsfähigkeit an die, zu Beginn der Erhebung bessere Reaktionsfähigkeit auf optische Reize anzugleichen.

Faktoren		Mittelwerte		Signifikanz
		Z1	Z2	
Sprachverständnis	S	14,7	16,3	0,004
	KG	9,0	9,3	n.s.
	SV	12,8	13,4	n.s.
Ausdrucksmöglichkeiten	S	18,1	20,8	0,006
	KG	12,7	13,2	n.s.
	SV	17,0	17,8	n.s.
Kognitive Möglichkeiten	S	12,7	14,2	0,006
	KG	5,9	6,3	n.s.
	SV	9,7	10,5	0,015

Tabelle 33: Mittelwertvergleiche für die Faktoren zu den beiden Erhebungszeitpunkten getrennt für die Fördergruppen

In den für die Beurteilung der kognitiven Fähigkeiten der Kinder wichtigen Faktoren gelang es der Kontrollgruppe nicht, eine signifikante Veränderung zu bewirken. Die Kinder der Supervisionsgruppe konnten jedoch ihre kognitiven Möglichkeiten signifikant verbessern.

Lediglich den Kindern, die von den Studenten gefördert wurden, gelang sowohl im Sprachverständnis wie im Ausdrucksvermögen als auch in den kognitiven Fähigkeiten eine signifikante Verbesserung. Die Studenten räumten ihren Kindern auch durchweg bessere Möglichkeiten ein, was jedoch nicht bedeuten muß, daß die studentischen Förderer auch die Kinder mit den höheren kogniti-

Faktoren		Mittelwerte		Signifikanz
		Z1	Z2	
Emotionale Grundstimmung (introvertiert)	S	5,7	5,4	n.s.
	KG	6,8	6,7	n.s.
	SV	6,6	6,3	n.s.
Arbeitshaltung	S	12,5	13,4	n.s.
	KG	11,6	12,0	n.s.
	SV	13,3	13,5	n.s.
Konstitution	S	7,3	7,9	n.s.
	KG	7,8	8,1	n.s.
	SV	8,1	7,8	n.s.
Emotionale Grundstimmung	S	9,6	9,8	n.s.
	KG	9,5	9,6	n.s.
	SV	9,9	9,7	n.s.

Tabelle 34: Mittelwertvergleiche für die Faktoren der psychischen Situation zu den beiden Erhebungszeitpunkten getrennt für die Fördergruppen

ven Fähigkeiten hatten. Hier kann durchaus ein Effekt des beschriebenen und geforderten Vorschußvertrauens und der notwendigen Unsicherheitstoleranz vorliegen.

Im übrigen konnten sich die Kinder aller Fördergruppen sowohl im Sprachverständnis als auch in den Ausdrucksmöglichkeiten und den kognitiven Fähigkeiten verbessern. Jedoch nur in den beschriebenen Fällen waren diese Verbesserungen signifikant.

Weder in den Faktoren der psychischen Situation noch in den Faktoren der Aktivitätsskala konnten die Kinder der drei Fördergruppen eine signifikante Veränderung erzielen. In der Regel wurden jedoch geringe Verbesserungen erzielt. Lediglich in den Faktoren, die eine Isolationssituation der Kinder, ein In-sich-Zurückgezogensein der Kinder, beschreiben, wie zum Beispiel die eher introvertierte emotionale Grundstimmung (vgl. Tab 34), ist eine Abnahme der Werte zu beobachten; dies wiederum insbesondere bei den Kindern der studentischen Fördergruppe und der Supervisionsgruppe.

Diese Abnahme in den Werten für die Faktoren, die eine eher introvertierte Grundhaltung der Kinder beschreiben, korrespondiert mit einer Zunahme der Werte für Faktoren, die eine eher extravertierte Grundhaltung anzeigen.

Faktoren		Mittelwerte Z1	Z2	Signifikanz
Reaktive Kommunikation (extravertiert)	S	8,7	8,9	n.s.
	KG	8,1	8,1	n.s.
	SV	8,9	8,8	n.s.
Aktive Kommunikation	S	8,1	8,5	n.s.
	KG	7,1	7,3	n.s.
	SV	8,3	8,5	n.s.
Reaktive Kommunikation (introvertiert)	S	2,5	2,3	n.s.
	KG	2,2	2,2	n.s.
	SV	2,5	2,5	n.s.

Tabelle 35: Mittelwerte für die Faktoren der Aktivität zu den beiden Erhebungszeitpunkten getrennt für die Fördergruppen

7.3.3.2 Die Varianzanalyse

In einer varianzanalytischen Auswertung sollen im folgenden in einem 2x3-faktoriellen Design die isolierten Effekte der Fördergruppen und der Untersuchungszeitpunkte sowie mögliche Wechselwirkungen untersucht werden. Es sollen also die Variationsanteile der Fördergruppenzugehörigkeit und der Förderzeiträume auf die Entwicklung der Kinder in den dargestellten Förderbereichen (Faktoren) überprüft werden.

In die varianzanalytische Auswertung gingen 160 Beurteilungen ein. Aus der Kontrollgruppe konnten 66 Fragebögen, aus der Supervisionsgruppe 51 und aus der Studentengruppe 43 Fragebögen verwertet werden. In Tabelle 36 werden die signifikanten Effekte der Variablen als Ergebnisse der Varianzanalyse dargestellt.

Zwischen den Untersuchungsterminen ergaben sich signifikante Effekte für die Faktoren "Reaktion auf taktile Reize", "Reaktion auf akustische Reize", "Sprachverständnis", "Ausdrucksverhalten", "Kognitive Möglichkeiten". Diese Ergebnisse entsprechen denjenigen des Wilcoxon-Tests.

Zwischen den Fördergruppen ergaben sich signifikante Effekte für die Faktoren "Reaktion auf optische und akustische Reize", "Sprachverständnis", "Ausdrucksverhalten", "Kognitive Möglichkeiten", "Arbeitshaltung" und "aktive Kommunikation".

Interaktionseffekte ergaben sich für das Ausdrucksverhalten und extravertierte emotionale Grundstimmung.

Faktoren	Fördergruppen				Signifikanzen		
	KG	S	SV	M	G	Z	I
Motorische	Z1 14,8	16,0	16,1	15,5			
Möglichkeiten	Z2 14,8	16,8	16,1	15,8			
	M 14,8	16,5	16,1	15,7			
Reaktion taktile	Z1 12,7	13,0	13,9	13,2			
Reize	Z2 13,4	14,0	14,1	13,8		.000	
	M 13,1	13,5	14,0	13,5			
Reaktion optische	Z1 15,7	19,8	17,5	17,4			
Reize	Z2 15,8	20,4	17,4	17,6	.002		
	M 15,8	20,1	17,5	17,5			
Reaktion	Z1 11,0	12,7	12,7	12,0			
akustische Reize	Z2 11,0	14,1	13,2	12,5	.001	.013	.052
	M 11,0	13,5	13,0	12,3			
Sprachverständnis	Z1 9,0	14,7	12,8	11,7			
	Z2 9,3	16,3	13,4	12,5	.000	.001	
	M 9,2	15,5	13,1	12,1			
Ausdrucksmöglich-	Z1 12,7	18,1	17,0	15,5			
keiten	Z2 13,2	20,8	17,8	16,7	.000	.000	.035
	M 12,9	19,5	17,4	16,1			
Kognitive	Z1 5,9	12,7	9,7	9,0			
Möglichkeiten	Z2 6,3	14,2	10,5	9,8	.000	.000	
	M 6,1	13,5	10,1	9,4			
Aktivität:							
Reaktive	Z1 8,1	8,7	8,9	8,5			
Kommunikation	Z2 8,1	8,9	8,8	8,6			
(extravertiert)	M 8,1	8,8	8,8	8,6			
Aktive	Z1 7,1	8,1	8,3	7,8			
Kommunikation	Z2 7,3	8,4	8,5	8,1	.002		
	M 7,2	8,3	8,4	8,0			
Reaktive	Z1 2,2	2,5	2,5	2,4			
Kommunikation	Z2 2,2	2,3	2,5	2,3			
(introvertiert)	M 2,2	2,4	2,5	2,4			
Psychische Situation:							
Emotionale	Z1 6,8	5,7	6,6	6,3			
Grundstimmung	Z2 6,7	5,4	6,3	6,1			
(introvertiert)	M 6,8	5,5	6,4	6,2			
Arbeitshaltung	Z1 11,6	12,5	13,3	12,5			
	Z2 12,0	13,4	13,5	13,0			
	M 11,8	13,0	13,4	12,7			
Konstitution	Z1 7,8	7,3	8,1	7,7			
	Z2 8,1	7,9	7,8	8,0	.027		
	M 7,9	7,6	7,9	7,8			
Emotionale	Z1 9,5	9,6	9,9	9,7			
Grundstimmung	Z2 9,6	9,8	9,7	9,7			.023
(extravertiert)	M 9,5	9,7	9,8	9,7			

Legende:
G = Gruppe   Z1 = Erhebungszeitpunkt 1
Z = Zeitpunkt   Z2 = Erhebungszeitpunkt 2
I = Interaktion   M = Mittelwerte

Seite 118:
Tabelle 36: Signifikante Effekte der Fördergruppen und Erhebungszeitpunkte in der Varianzanalyse

Es sind in der Varianzanalyse also vier Arten signifikanter Effekte zu beobachten:

(1) Haupteffekte der Fördergruppen
(2) Haupteffekte der Erhebungszeitpunkte
(3) Haupteffekte beider Variablen
(4) Wechselwirkungseffekte der Variablen

In (1) werden isolierte signifikante Haupteffekte der Fördergruppen belegt, d. h. hier unterscheiden sich die Urteile der Förderer signifikant voneinander. Im folgenden soll dies graphisch dargestellt werden.

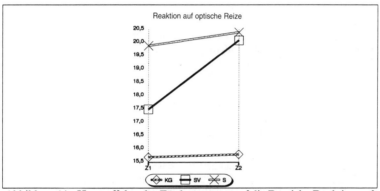

Abbildung 14: Haupteffekte der Fördergruppen auf die Bereiche Reaktion auf optische Reize, Aktive Kommunikation und Konstitution

In Abb. 14 kann man beobachten, daß die Fördergruppen sich signifikant unterscheiden, während die Erhebungszeitpunkte keinen Effekt ausüben. Der Erhebungszeitpunkt zeigt zwar ansatzweise einen Effekt auf die Fördergruppen, d. h. die Supervisionsgruppe und die Studentengruppe nähern sich zu Zeitpunkt 2 an, jedoch ist dieser Effekt nicht signifikant.

Im folgenden wird der isolierte Haupteffekt der Erhebungszeitpunkte dargestellt (vgl. Abb. 15).

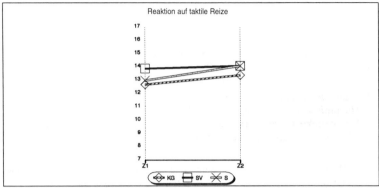

Abbildung 15: Haupteffekte der Erhebungszeitpunkte auf den Bereich Reaktion auf taktile Reize

Der Effekt der Erhebungszeitpunkte bezieht sich in der Hauptsache auf die Studentengruppe und Kontrollgruppe. Ein Wechselwirkungsprozeß zwischen Fördergruppe und Erhebungszeitpunkt deutet sich bei der Studentengruppe an, ist jedoch nicht signifikant (vgl. Abb. 15).

Jetzt sollen Ergebnisse dargestellt werden, in denen gleichzeitig zwei isolierte Haupteffekte für die Bereiche Reaktion auf akustische Reize, Sprachverständnis, Ausdruck und Kognitive Möglichkeiten beobachtet werden konnten.

Bezüglich der Reaktionen auf akustische Reize ist ein sehr starker signifikanter Haupteffekt der Gruppen zu erkennen und ein etwas weniger starker, jedoch auch signifikanter Einfluß der Erhebungszeitpunkte. Das 5 % Niveau wird knapp von einem Interaktionseffekt verfehlt, der einen über die Zeitpunkte hinweg sehr viel stärkeren Entwicklungsanstieg der Kinder der Studentengruppe zeigt.

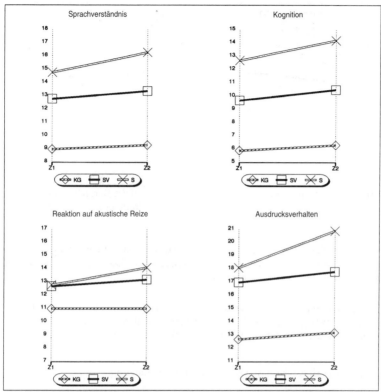

Abbildung 16: Haupteffekte beider Variablen auf die Bereiche Reaktion auf akustische Reize, Sprachverständnis, Ausdrucksverhalten und kognitive Möglichkeiten

Dies bedeutet, daß die Entwicklung der Kinder unabhängig von der Gruppenzugehörigkeit positiv verlaufen ist und daß unabhängig von den Zeitpunkten die Beurteilungen der Fördergruppen sich voneinander unterscheiden.

Signifikante Interaktionseffekte zeigen sich in den Bereichen Ausdrucksverhalten und extravertierte emotionale Grundstimmung. Beim Ausdrucksverhalten bestehen neben den Interaktionseffekten auch isolierte Haupteffekte (vgl. Abb. 17).

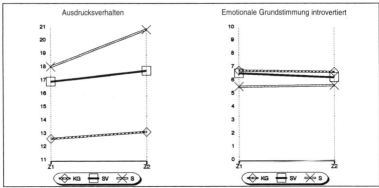

Abbildung 17: Interaktionseffekte der Variablen auf die Bereiche Ausdrucksverhalten und Emotionale Grundstimmung introvertiert

Es bestehen signifikante Beziehungen zwischen den Beurteilungen in den Fördergruppen und zu den Erhebungszeitpunkten. Diese Beziehungen sind jedoch nicht unabhängig voneinander.

Die Studentengruppe zeigt von Zeitpunkt 1 zu Zeitpunkt 2 einen sehr viel höheren Anstieg als die beiden anderen Gruppen, d. h. die Höhe des Anstieges von Z1 zu Z2 ist von der Gruppenzugehörigkeit abhängig.

7.3.4 Die Entwicklungsniveaus und deren Veränderung

Die folgenden Darstellungen beziehen sich auf Auswertungen der Dokumentationsbögen zu Erhebungszeitpunkt 1 und Erhebungszeitpunkt 2 der studentischen Fördergruppe.

Ausgehend von den Entwicklungsniveaus der Kinder zu Beginn der Förderungen (Z1) wird in Tabelle 23 dargestellt, wie viele Kinder sich zum Abschluß der Förderung (Z2) auf den einzelnen Entwicklungsniveaus befanden. Die Entwicklungsniveaus 1 - 4 entsprechen jeweils den Fördergruppen 1 - 4.

In der Gruppe 1, in der sich Kinder mit starken sensorischen Defiziten und weder erkennbarem Sprachverständnis noch eindeutiger Kommunikation befinden, wurden 13 Förderungen durchgeführt, zu Erhebungszeitpunkt 2 befinden sich noch 9 Kinder in dieser Gruppe.

In Gruppe 2 zeigen Kinder Sprachverständnis; erste Ja/Nein-Reaktionen sind möglich. Hier wurden 18 Kinder gefördert, zu Zeitpunkt 2 waren noch 12 Kinder auf dieser Entwicklungsstufe.

In Gruppe 3, in der erste eingeninitiierte Signale auf verbaler oder nonverbaler Ebene möglich sind, wurden 15 Kinder gefördert; zu Zeitpunkt 2 ist bei 14 Kindern erste Kommunikationskompetenz zu erkennen.

Für ein Kind bestanden zu Beginn der Förderung bereits Kommunikationsmöglichkeiten durch ein sprachersetzendes System. Dieses Kind wurde in der Gruppe 4 gefördert. Zum Ende der Förderung war es 12 Kindern möglich, ein Kommunikationssystem einzusetzen.

Gegen Ende der Förderung befinden sich noch 9 Kinder in Fördergruppe 1, d. h. 4 Kinder konnten sich von Entwicklungsniveau 1 zu nächsthöheren Niveaus hin entwicklen. Über die Entwicklungen in den Gruppen 2 und 3 gibt diese Tabelle keinen Aufschluß, da die Gruppen 2 und 3 ja auch wieder von Kindern der niedrigeren Entwicklungsniveaus aufgefüllt wurden. Hier gibt Tabelle 39 Aufschluß.

Entwicklungsniveau	Z1	Z2
1	13	9
2	18	12
3	15	14
4	1	12
N	47	47

Tabelle 37: Darstellung der Verteilung der geförderten Kinder auf die Entwicklungsniveaus 1 - 4 zu Erhebungszeitpunkt 1 (Z1) und 2 (Z2)

Die Förderung zeigte bei insgesamt 27 Kindern (57,4 %) keine - in den Entwicklungsniveaus abbildbaren - Veränderungen (vgl. Tab. 38). Dies heißt jedoch nicht, daß die Förderung bei diesen Kindern keinen Erfolg hatte. Die Entwicklungsschritte zwischen den Entwicklungsniveaus sind so groß bemessen, daß auch eine Veränderung innerhalb eines Entwicklungsniveaus als Entwicklungsfortschritt bezeichnet werden kann. So bedeutet für ein Kind des Entwicklungsniveaus 1 der Erwerb der Möglichkeit, Blickkontakt zu halten oder greifen zu können, einen großen Entwicklungsfortschritt. Dies ließe sich jedoch in unserer Gruppeneinteilung nicht abbilden. Ebenso erginge es einem Kind der Gruppe 2, das seine Ja/Nein-Reaktionen verbessert und verfestigt hat oder einem Kind der Gruppe 3, das durch Erproben der eigenen kommunikativen Möglichkeiten zusammen mit dem Förderer ein individuell passendes Kommunikationssystem erarbeitet. Erst wenn dieses System gefunden ist, könnte dieses Kind in die Entwicklungsstufe 4 eingeordnet werden.

Entwicklungniveau	Keine Veränderungen	
	N	%
1	9	33,3 %
2	9	33,3 %
3	8	29,6 %
4	1	
	27	57,4 %

Tabelle 38: Häufigkeit der Förderungen ohne Entwicklungsfortschritte zwischen den Entwicklungsniveaus

Von der Entwicklungsstufe 1 ausgehend konnten 4 Kinder höhere Entwicklungsniveaus erreichen, wobei ein Kind die Stufe 3 und drei Kinder die Stufe 2 im Verlauf der Förderung erreichen konnten. Es konnten sich also 20 % der Kinder deutlich in ihrer Kommunikationsfähigkeit verbessern.

45 % der Kinder, die zu Beginn der Förderung auf Entwicklungsniveau 2 standen, konnten sich im Verlauf der Förderung auf eine höhere Stufe hin entwickeln. 4 Kinder erreichten sogar die Stufe 4, können also ein sprachersetzendes Kommunikationssystem einsetzen.

Deutlich weniger Kindern, nämlich 35 %, gelang aus der Entwicklungsstufe 3 die Entwicklung hin zu einer deutlich aktiveren Kommunikationsmöglichkeit der Entwicklungsstufe 4 (vgl. Tab. 39).

Die Entwicklungsgruppe 1 zeigt zwischen den Gruppen am wenigsten Entwicklungsfortschritte. Ähnlich geht es den Kindern in Gruppe 3. Offensichtlich ist der erste Schritt bis zum ansatzweisen Erkennen eines Sprachverständnisses und somit der Möglichkeit, eine Ja- Nein- Reaktion anzubahnen, ebenso schwer wie der Schritt von einem rein reaktiven zu einem aktiven Verhalten, auch wenn in Gruppe 3 bereits erste eigeninitiierte Signale möglich sind (vgl. Tab. 39). Am ehesten ist wohl der Schritt von Entwicklungsstufe 2 zu Entwicklungsstufe 3 und 4 anzubahnen (45 %).

Wenn Kinder also erste Anzeichen von Sprachverständnis und ansatzweise Kommunikationsmöglichkeiten zeigen, erreichen diese sehr schnell Niveau 3 und 4, wobei einige Kinder sicher mehr Schwierigkeiten haben, dann von Gruppe 3 zu Gruppe 4 überzuwechseln.

Insgesamt konnten jedoch 11 Kinder, das entspricht 23,4 % der Studentenstichprobe, im Verlauf der Förderung die Entwicklungsstufe 4 erreichen. Es scheint also nicht unbedingt nötig zu sein, daß ein Kind vom äußeren Ausdrucksverhalten her bereits eine bestimmte Entwicklungsstufe erreicht hat, um dann die nächsthöhere Stufe erreichen zu können. Vielmehr scheint es bei manchen dieser Kinder nur noch an der Gelegenheit zu fehlen, die im Laufe der Entwicklung von ihnen erworbenen Fähigkeiten zum Ausdruck bringen zu können. Diese Gelegenheit kann in einer systematischen und gezielten Förderung gegeben werden.

Entwicklungniveau von - nach	N	%
1 - 2	3	15 %
1 - 3	1	5 %
1 - 4	-	-
2 - 3	5	25 %
2 - 4	4	20 %
3 - 4	7	35 %
	20	42,5 %

Tabelle 39: Entwicklungsfortschritte zwischen den Entwicklungsniveaus

7.3.4 Die Entwicklungsniveaus und die Förderansätze

Entsprechend der Entwicklungsniveaus verteilen sich die gewählten Förderansätze auf zwei große Blöcke. Dies sind zum einen Förderungen, die auf die Bedürfnisse der Kinder der Gruppe 1 zugeschnitten sind und sich im wesentlichen an der sensorischen Aktivierung und Integration orientieren, aber auch emotional-soziale Aktivitäten anzubahnen versuchen. Jedoch wurde sicherlich auch hier bereits versucht, durch entsprechende Fördertechniken kognitive Anregungen zu geben und den Sprachschatz aufzubauen bzw. Ja/Nein-Reaktionen anzubahnen. Hier sind demgemäß in einer Förderung durchaus mehrere Förderansätze vertreten, so daß Mehrfachnennungen möglich sind.

Der zweite Förderblock bezieht sich vornehmlich auf die Kinder der übrigen Entwicklungsniveaus. Vorrangiges Ziel ist hier die Schaffung von Möglichkeiten zur Ja/Nein-Kommunikation, Erweiterung des Sprachverständnisses sowie die Erarbeitung von Möglichkeiten zur eigeninitiierten Kommunikation. Auch hier werden in der Regel mehrere Förderansätze gewählt, da bei einem Kind der Entwicklungsstufe 2 durchaus Maßnahmen der sensorischen Integration oder zur emotionalen Stabilisierung zusätzlich angeboten werden können.

Es zeigt sich, daß in 24 Förderungen der studentischen Förderer basale Formen der Förderung gewählt wurden, während in 49 Fällen kognitiv orientierte Fördermaßnahmen gewählt wurden (vgl. Tab. 40). Maßnahmen aus diesen beiden Förderblöcken können dabei durchaus zusammen angewandt worden sein. Die Supervisionsgruppe förderte in 32 Förderungen basal und in 78 Fällen vermehrt kognitiv orientiert. Insgesamt wurden von den studentischen Förderern 73 und von den Lehrern 80 Förderansätze durchgeführt.
67 % dieser Förderungen waren bei den studentischen Förderern kognitiv orientiert, während dies bei den Lehrern der Supervisionsgruppe zu 60 % der Fall war. Es scheint bei den Studenten eine leicht größere Tendenz zur Anwendung kognitiver Fördermaßnahmen zu geben als bei der Supervisionsgruppe.

Förderansatz	S	SV
Ja - Nein Sprachverständnis Eigeninitiierte Kommunikation	49	48
Basal Emot. soz. Aktivitäten	24	32
	73	80

Tabelle 40: Häufigkeit der gewählten Förderansätze

Im folgenden werden in der Beschreibung der Häufigkeiten jeweils zunächst die Häufigkeiten der studentischen Förderer genannt und in Klammern dahinter die Nennungen der Lehrer der Supervisionsgruppe.

Die gewählten Förderansätze weisen unterschiedliche Abstraktionsniveaus auf (vgl. Tab. 41). In 8 (6) Fällen wurde in gegenständlichen Bereichen gearbeitet, die direkte Erfahrungen ermöglichten. Die nächste Abstraktionsstufe, bildhafte und piktographische Abbildungen, wurde in 16 (14) Fällen gewählt, um sowohl Sprachverständnis als auch Kommunikationskompetenz anzubahnen. In 21 (13) Fällen kam die Bliss- Kommunikations- Methode zur Anwendung, und in 16 (15) Förderungen wurde versucht, über Mimik oder Laute auf einer eher basalen Stufe Kommunikation anzubahnen. Auch hier waren Mehrfachnennungen möglich.

Es zeigt sich, daß die Studenten häufiger als die Lehrergruppe Blisssymbole vermitteln. Bezogen auf die Gesamtheit der Fördermaßnahmen sind dies bei den Studenten 34,4 % und bei den Lehrern 27 %.

Die am häufigsten verwandten Medien sind Spiele, Bilder, Bild- und Symbolkarten in 42 (28) Fällen, wohingegen elektronische Hilfsmittel vergleichsweise selten, d. h. 7 (6), eingesetzt wurden (vgl. Tab. 42). Dies liegt sowohl daran, daß selbst das am häufigsten verwandte Kommunikationssystem, die Symbolsprache Bliss, zumindest in der Phase der Anbahnung Medien benötigt, die einfacher strukturiert und einfacher zu handhaben sind als computergesteuerte Medien, die zusätzlich noch das Problem der Sensoranpassung aufweisen. In einer späteren Phase der Förderung, insbesondere auf Entwicklungsstufe 4, sind dann Computersysteme durchaus sinnvoll.

Abstraktionsnivau der Förderung	S	SV
Gegenstände	8	6
Bilder / Piktogramme	16	14
Mimik / Laute	16	15
	61	48

Tabelle 41: Häufigkeit der gewählten Abstraktionsniveaus

Medien	S	SV
Elektronik	7	6
Spiele, Bilder Bild - u. Symbolkarten	42	28
Realmedien Sensorische Stimmulation	14	19
	63	53

Tabelle 42: Häufigkeit der gewählten Fördermedien

Auch hier wird deutlich, daß die Studenten mit 66,6 % häufiger Bilder und Symbolkarten einsetzen als die Lehrer mit 52,8 %; jeweils bezogen auf die Gesamtheit der Förderungen. Dagegen verwenden die Lehrer mit 35,8 % häufiger Realmedien und sensorische Stimulation als die Studenten mit 22,2 %. Die häufigere Verwendung von Bildern und Symbolen durch Studenten ist auf dem 5 % Niveau (Bilder) und dem 1 % Niveau (Symbole) signifikant (Pearson).

In Tabelle 43 wird die Häufigkeit der in der Förderung genutzten Ausdrucksmöglichkeiten des Kindes aufgelistet. In 45 (44) Förderungen wird Bezug genommen auf die mimisch - gestischen und durch das Blickverhalten gegebenen Möglichkeiten des Kindes. Jedoch wird bereits in 11 (13) Förderungen mit Sensorschaltern, also Vorstufen zur Arbeit mit Computern, gearbeitet; teilweise werden elektronische Hilfsmittel bereits eingesetzt. Der Einsatz von Lauten als Ausdrucksmöglichkeit spielt aufgrund der schweren Dysarthrie bzw. Anarthrie keine große Rolle und wird eher basal eingesetzt. Die verschiedenen Ausdrucksmöglichkeiten können natürlich in der Kommunikation eingesetzt werden. Hier ergeben sich kaum Unterschiede zwischen Studentengruppe und Lehrergruppe.

Tabelle 44 beschreibt den Verlauf der Förderung. Es zeigt sich, daß in den weitaus meisten Förderungen eine kontinuierliche Verfolgung des erarbeiteten Förderplanes möglich war; was nicht heißen kann, daß nicht kleinere Korrekturen notwendig waren. In drei Förderungen mußte eine Variation des Föderansatzes vorgenommen werden.

Ausdrucksmöglichkeiten	S	SV
Blick, Mimik, Gestik	45	44
Laute	9	5
Sensor - Schalter	11	13
	65	62

Tabelle 43: Häufigkeiten der in der Förderung genutzten Ausdrucksmöglichkeiten

Förderverlauf	S	SV
Kontinuierlich	35	36
Variation des Förderansatzes	2	1
	37	37

Tabelle 44: Darstellung des Förderverlaufes

7.2.6 Der Fördererfolg in einer zusätzlichen Beurteilung der Förderer und in der Beurteilung der Eltern

Die Beurteilung des Fördererfolges stützt sich zum einen auf die Bewertungen der Förderer selber im "Dokumentationsbogen", zum anderen jedoch auch auf die Aussagen der Eltern bzw. der Lehrer zur Entwicklung des Kindes und zum Einfluß der Förderung auf diese Entwicklung im "Beurteilungsbogen" (Fremdbeurteilungen). Diese Beurteilung kann für die Studenten- und Supervisonsgruppe dargestellt werden. Die Beurteilung des Fördererfolges auf der Grundlage der Förderdiagnostik ("K-Diagnostik") zu Beginn und zu Ende der Förderung ist in Kapitel 7.2.3 dargestellt worden. Die unterschiedlichen Gruppengrößen ergeben sich aus nichtbeantworteten Fragen.

		Förderer				Fremdbeurteiler			
		N	n	p	%	N	n	p	%
Motorik	S	43	13	n.s.	30,2	43	21	n.s.	48,8
	SV	29	14		48,3	37	16		43,2
Ausdruck	S	43	38	n.s.	88,4	43	33	.005	78,6
	SV	37	30		81,1	37	16		43,2
Sprachverständnis	S	43	12	n.s.	27,9	42	23	.013	54,8
	SV	31	6		19,4	37	11		29,7
Emotionaler Bezug	S	43	14	.035	32,6	43	14	n.s.	32,6
	SV	28	3		10,7	38	17		44,7
Psychische Situation	S	42	27	n.s.	64,3	42	22	n.s	52,4
	SV	31	12		38,7	37	14		37,8
Gesamtbewertung	S				48,7				53,4
	SV				39,6				39,7

Legende:

N : Beurteilungen insgesamt
n : Positive Veränderungen

Tabelle 45: Häufigkeiten der positiven Beurteilungen des Förderverlaufes durch Förderer und Eltern für die studentischen Förderer und die Lehrer der Supervisionsgruppe

Es zeigt sich in Tabelle 45, daß sowohl Eltern als auch Förderer den Einfluß der studentischen Förderung auf die Entwicklung des Kindes gleichermaßen positiv beurteilen. Tendenziell beurteilen die Eltern den Einfluß der Förderung noch positiver als die Förderer selbst. 53,4 % der Eltern und 48,7 % der studentischen Förderer sehen als Gesamtbewertung einen positiven Einfluß der Förderung. Das heißt, daß eine positive Entwicklung der Kinder in vielen Bereichen stattgefunden haben muß. Von den Lehrern sehen dies nur 39,6 % der Förderer und 39,7 % der Fremdbeurteiler.

In den einzelnen Bereichen unterscheiden sich die Beurteilungen zum Teil. Dies wird zunächst für die studentische Fördergruppe und dann für die Supervisionsgruppe dargestellt.

Übereinstimmend sehen 88,4 % der Förderer bzw. 78,6 % der Eltern und jeweils 32,6 % bzw. 32,6 % einen Fortschritt aufgrund der Förderung im Ausdrucksverhalten und im emotionalen Bezug der von den Studenten geförderten Kinder.

In Motorik und Sprachverständnis beurteilen die Eltern die Fortschritte höher, in der psychischen Situation die Studenten: Dies mag vielleicht daran liegen, daß dies für den jeweiligen Beurteiler Bereiche waren, auf die er zu Beginn der Förderung sein Augenmerk nicht so stark gerichtet hatte und daher nur wenig Entwicklung erwartete. Unerwartete Fortschritte fielen so besonders auf.

Die stärksten Fortschritte wurden von beiden Beurteilern übereinstimmend in den Bereichen "Ausdrucksverhalten" und "psychische Situation", für die Eltern dann im Bereich "Motorische Möglichkeiten des Kindes" gesehen.

Die übrigen Aussagen postulieren keinen Einfluß der Förderung auf die Entwicklung des Kindes. Ein negativer Einfluß wird in kaum einer Aussage hergestellt.

Es kann besonders hervorgehoben werden, daß das eigentliche Ziel einer Kommunikationsförderung wohl als erreicht bezeichnet werden kann, wenn in über 2/3 der Förderungen eine Verbesserung im Ausdrucksverhalten sowohl von den Förderern, selbst als auch von Beurteilern, die nicht in die Förderung involviert waren, konstatiert wird.

Gleich positiv urteilen Förderer der Supervisionsgruppe und deren Fremdbeurteiler über die positive Entwicklung der Kinder in ihren motorischen Möglichkeiten (48,3 % und 43,2 %); ebenso beurteilen sie die psychische Situation der Kinder (38,7 % und 37,8 %). Die Entwicklung des Sprachverständnisses sehen die Fremdbeurteiler leicht positiver (19,4 % und 29,7 %).

Gravierende Unterschiede in der Beurteilung ergeben sich jedoch im emotionalen Bezug, bei dem die positive Veränderung von den Fremdbeurteilern wesentlich höher eingeschätzt wird (10,7 % und 44,7 %). Dahingegen schätzen die Förderer die Ausdrucksmöglichkeiten der Kinder, als eine Folge der Förderung, als sehr viel mehr verbessert ein als die Fremdbeurteiler (81,1 % und 43,2 %).

Diese deutlichen Unterschiede in der Beurteilung mögen daran liegen, daß die Kommunikation über das Kind zwischen Lehrern und Fremdbeurteilern (Eltern oder andere Lehrer) nicht sehr intensiv ist, so daß bei den Fremdbeurteilern aufgrund der Förderung wohl der Eindruck entsteht, daß die Beziehung zum Kind wohl enger geworden ist, daß aber das verbesserte Ausdrucksverhalten, das oft minimal oder in verschlüsselten Zeichen oder Symbolelementen besteht, nicht bemerkt werden kann, weil es nicht verstanden wird.

Zwischen den Studenten und den Eltern bestehen diese gravierenden Beurteilungsunterschiede nicht. Bezüglich Ausdrucksverhalten, emotionalem Bezug, psychischer Situation und Motorik werden die Fortschritte der Kinder weitgehend gleich beurteilt. Lediglich in der Beurteilung des Sprachverständnisses wird die positive Veränderung der Kinder von den Eltern deutlich höher eingeschätzt. Zu der bereits angesprochenen Erklärung könnte hinzukommen, daß die Studenten aufgrund ihres, gerade in Bezug auf die kognitiven Möglichkeiten der Kinder großen Vorschußvertrauens die positive Entwicklung des Kindes nicht mehr als so gravierend erleben. Insgesamt kann gesagt werden, daß der Einfluß der Förderung auf die positive Entwicklung der Kinder von den Studenten höher eingeschätzt wird als von den Lehrern. Diese Einschätzungen werden von den Fremdbeurteilern bestätigt; die Fremdbeurteiler der Studenten schätzen den Einfluß sogar noch positiver ein als die Studenten selbst.

Dieser Unterschied zwischen Studentengruppe und Lehrergruppe ist in der Einschätzung der Förderer selbst für den emotionalen Bezug der Kinder auf dem 5 % Niveau signifikant, für die psychische Situation wird das 5 % Niveau knapp verfehlt.

Bei den Fremdeinschätzungen unterscheiden sich die beiden Fördergruppen signifikant hinsichtlich Ausdrucksmöglichkeiten (1 % Niveau) und Sprachverständnis (5 % Niveau), d. h. die Kinder der Stundentengruppe haben sich signifikant stärker verbessert.

Gefragt nach der allgemeinen Bedeutung der Förderung für die Entwicklung des Kindes beurteilen 95,3 % der Eltern und Lehrer die Förderung als positiv (vgl. Tab. 46). Offensichtlich ist die Förderung nicht nur für die Kinder eine Entwicklungshilfestellung, sondern die Eltern scheinen ebenso davon zu profitieren.

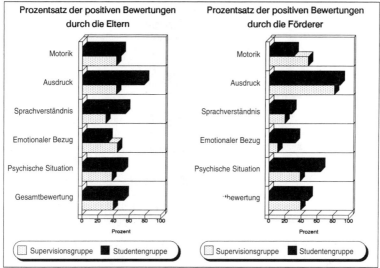

Abbildung 18: Häufigkeiten der positiven Beurteilungen des Förderverlaufes durch Förderer und Eltern jeweils für die Studenten- und Supervisionsgruppe in Prozentangaben

So geben immerhin 87,8 % (80 %) der Eltern bzw. Lehrerkollegen an, daß sie aus den Anregungen im Rahmen der Förderung Nutzen für den Umgang mit dem Kind ziehen konnten. Die Veränderungen im Verhalten des Kindes werden von 87,5 % (93,3 %) der Eltern auf die Förderung zurückgeführt.

Die positive Beurteilung der Förderung durch die Fremdbeurteiler ist bei der Studentengruppe deutlich höher als bei der Supervisionsgruppe. Jedoch wird die Veränderung bei den Kindern der Supervisionsgruppe deutlicher auf die Förderung zurückgeführt. Es scheint, daß Kinder der Supervisionsgruppe etwas weniger Entwicklungsfortschritte machen, aber die Fortschritte, die sie machen, hängen dann eindeutiger mit der Förderung zusammen.

Diese allgemeinen Beurteilungen der Förderung durch die Eltern werden in Tabelle 46 und Abbildung 29 dargestellt.

Beurteilung der Förderung	S			SV		
	N	n	%	N	n	%
Positiv / Sehr Positiv	43	41	95,3	36	28	77,8
Veränderung und Förderung	40	35	87,5	30	28	93,3
Nutzung der Anregungen	41	36	87,8	35	28	80,0

Tabelle 46: Fremdurteile (Eltern, Kollegen) über die Förderung

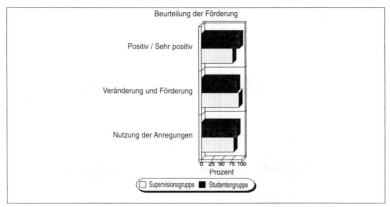

Abbildung 19: Fremdbeurteilungen (Eltern, Kollegen) über die Förderung der Studentengruppe und Supervisionsgruppe

7.4 VERGLEICHE VON VERÄNDERUNGSMASSEN MIT DRITTVARIABLEN

7.4.1 Veränderung des Entwicklungsniveaus im Vergleich mit anderen Variablen des K-Bogens

Im folgenden sollen Zusammenhänge zwischen Veränderungen im Entwicklungsniveau, wie sie sich aus der Beurteilung der Entwicklung der Kinder durch die Förderer im Dokumentationsbogen ergeben, und verschiedenen anderen Variablen auf Signifikanz geprüft werden. Die Signifikanzen wurden mit dem Chi^2 - Test geprüft. Waren die Erwartungswerte kleiner 5, wurde der Kullback - Test verwandt. Da Einschätzungen über das Entwicklungsniveau nur von der Studentengruppe vorliegen, beziehen sich die folgenden Darstellungen nur auf diese Fördergruppe.

Zeigt sich keine Veränderung im Entwicklungsniveau, d. h. zwischen den Fördergruppen, so heißt dies nicht, daß das Kind keine Entwicklungsfortschritte gemacht hat. Es ist durchaus möglich, daß das Kind innerhalb seiner Entwicklungsgruppe Veränderungen im Erleben und Verhalten zeigt.

Da aufgrund des für die Kontrollgruppe und Supervisionsgruppe fehlenden Dokumentationsbogens zu Zeitpunkt 1 kein Veränderungswert für das Entwicklungsniveau durch Beurteilung der Förderer feststellbar ist, beziehen sich die folgenden Vergleiche lediglich auf die Kinder der Studentengruppe. Folgende Vergleiche wurden angestellt:

Veränderung Entwicklungsniveau - Geistigbehindert
Veränderung Entwicklungsniveau - Anfallsleiden
Veränderung Entwicklungsniveau - Förderansatz Schwerpunkte

Veränderung Entwicklungsniveau - Medien
Veränderung Entwicklungsniveau - Abstraktionsniveau
Veränderung Entwicklungsniveau - Ausdrucksmöglichkeiten
Veränderung Entwicklungsniveau - Bedeutung der Förd./ Elternbogen
Veränderung Entwicklungsniveau - Förderverlauf
Veränderung Entwicklungsniveau - Zusammenhang mit Förd./ Elternb.
Veränderung Entwicklungsniveau - Unterbrechung der Förderung
Veränderung Entwicklungsniveau - Entwicklungsniveau Z1

Es zeigt sich in Tab. 47, daß von 20 in der Akte als geistigbehindert eingestuften Kindern 12 ein höheres Entwicklungsniveau erreichen konnten; 8 Kindern gelang dies nicht. Von 24 nicht als geistigbehindert eingestuften Kindern erreichten 15 ein höheres Entwicklungsniveau, und 9 Kinder konnten sich nicht über ihre Entwicklungsstufe hinaus entwickeln. Die Zusammenhänge zwischen geistiger Behinderung und Veränderung des Entwicklungsniveaus sind nicht signifikant. Das heißt die Aussage, daß als geistig behindert eingestufte Kinder zu keiner Entwicklung in der Lage wären, ist statistisch nicht haltbar.

Kindern mit diagnostizierter geistiger Behinderung gelingt bei entsprechender Förderung ebenso häufig eine Entwicklung in die nächsthöhere Entwicklungsstufe wie Kindern ohne geistige Behinderung (vgl. Tab. 47). Die Tendenz geht sogar sowohl bei den Kindern mit geistiger Behinderung als auch bei den Kindern ohne geistige Behinderung stärker in Richtung "Veränderung des Entwicklungsniveaus".

Ebenso verhält es sich mit der Veränderung des Entwicklungsniveaus und einem Anfallsleiden der Kinder. Dieser Zusammenhang ist ebenfalls nicht signifikant. Jedoch ist hier tendenziell weniger Kindern eine Entwicklung in höhere Entwicklungsstufen möglich (vgl. Tab 48).

Veränderung Entwicklungsniveau	Geistig Behindert		
	ja	nein	
ja	12	8	20
nein	15	9	24
Chi^2 : 0,017 n.s.	27	17	

Tabelle 47: Zusammenhang zwischen Entwicklungsfortschritt und geistiger Behinderung

Veränderung Entwicklungsniveau	Anfallsleiden		
	ja	nein	
ja	6	14	20
nein	10	14	24
Chi^2 : 0,236 n.s.	16	28	44

Tabelle 48: Zusammenhang zwischen Entwicklungsfortschritt und

Veränderung	Förderansatz/Schwerpunkte		
Entwicklungsniveau	1/2/3	4/5	6
ja	3	1	16	20
nein	8	6	13	27
Chi^2: 5,34 n. s.	11	7	29	47

Legende:

1/2/3 : Basale Förderung - emotional-soziale Förderung; Aktivation
4/5 : Ja/Nein-Förderung; Sprachverständnis
6 : Eigeninitiierte Kommunikation

Tabelle 49: Zusammenhang zwischen Entwicklungsfortschritt und Schwerpunkt des Förderansatzes

In Tab. 49 wird die Signifikanzgrenze für das 5 % Niveau knapp verfehlt. Es scheint also zumindest tendenziell ein Zusammenhang zwischen einer Veränderung im Entwicklungsniveau und dem Schwerpunkt des Förderansatzes zu bestehen.

Die meisten Entwicklungsfortschritte, jedoch auch die meisten Förderungen wurden im Förderansatz "eigeninitiierte Kommunikation" gemacht. Hier entwickelten sich mehr Kinder weiter als solche, die auf der Entwicklungsstufe stehen blieben. Bei den übrigen Förderschwerpunkten verhält es sich umgekehrt. Von den durchgeführten Förderungen entwickelte sich der kleinere Teil zu einer höheren Entwicklungsstufe hin.

Ein eindeutiger Zusammenhang besteht zwischen dem Einsatz bestimmter Fördermedien und dem Entwicklungsfortschritt der geförderten Kinder (vgl. Tab 50).

Der Einsatz der Realmedien und der sensorischen Stimulation (5/6) erbrachte keinen, durch gruppenüberschreitende Entwicklung meßbaren Fördererfolg. Am häufigsten wurden als Medien Bilder, Geschichten, Bild- und Symbolkarten (3/4) eingesetzt, die ebenso wie elektronische Hilfsmittel (1/2) in der Hälfte der Fälle zu Entwicklungsfortschritten führten.

Veränderung	Medien			
Entwicklungsniveau	1/2	3/4	5/6	
ja	7	13	0	20
nein	5	13	9	22
Chi^2 : 10,43 p : 0,01	12	26	9	47

Legende:
1/2 : Elektronische Hilfsmittel: Spiele
3/4 : Bilder; Geschichten, Bücher; Bild- und Symbolkarten
3/6 : Realmedien; Sensorische Integration

Tabelle 50: Zusammenhang zwischen Entwicklungsfortschritt und gewählten Fördermedien

Auch zwischen dem Abstraktionsniveau der Förderung und den Entwicklungsfortschritten der Kinder besteht ein eindeutiger Zusammenhang (vgl. Tab. 51).

Förderungen, in denen sprachersetzende Systeme eingeführt oder erweitert wurden (10 / 11), wurden am häufigsten gewählt und erbrachten mehr Entwicklungsfortschritte (von 23 Förderungen 15 Fördererfolge) als bei den übrigen Abstraktionsniveaus, bei denen die Entwicklungsgruppen übergreifenden Fördererfolge deutlich geringer waren als die hier nicht abbildbaren Veränderungen innerhalb des Entwicklungsniveaus.

Veränderung	Medien				
Entwicklungsniveau	7	8/9	10/11	12/13	
ja	1	3	15	1	20
nein	4	9	8	6	27
Chi^2 : 9,67 p : 0,005	5	12	23	7	47

Legende :
7 : Gegenstände
8/9 : Bilder; Pictogramme
10/11 : Bliss oder Schriftsprache anbahnen/erweitern
12/13 : Laute; Mimik/Gestik

Tabelle 51: Zusammenhang zwischen Entwicklungsfortschritt und dem Abstraktionsniveau der Förderung

Die Ausdrucksmöglichkeiten der Kinder scheinen nicht mit den festgestellten Entwicklungsfortschritten signifikant zusammenzuhängen (vgl. Tab. 52).

Tendenziell zeigen jedoch die Kinder mit den körperbezogenen (1/2/3/4) Ausdrucksmöglichkeiten die meisten Entwicklungsfortschritte (fast 50 %), während Kinder mit den, durch Sensorschalter ermöglichten Ausdrucksmöglichkeiten (5/6) etwas weniger Fortschritte zeigen (30 %). In der Stichprobe waren auch fast dreimal soviele Kinder mit körpernahen (1/2/3/7) Ausdrucksmöglichkeiten.

Es muß angenommen werden, daß die motorische Leistung, die trotz optimaler Adaption der Sensoren vermehrte Anstrengung und Konzentration auf die Körperkontrolle erfordert, psychische Kräfte bindet und somit zeitweise auch durch Ermüdung die Motivation und Belastbarkeit insgesamt herabsetzen kann.

Vergleicht man die Veränderung der Kinder im Entwicklungsniveau mit der Beurteilung der Bedeutung der Förderung durch die Eltern, so zeigt sich kein signifikanter Zusammenhang (vgl. Tab. 53).

Veränderung Entwicklungsniveau	Ausdrucksmöglichkeiten		
	1/2/3/4	5/6	
Ja	17	3	20
nein	18	9	27
Chi ^{2}: 1,18 n.s.	35	12	47

Legende:
1/2/3/4 : Blick; Mimik; Gestik; Laute
5/6 : Sensorschalter

Tabelle 52: Zusammenhang zwischen dem Entwicklungsfortschritt und den Ausdrucksmöglichkeiten der Kinder

Veränderung Entwicklungsniveau	Bedeutung der Förderung (Elternbogen)		
	positiv	keine	
ja	19	1	20
nein	25	1	26
Chi ^{2}: 0,29 n.s.	44	2	46

Tabelle 53: Zusammenhang zwischen Entwicklungsfortschritt und der von den Eltern beurteilten Bedeutung der Förderung

Die Förderung wird zwar nur von zwei Eltern als nicht bedeutsam für die Entwicklung der Kinder eingestuft, jedoch verteilen sich die positiv eingestuften Förderungen fast gleichermaßen auf Kinder mit Entwicklungsfortschritten und solche, die in ihrer Entwicklungsgruppe verblieben sind.

Ebensowenig hängt eine in ihrem Verlauf nicht modifizierte Förderung signifikant mit dem Entwicklungsfortschritt der Kinder zusammen (vgl. Tab 54).

Bei einer kontinuierlich durchgeführten Förderung ohne größere Veränderungen am Förderplan gibt es fast ebensoviele Kinder mit Veränderungen im Entwicklungsniveau wie solche, die in der gleichen Entwicklungsgruppe verblieben sind.

In Tab. 55 wird die Veränderung des Entwicklungsniveaus, aus der Beurteilung der Förderer (Dokumentationsbogen) heraus, verglichen mit dem von den Eltern vermuteten Zusammenhang des Entwicklungsforschrittes der Kinder mit der Förderung (Beurteilungsbogen). Der Zusammenhang ist nicht signifikant. Von den 45 durch die Eltern beurteilten Förderungen wird bei 40 Förderungen ein Zusammenhang zwischen Entwicklung des Kindes und der Förderung gesehen. Etwa die Hälfte der positiven Urteile entfällt auf Kinder, die in der gleichen Entwicklungsgruppe verbleiben (vgl. Tab. 55).

Veränderung Entwicklungsniveau	Förderverlauf		
	1/2	3/4/5	
ja	19	1	20
nein	21	6	27
Chi^2: 1,50 n. s.	40	7	47

Legende:
1/2 : Kontinuierliches Fortschreiten; höheres Förderniveau
3/4/5 : niedrigeres Förderniveau; Anpassung der Medien; Veränderung des Förderansatzes

Tabelle 54: Zusammenhang zwischen Entwicklungsfortschritt und der Kontinuität des Förderverlaufs

Veränderung Entwicklungsniveau	Zusammenhang mit Förderung (Eltern)		
	ja	nein	
ja	19	1	20
nein	21	4	25
Chi^2: 0,47 n. s.	40	5	25

Tabelle 55: Zusammenhang zwischen Entwicklungsfortschritt und dem von den Eltern vermuteten Zusammenhang mit der Förderung

Veränderung	Unterbrechung der Förderung in Wochen						
Entwicklungsniveau	0-4	5-10	11-16	17-22	23-30	>30	
ja	7	4	3	0	4	2	20
nein	9	4	7	5	2	0	27
Chi^2: 11,23 p : 0,05	16	8	10	5	6	2	47

Tabelle 56: Zusammenhang zwischen Entwicklungsfortschritt und den Unterbrechungen des Förderverlaufs

Veränderung	Entwicklungsniveau zu Erhebungszeitpunkt 1			
Entwicklungsniveau	1	2	3	
ja	4	9	7	20
nein	9	9	8	26
Chi^2: 1,22 n.s.	13	18	15	46

Tabelle 57: Zusammenhang zwischen Entwicklungsfortschritt und den Entwicklungniveaus zu Erhebungszeitpunkt 1

Einen Einfluß auf die Veränderung des Entwicklungsniveaus scheint es jedoch zu haben, wie oft und wie lange die Förderung unterbrochen wird (vgl. Tab 56). Solche Unterbrechungen werden häufig wegen Krankheiten oder Krankenhausaufenthalten der Kinder notwendig. Alleine die Ferien ergeben oft eine mehrwöchige Unterbrechung. Unterschiede ergeben sich bereits nach wenigen Wochen Unterbrechung, nach 11 Wochen werden die Unterschiede zwischen den Entwicklungsfortschritten der Kinder gravierend. Der Einfluß der Unterbrechungen des Förderverlaufes ist auf dem 5 % Niveau signifikant.

Vergleicht man das Entwicklungsniveau der Kinder zu Erhebungszeitpunkt 1, also zu Beginn der Förderung mit dem erreichten Förderziel, also der zu Erhebungszeitpunkt 2 erreichten Entwicklungsgruppe, so ergibt sich kein signifikanter Zusammenhang (vgl. Tab. 57). Ganz gleich in welcher Entwicklungsgruppe die Kinder sich befinden, Entwicklungsfortschritte gab es immer. Tendenziell hat es jedoch den Anschein, daß die Kinder in der Entwicklungsgruppe 1 weniger Entwicklungsgruppen übergreifende Fortschritte machen als die Kinder der übrigen Gruppen. Dies könnte aber auch bedeuten, daß der zur Verfügung stehende Förderzeitraum nicht ausgereicht hat, um vorhandene Defizite äußerlich sichtbar beeinflußt zu haben.

7.4.2 Vergleich zwischen den Beurteilungen der Förderer und Fremdbeurteiler

Die Tabelle 58 zeigt den Vergleich zwischen den Beurteilungen des Förderverlaufes, wie diese zum einen von den Förderern im Dokumentationsbogen und zum anderen von den Eltern der Kinder im Beurteilungsbogen festgehalten wurden. In Tabelle 58 wird dieser Vergleich zunächst auf Mittelwertniveau dar-

	Förderer			Fremdbeurteiler			
	N	n	%	N	n	%	P
Motorik	76	29	38,1	89	38	42,6	n.s.
Ausdruck	84	71	84,5	88	55	62,5	.018
Sprachverständnis	78	18	23	88	40	45,4	.006
Emotionen	75	18	24	90	36	40	n.s
Psychische Sit.	77	42	54,5	88	41	46,5	n.s.

Tabelle 58: Vergleich der Beurteilungen der Entwicklungsfortschritte der Kinder durch die Förderer und Fremdbeurteiler für die Gesamtstichprobe

gestellt In den folgenden Tabellen 59 und 60 werden im Chi^2 Test die Unterschiede der Nennungen der Förderer und der Fremdbeurteiler verglichen. In Tabellen 61, 62 und 63 wird mit der Punkt-Vierfelder-Korrelation nach Pearson die Assoziation zwischen den Urteilen der Förderer und Fremdbeurteiler geprüft.

Diese Chi^2 Vergleiche können wieder für die Studentengruppe und die Supervisionsgruppe angestellt werden, da hier lediglich die Dokumentationsbögen des zweiten Erhebungszeitpunktes benötigt werden.

Folgende Vergleiche wurden angestellt:

Erfolge Motorik Dokumentationsbogen   - Motorik /Beurteilungsbogen
Erfolge Ausdruck Dokumentationsbogen - Ausdruck /Beurteilungsbogen
Erfolge Spachver. Dokumentationsbogen - Sprachver. /Beurteilungsbogen
Erfolge Emot. Bezug Dokumentationsbogen - Emot. Bezug/Beurteilungsbogen
Erfolge Psych. Sit. Dokumentationsbogen - Psych. Sit./Beurteilungsbogen
Anzahl der Nennungen im Beurteilungsbogen - Art der Veränderungen

Vergleicht man die Beurteilungen aller Förderer (Studentengruppe und Supervisionsgruppe) mit den Beurteilungen der Fremdbeurteiler, so zeigt sich im Wilcoxon-Test, daß signifikante Mittelwertunterschiede für Fortschritte der Kinder in Ausdruck und Sprachverständnis bestehen. Das heißt im Ausdruck schätzen die Förderer die Verbesserungen der Kinder höher ein als die Fremdbeurteiler, im Sprachverständnis ist es umgekehrt. In Bezug auf Motorik, psychische Situation und den emotionalen Bezug der Kinder konnte kein signifikanter Unterschied zwischen den Beurteilungen gefunden werden.

In der Gesamtbeurteilung weisen die Urteile wieder keinen signifikanten Unterschied auf.

Überprüft man, ob sich die Beurteilungen der Förderer und die Beurteilungen der Bezugspersonen (Fremdbeurteiler) signifikant voneinander unterscheiden, so zeigt sich im Chi^2 Test, daß sich in der Gesamtgruppe wie im Mittelwertvergleich die Beurteilungen der Ausdrucksmöglichkeiten und des Sprachverständnisses signifikant unterscheiden. Die Förderer sehen häufiger po-

		Förderer	Fremdurteiler	
Motorik	+	9	6	Chi^2: 0,46
	−	9	12	n.s.
Ausdruck	+	19	12	Chi^2: 4,56
	−	5	12	p:0.05
Sprach-verständnis	+	5	6	Chi^2: 0
	−	15	14	n.s.
Emot.-beziehung	+	3	9	Chi^2: 4,80
	−	14	8	p: 0,05
Psychische-Situation	+	9	6	Chi^2: 0,44
	−	10	13	n.s.

Tabelle 59: Chi^2 Test zum Vergleich zweier unabhängiger Stichproben für die Supervisionsgruppe

sitve Entwicklungen im Ausdrucksverhalten, während die Fremdbeurteiler häufiger positive Entwicklungen im Sprachverständnis feststellen. Betrachtet man die Supervisionsgruppe alleine, so ergeben sich für Ausdrucksverhalten und emotionale Beziehung signifikant unterschiedliche Beurteilungen (vgl. Tab. 59).

In diese Auswertung konnten nur die Daten derjenigen Förderer und Fremdbeurteiler eingehen, von denen jeweils bezüglich des gleichen geförderten Kindes Beurteilungen vorlagen. Die Förderer der Supervisionsgruppe sehen häufiger positive Veränderungen im Ausdrucksverhalten der Kinder. Während sich in der emotionalen Beziehung nach den Urteilen der Förderer eher keine Veränderung ergeben hat, glauben die Fremdbeurteiler, daß sich eher eine Verbesserung feststellen läßt.

In der Studentengruppe unterscheiden sich die Urteile lediglich bezüglich des Sprachverständnisses (vgl. Tab. 60). Hier ist es so, daß die Fremdbeurteiler sehr viel häufiger eine positive Veränderung beobachten als die Förderer; dies jedoch auch nur bei knapp mehr als der Hälfte der geförderten Kinder. Es scheint also, daß die Urteile zwischen Studenten und Fremdbeurteilern sich weniger unterscheiden, sich also ähnlicher sind als die Urteile der Supervisionsgruppe und deren Fremdbeurteiler.

Mittels Punkt-Vierfelder-Korrelation nach Pearson soll nun untersucht werden, welcher Zusammenhang zwischen den Urteilen der Förderer und denen der Fremdbeurteiler bezüglich der gleichen Kinder besteht.

Im Chi^2 Test soll nun verglichen werden, ob die positiven Urteile der Förderer ihre Entsprechungen in den Urteilen der Fremdbeurteiler finden. Da hier nur die Fälle eingehen können, bei denen Beurteilungen von beiden Gruppen

		Förderer	Fremdurteiler	
Motorik	+	14	21	Chi^2: 1,66
	-	32	25	n.s
Ausdruck	+	39	35	Chi^2: 0,68
	-	6	10	n.s.
Sprach-verständnis	+	12	24	Chi^2: 5,60
	-	33	21	p: 0,05
Emot.-beziehung	+	15	16	Chi^2: 0
	-	31	30	n.s.
Psychische-Situation	+	30	24	Chi^2: 1,20
	-	14	20	n.s.

Tabelle 60: Chi^2 zum Vergleich zweier unabhängiger Stichproben für die Studentengruppe

(Förderer und Fremdbeurteiler) vorliegen, ist die Anzahl der Beurteilungen geringer als im Mittelwertvergleich. Das heißt, in die Auswertung können nur die Fälle eingehen, in denen für ein Kind sowohl das Urteil vom Förderer als auch das Urteil von den Eltern oder den Lehrern als Fremdbeurteiler vorliegt.

Dieser Vergleich soll für die Gesamtgruppe, die Supervisionsgruppe und die Studentengruppe durchgeführt werden.

Betrachtet man die Urteile der Förderer und der Fremdbeurteiler in der Gesamtgruppe, so scheint es, daß obwohl signifikante Unterschiede in den Häufigkeiten der positiven und negativen Urteile von Förderern und Fremdbeurteilern vorhanden sind, sich dennoch signifikante Übereinstimmungen in den Einzelurteilen bezüglich der einzelnen Kinder ergeben (vgl. Tab. 61). Insbesondere in den Urteilen bezüglich der Fördererfolge in den motorischen Möglichkeiten, den Ausdrucksmöglichkeiten und dem Sprachverständnis scheint eine überzufällige Assoziation zwischen den Antworttendenzen zu bestehen.

Die Richtung der Assoziationen kann durch die Fehlerhäufigkeiten interpretiert werden. Die Korrelation zeigt einen positven Zusammenhang. Das heißt, wenn die Förderer eine positive oder negative Veränderung sehen, dann sehen dies meist auch die Fremdbeurteiler in gleicher Richtung.

Diese Übereinstimmung trifft in der Beurteilung der motorischen Möglichkeiten sowohl darauf zu, ob eine Veränderung gesehen wird oder nicht. Bei den Ausdrucksmöglichkeiten stimmen die Urteiler überein, wenn es um positive Veränderungen geht, während die Fremdbeurteiler dann häufig keine Veränderung sehen, wenn dies von den Förderern angegeben wird.

Fördererfolge Motorik	Förderer		
Fremdbeurteiler	ja	keine	
ja	15	12	27
keine	8	29	37
Chi ^{2}: 6,40 p : 0,05	23	41	64

Fördererfolge Ausdrucksmöglichkeiten	Förderer		
Fremdbeurteiler	ja	keine	
ja	45	2	47
keine	13	9	22
Chi ^{2}: 12,41 p : 0,05	58	11	69

Fördererfolge Sprachverständnis	Förderer		
Fremdbeurteiler	ja	keine	
ja	12	18	30
keine	5	30	35
Chi ^{2}: 4,28 p : 0,05	17	48	65

Fördererfolge emotionale Beziehung	Förderer		
Fremdbeurteiler	ja	keine	
ja	10	15	25
keine	8	30	38
Chi ^{2}: 1,81 n.s.	18	45	63

Fördererfolge psychische Situation	Förderer		
Fremdbeurteiler	ja	keine	
ja	21	9	30
keine	18	15	33
Chi ^{2}: 1,00 n.s.	39	24	63

Tabelle 61: Zusammenhang zwischen den Beurteilungen des Fördererfolges in den Entwicklungsbereichen durch die Förderer (Dokumentationsbogen) und durch die Fremdbeurteiler (Beurteilungsbogen) für die Gesamtgruppe

Bezüglich des Sprachverständnisses sind große Übereinstimmungen zu sehen in den Urteilen, die keine Veränderung konstatieren. Häufig jedoch geben die Fremdbeurteiler eine Veränderung an, wenn dies von den Förderern verneint wird. Diese Tendenzen entsprechen den dargestellten Häufigkeiten, zeigen jedoch einen hohen Grad an Ähnlichkeiten der Urteile auf.

Dies zeigt, daß in der Gesamtgruppe die Ausdrucksmöglichkeiten übereinstimmend als verbessert angesehen werden, daß jedoch die Förderer mit der nächstgroßen Häufigkeit eine positve Veränderung sehen, wo dies von den Fremdbeuteilern nicht gesehen wird.

Das Sprachverständnis wird in der Hälfte der Fälle übereinstimmend als nicht verbessert angesehen; jedoch sehen dann mit der nächst höheren Häufigkeit die Fremdbeurteiler Erfolge im Gegensatz zu den Förderern.

In der Supervisionsgruppe weisen alle Bereiche, bis auf das Sprachverständnis, signifikante Übereinstimmungen auf. In der Motorik werden übereinstimmend zumeist keine Fortschritte festgestellt, ebenso wie in der emotionalen Beziehung und in der psychischen Situation.

In der emotionalen Beziehung wird jedoch mit der zweithöchsten Häufigkeit von den Fremdbeurteilern im Gegensatz zu den Förderern ein Fortschritt gesehen.

Im Ausdrucksverhalten werden übereinstimmend bei der Hälfte der Kinder Fortschritte gesehen, während mit nächst höherer Häufigkeit die Fremdbeurteiler im Gegensatz zu den Förderern keine Fortschritte sehen.

Dies bedeutet, daß in der Supervisionsgruppe bezüglich der Motorik, dem Sprachverständnis, der emotionalen Beziehung und der psychischen Situation im Gegensatz zum Ausdrucksverhalten übereinstimmend von beiden Beurteilungsgruppen am häufigsten keine Entwicklung gesehen wurde. Mit nächst hoher Häufigkeit wurde dann jedoch von einer der beiden Gruppen im Gegensatz zu den anderen Gruppen ein Fortschritt gesehen. Im Ausdrucksverhalten sind dies die Förderer und in der emotionalen Beziehung die Fremdbeurteiler.

Studentische Förderer und Fremdbeurteiler stimmen signifikant in ihren Urteilen bezüglich Motorik und Sprachverständnis überein. In beiden Bereichen werden ebenso wie im emotionalen Bezug zumeist wenige Fördererfolge festgestellt, wobei die Fremdbeurteiler eine nächst höhere Häufigkeit der Fortschritte im Gegensatz zu den Förderern im Sprachverständnis feststellen. Im emotioanlen Bezug stellen ebenso die Fremdbeurteiler mit nächst höherer Häufigkeit im Gegensatz zu den Förderern einen Fortschritt fest.

Fördererfolge Motorik	Förderer		
Fremdbeurteiler	ja	keine	
ja	5	1	6
keine	4	8	12
Chi ^{2}: 4,27 p : 0,05	9	9	18
Fördererfolge Ausdruck	Förderer		
Fremdbeurteiler	ja	keine	
ja	12	0	12
keine	7	5	12
Chi ^{2}: 4,04 p : 0,05	19	5	24
Fördererfolge Sprachverständnis	Förderer		
Fremdbeurteiler	ja	keine	
ja	3	3	6
keine	2	12	14
Chi ^{2}: 1,27 n.s.	5	15	20
Fördererfolge emotionelle Beziehung	Förderer		
Fremdbeurteiler	ja	keine	
ja	3	6	9
keine	0	8	8
Chi ^{2}: 4,39 p : 0,05	3	14	17
Fördererfolg psychische Situation	Förderer		
Fremdbeurteiler	ja	keine	
ja	5	1	6
keine	4	9	13
Chi ^{2}: 4,83 p : 0,05	9	10	19

Tabelle 62: Zusammenhang zwischen den Beurteilungen des Fördererfolges in den Entwicklungsbereichen durch die Förderer (Dokumentationsbogen) und durch die Fremdbeurteiler (Beurteilungsbogen) für die Supervisionsgruppe

Fördererfolge Motorik	Förderer		
Fremdbeurteiler	ja	keine	
ja	10	11	21
nein	4	21	25
Chi^2: 5,31 p : 0,05	15	31	46

Fördererfolge Ausdrucksmöglichkeiten	Förderer		
Fremdbeurteiler	ja	keine	
ja	33	2	35
nein	6	4	10
Chi^2 1,36 n.s.	39	7	45

Fördererfolge Sprachverständnis	Förderer		
Fremdbeurteiler	ja	keine	
ja	9	15	24
keine	3	18	21
Chi^2 : 4,21 p : 0,05	10	36	45

Fördererfolge Emotionaler Bezug	Förderer		
Fremdbeurteiler	ja	keine	
ja	7	9	16
keine	8	22	30
Chi^2 : 0,71 n.s.	15	31	46

Fördererfolge Psychische Situation	Förderer		
Fremdbeurteiler	1	keine	
ja	16	8	24
keine	14	6	20
Chi^2 : 0,002 n.s.	34	12	44

Tabelle 63: Zusammenhang zwischen den Beurteilungen des Fördererfolges in den Entwicklungsbereichen durch die Förderer (Dokumentationsbogen) und durch die Fremdbeurteiler (Beurteilungsbogen) für die Studentengruppe

In den Ausdrucksmöglichkeiten und in der psychischen Situation meinen Förderer und Fremdbeurteiler übereinstimmend, daß die meisten Kinder Entwicklungsfortschritte gemacht haben. Als nächst höhere Häufigkeit meinen die Förderer jedoch im Gegensatz zu den Fremdbeurteilern, daß sowohl in den Ausdrucksmöglichkeiten wie in der psychischen Situation mehr Kinder Fortschritte gemacht haben.

Wie bereits in Tab. 45 und 60 angedeutet, ergeben sich für die Kinder der Studentengruppe Unterschiede in den Beurteilungen zwischen Förderern und Eltern in den Bereichen Motorik (tendenziell) und Sprachverständnis (signifikant) (vgl. Tab. 60). Die Fortschritte in den motorischen Möglichkeiten der Kinder und im Sprachverständnis werden von den Eltern positiver beurteilt als von den Förderern, wohingegen die Fortschritte in der psychischen Situation und im Ausdrucksverhalten von den Förderern tendenziell positiver beurteilt werden als von den Eltern. Diese Tendenz findet ihre Entsprechung in der Supervisionsgruppe.

Die Bereiche Motorik und Sprachverständnis sind natürlich zentrale Elemente der Kommunikationsförderung. Die motorischen Voraussetzungen sind sowohl für das Ausdrucksverhalten wie auch für die Lernmöglichkeiten der Kinder wichtig. Es könnte sein, daß die Förderer den Kindern hier sehr viel mehr an Entwicklungspotential zusprechen, überhöhte Erwartungen an die Kinder haben und, gemessen an ihren eigenen Erwartungen, die Erfolge der Kinder geringer einschätzen als die Eltern, die vielleicht aufgrund negativer Erfahrungen weniger Erwartungen haben und die Erfolge der Kinder daher positiver einschätzen.

Die Erfolge im Ausdrucksverhalten, die ja nur vorstellbar sind, wenn sich auch Fortschritte in den motorischen Möglichkeiten und im Sprachverständnis eingestellt haben, werden von den Förderern etwas höher, jedoch auch von den Eltern hoch eingeschätzt.

Die psychische Situation der Kinder mag im Verständnis einer Kommunikationsförderung zunächst nicht als eine zentrale Aufgabe erscheinen, ist jedoch für Lernprozesse und Kontaktaufnahme mit der Mitwelt eminent wichtig. Fragen der Motivation, der Bereitschaft und des Wunsches zu lernen, der Frustrationstoleranz bei mißglückten Kommunikationsversuchen müssen hier gestellt werden und sind vielleicht für die Förderer zunächst nicht so zentral, da sie nicht so offensichtlich sind. In der Regel wird jedoch während der Förderung die Bedeutung der psychischen Situation der Kinder für den Förderverlauf evident. Hier hatten evtl. die Förderer zunächst einmal die geringeren Erwartungen (wenn sie nicht gar die psychische Problematik völlig negiert hatten) und beurteilten Veränderungen der psychischen Situation der Kinder von daher etwas positiver als die Eltern.

Die Entwicklungsfortschritte der Kinder werden in allen Bereichen sowohl von den Eltern als auch von den Förderern positiv bewertet. In den Bereichen, in denen diese Bewertungen unterschiedlich ausfallen, besteht Grund zu der Annahme, daß diese Unterschiede in den unterschiedlichen Erwartungen der Bewerter liegen.

Sowohl in der Supervisionsgruppe wie in der Stundentengruppe scheint sich in den Häufigkeiten ein Zusammenhang zwischen dem Ausdrucksvermögen der Kinder und der ihnen zugeschriebenen psychischen Situation sowie zwischen dem Sprachverständnis und der emotionalen Beziehung anzudeuten. Eine Verbesserung in der Ausdrucksfähigkeit scheint auch eine Verbesserung in der psychischen Situation nahezulegen, während vermutetes Sprachverständnis sich auf die emotionale Beziehung auswirken könnte.

Diese Beziehung wird in den Vergleichen der Urteile bestätigt. Sowohl in der Supervisionsgruppe wie in der Fördergruppe zeigen jedoch die Förderer in den Ausdrucksmöglichkeiten der Kinder und die Fremdbeurteiler im Sprachverständnis der Kinder die positivere Beurteilung ihrer Entwicklung. Dementsprechend sind es dann in der Beurteilung der psychischen Situation die Förderer und in der Beurteilung der emotionalen Beziehung die Fremdbeurteiler, die den Kindern die meisten Fortschritte zuschreiben.

7.5 ZUSAMMENFASSENDE DARSTELLUNG DER ERGEBNISSE

(1) *Einschätzungen der Möglichkeiten der geförderten Kinder*

Die Förderer der *Kontrollgruppe* schätzen die Möglichkeiten ihrer Kinder in allen Bereichen am niedrigsten ein.

In den Faktoren, die kognitive Bereiche ansprechen, also Sprachverständnis, Ausdruck und kognitive Möglichkeiten, schätzt die *Studentengruppe* ihre Kinder besser ein als die Supervisionsgruppe.

In Bezug auf Introversion und Aktivität sieht die *Supervisionsgruppe* größere Möglichkeiten für die Kinder, wenn auch der Unterschied gegenüber der Studentengruppe nicht sehr ausgeprägt ist. In Bezug auf extravertiertes Verhalten bestehen kaum Unterschiede zwischen den Beurteilungen von Studenten und Supervisionsgruppe (vgl. Tab. 64).

	S	KG	SV
Motorischer Bereich	64,8	62,6	68,5
Kognitiver Bereich	56,8	36,0	47,7
Reaktive Kommunikation (Extravertiert)	78,6	71,7	78,4
Reaktive Kommunikation (Introvertiert)	35,1	28,1	33,1
Aktivität: Aktive Kommunikation	36,6	29,7	38,9
Arbeitshaltung			
Konstitution			

Legende:
Motorischer Bereich:
  Motorische Möglichkeiten, Reaktion auf taktile Reize, Reaktion auf optische Reize, Reaktion auf akustische Reize
Kognitiver Bereich:
  Sprachverständnis, Ausdrucksvermögen, Kognitive Möglichkeiten
Reaktive Kommunikation (Extravertiert):
  Aktivität 1
Reaktive Kommunikation (Introvertiert):
  Aktivität 3
Aktivität:
  Aktivität 2, Psyche 2, Psyche 3

Tabelle 64: Die Möglichkeiten der Kinder in Prozentangaben bezogen auf verschiedene Bereiche

Dies bedeutet, daß die Studentengruppe ihren Kindern die besseren kognitiven Möglichkeiten zuschreibt, jedoch die Supervisionsgruppe geringfügig mehr nach außen gerichtete Aktivitäten und weniger introvertiertes Verhalten beobachtet.

(2) *Vorschußvertrauen in die Entwicklungsmöglichkeiten der Kinder*

Es kann angenommen werden, daß die besseren Urteile der Studenten und der Supervisionsgruppe auf einer Art Vorschußvertrauen in die Entwicklungsmöglichkeiten der Kinder beruhen, da:

- kein Unterschied zwischen den Gruppen hinsichtlich der Zusatzbehinderungen besteht;
- Unterschiede nur auftreten, wenn eine eindeutige Entscheidung gefordert ist. Bei einer differenzierten Aussagemöglichkeit ergeben sich keine Unterschiede mehr;
- insbesondere die Studenten nicht direkt beobachtbare Ereignisse, z. B. kognitive Möglichkeiten höher einschätzen.

Da die Differenz in den Beurteilungen zwischen erzwungenen Ja/Nein-Antworten und viererskalierten Antworten bei den studentischen Förderern am höchsten ist, liegt die Vermutung nahe, daß das beschriebene Vorschußvertrauen bei den Studenten am höchsten ist. Die nächst höhere Ausprägung liegt bei den Förderern der Supervisionsgruppe vor.

(3) *Förderung vor Beginn der Projektförderung*

Die Kinder der *beiden Lehrergruppen* waren zu Beginn des Förderprojektes bereits signifikant häufiger gefördert worden als die Kinder der studentischen Förderer.

Bei der Kontrollgruppe waren per definitionem die bereits laufenden Förderungen protokolliert worden, und in der Supervisionsgruppe tendierten die Lehrer dazu, laufende Förderungen supervidieren zu lassen.

(4) *Art der Förderung*

Bezüglich der Art der Förderung gibt es nur wenige Unterschiede zwischen der Studenten- und Supervisionsgruppe. Die Studenten verwenden tendenziell vermehrt Bild- und Symbolkarten sowie Spiele und Bilder.

(5) *Veränderung zwischen den Erhebungszeiträumen im K - Bogen*

Signifikante Veränderungen im Förderzeitraum wurden vornehmlich durch die *Studenten* erreicht, insbesondere im Bereich der kognitiven Möglichkeiten, des Ausdrucksverhaltens und des Sprachverständnisses.

Im Bereich der kognitiven Möglichkeiten konnte auch die *Supervisionsgruppe* Entwicklungsfortschritte bei den Kindern feststellen.

Keine signifikanten Fortschritte wurden in der psychischen Situation und im Bereich der Aktivität erreicht, jedoch nahm die Introversion tendenziell ab.

(6) *Varianzanalyse*

Diese Effekte lassen sich als isolierte Haupteffekte in der Varianzanalyse nachweisen, und zwar liegen sowohl Effekte der Erhebungszeitpunkte als auch der Erhebungsgruppen vor.

Ein Interaktionseffekt existiert nur für das Ausdrucksverhalten und die introvertierte emotionale Grundstimmung (hier liegt jedoch kein signifikanter Haupteffekt vor).

Effekte der Erhebungszeitpunkte auf die Bereiche:
- Reaktion auf taktile Reize
- Reaktion auf akustische Reize
- Sprachverständnis
- Ausdrucksverhalten
- Kognitive Möglichkeiten

Effekte der Erhebungsgruppen auf die Bereiche:
- Reaktion auf optische Reize
- Reaktion auf akustische Reize
- Sprachverständnis
- Ausdrucksverhalten
- Kognitive Möglichkeiten
- Arbeitshaltung
- Aktive Kommunikation

Hierbei werden die Effekte der Erhebungsgruppen vorwiegend durch die sehr niedrigen Werte der Kontrollgruppe im Gegensatz zu den höheren Werten der Supervisionsgruppe und der Studentengruppe erzielt. Teilweise ergeben sich auch signifkante Unterschiede zwischen Supervisionsgruppe und Studentengruppe (vgl. Duncan Test).

Die Effekte der Erhebungszeitpunkte werden wiederum hauptsächlich durch die großen Entwicklungsfortschritte der Kinder, die von den Studenten gefördert wurden, getragen.

Dies zeigt sich insbesondere im Interaktionseffekt des Ausdrucksverhaltens, ansatzweise auch in der Reaktion auf akustische Reize. Hier zeigt sich, daß die Veränderung zwischen den Erhebungszeiträumen von der Gruppenzugehörigkeit abhängt.

(7) *Beurteilungen der Förderungen*

- Die *studentischen Förderer* schätzen den Erfolg ihrer Förderung positiver ein als die Lehrer der Supervisionsgruppe. Diese Beurteilung wird durch die Fremdbeurteiler bestätigt.

- Signifikant besser beurteilen die *Fremdbeurteiler* die Veränderung der von den Studenten geförderten Kinder gegenüber den Kindern der Supervisionsgruppe im Ausdrucksverhalten und im Sprachverständnis.

- Im Ausdrucksverhalten und bezüglich der psychischen Situation schätzen sowohl die studentischen Förderer als auch die Förderer der Supervisionsgruppe die Fortschritte der Kinder besser ein als die Fremdbeurteiler. Bezüglich der Fortschritte im Sprachverständnis und emotionalen Bezug urteilen die Fremdbeurteiler positiver als die Förderer.

Offensichtlich hängt ein positiver emotionaler Bezug mit dem vermuteten Verständnis in der Interaktion zusammen, während die psychische Situation mit dem Ausdrucksverhalten in Zusammenhang gesehen wird. In welchem kausalen Zusammenhang diese Faktoren stehen, kann hier nur vermutet werden. Da die Fremdbeurteiler offensichtlich das Ausdrucksverhalten der Kinder weniger verstehen, schätzen sie auch deren psychische Situation schlechter ein. Jedoch aufgrund eines verbesserten emotionalen Bezuges vermuten sie bei den Kindern vielleicht vermehrt Sprachverständnis.

- Über 80 % der Fremdbeurteiler der studentischen Förderungen bzw. 93,3 % der Fremdbeurteiler der Supervisionsgruppe führen die Veränderungen im Verhalten der Kinder auf die Förderung zurück.

(8) *Veränderungen im Entwicklungsniveau (Dokumentationsbogen) und Drittvariablen*

- Es besteht kein signifikanter Zusammenhang zwischen diagnostizierter *geistiger Behinderung* und Entwicklungsfortschritt.

- Es besteht kein signifikanter Zusammenhang zwischen *Anfallsleiden* und Entwicklungsfortschritt.

- Elektronische Hilfsmittel, Bilder, Spiele, Symbolkarten werden signifikant häufiger angewandt und erbringen häufiger Veränderungen im Entwicklungsniveau als Realmedien und sensorische Integration.

- Im Bereich der *Medien* werden am häufigsten Bilder, Piktogramme und Bliss-Symbole verwandt und erbringen die meisten Fördererfolge.

- Zwischen den *Unterbrechungen* der Förderung und den Veränderungen im Entwicklungsniveau besteht ein signifikanter Zusammenhang. Die häufigsten Unterbrechungen lagen zwischen 0 und 16 Wochen.

- Das *Entwicklungsniveau zu Beginn der Förderung* steht in keinem signifikanten Zusammenhang mit der Veränderung im Entwicklungsniveau. Tendenziell machten die Kinder derGruppe 2 die häufigsten Entwicklungsfortschritte.

8. DISKUSSION

8.1 BEURTEILUNG DER KINDER DURCH DIE FÖRDERER

Durch den Vergleich von zweierskalierten Fragen und viererskalierten Fragen zum gleichen Sachverhalt konnte nachgewiesen werden, daß zum einen eine deutliche Unsicherheit in der Bewertung der Möglichkeiten, und seien es auch nur die motorischen Möglichkeiten, besteht, daß aber zum anderen, wenn eine Entscheidung erzwungen wird, die Tendenz besteht, den Kindern im Zweifelsfall eher Möglichkeiten zuzutrauen als sie ihnen abzusprechen.

Bei gleicher Unsicherheit ist diese Tendenz jedoch bei den studentischen Förderern stärker als bei einer Lehrergruppe, die sich aus den supervidierten Lehrern und Lehrern der Kontrollgruppe zusammensetzt. Dies trifft insbesondere bei der Beurteilung der kognitiven Bereiche zu.

Welche Bedeutung diese Tendenz für die Planung und Durchführung von Förderungen hat, kann hier noch nicht gesagt werden. Jedoch kann vermutet werden, daß die Entscheidung, eine Förderung durchzuführen oder nicht, Ähnlichkeit hat mit der Entscheidung, den Kindern entweder Möglichkeiten zuzutrauen oder nicht. Eine solche Tendenz müßte oder dürfte Ähnlichkeit mit dem geforderten Vorschußvertrauen haben.

Auffallend ist, daß die Urteile der studentischen Förderer sich nicht in gleicher Richtung und auch nicht durchgängig von den Urteilen der Lehrergruppen unterscheiden, sondern teilweise eher etwas pessimistischer sind hinsichtlich der motorischen, taktilen, optischen und akustischen Möglichkeiten der Kinder. Im Sprachverständnis, Ausdrucksverhalten und in den kognitiven Fähigkeiten schätzen sie jedoch die Kinder signifikant besser ein. Sie schreiben den Kindern auch eine extravertierte emotionale Grundstimmung und eine positivere Arbeitshaltung zu.

Der Unterschied ist wiederum bei den kognitiven Möglichkeiten am größten, die eine Entscheidung in Ja oder Nein verlangten. Dies bestätigt die oben beschriebene Tendenz.

Es könnte vermutet werden, daß bei dem Versuch, die Möglichkeiten dieser Kinder einzuschätzen, durch eine erhebliche Beurteilungsunsicherheit in dem Fragebogen zum Teil gemessen wird, was den Kindern subjektiv zugetraut wird (Vorschußvertrauen); zu einem anderen Teil gehen objektive Beurteilungen in die Aussagen ein (diagnostisches Urteil). Wie hoch der subjektive Anteil des Urteils ist, könnte durch den Grad an Unsicherheit bestimmt werden, der somit ein Maß für das Vorschußvertrauen darstellen könnte. Festgestellt werden könnte dieser Grad an Unsicherheit durch Vergleich der Aussagen zu kognitiven Möglichkeiten und motorischen Möglichkeiten.

Bei dem durchweg hohen Grad an Unsicherheit bezüglich der Möglichkeiten dieser Kinder wäre es durchaus wünschenswert, ein diagnostisches Instrument zur Verfügung zu haben, das ebensoviel über die Einstellungen des Förderers zum Kind wie über die tatsächlichen Möglichkeiten des Kindes aussagt. Ein Zusammenhang zwischen beiden Variablen kann in jedem Fall vermutet werden.

Es zeigt sich ein Unterschied in der Beurteilung der Kinder zwischen den motorischen Möglichkeiten einerseits und den kognitiven Möglichkeiten, insbesondere Sprachverständnis und Ausdrucksmöglichkeiten, andererseits. Dieser Unterschied ergibt sich zwischen Studenten und Lehrergruppe sowie in der Untersuchung von HEDDERICH (1990) zwischen den Lehrern von Körperbehinderten- und Geistigbehindertenschulen. Es scheint unwahrscheinlich, daß hier von Studenten und den Lehrern an Körperbehindertenschulen bewußt jeweils die besseren Schüler ausgewählt worden sind, zumal im Einschulungsalter keine diagnostischen Möglichkeiten bestehen. Dennoch sollte die Frage geklärt werden, ob die Kinder jeweils in ihren Möglichkeiten besser sind oder ihnen nur mehr zugetraut wird, wobei ein nicht mehr trennbarer Kreisprozeß von Zutrauen und positiver Entwicklung entstehen könnte.

8.2 BEURTEILUNG DER KINDER IN DER AKTE

Es konnte kein Zusammenhang festgestellt werden zwischen den Entwicklungsmöglichkeiten der Kinder und der Diagnose "geistigbehindert" in der Akte (vgl. Tab. 47). Wenn die in der Akte gestellte Diagnose in irgendeiner Form prognostischen Wert haben sollte, hätte sich dies im Verlauf der Förderungen zeigen müssen. Für den geringen Wert der in der Akte vorgenommenen Einstufung spricht auch die Tatsache, daß Kinder, die keinerlei Ausdrucksmöglichkeiten besitzen bzw. gerade erst Sprachverständnis erkennen lassen (Gruppe 1 u. 2), bereits als geistigbehindert eingestuft werden. Darunter befinden sich dann Kinder, die später durchaus in der Lage sind, Situationszusammenhänge, Buchstaben oder Symbole zu erkennen (Gruppe 3) und weiterhin als schwer geistigbehindert gelten.

Legt man den Begriff der schwersten geistigen Behinderung zugrunde (vgl. Richtlinien zur Förderung Schwerbehinderter des Kultusministeriums), kann man sagen, daß sich ein großer Teil der Kinder über die reine "lebenspraktische Bildbarkeit", die diese Kinder aufgrund der schweren Bewegungsstörungen oft nicht zeigen können, hinaus entwickelt. Bei vielen Kindern kann vermutet werden, daß die mangelnde eigeninitiierte Kommunikation nicht an mangelnden kognitiven Möglichkeiten, sondern eher an den frustrierenden Einschränkungen durch die motorischen Behinderungen liegt.

Es scheint, daß der Anreiz, sich differenzierter mitteilen zu können, oft nicht groß genug ist, um die damit verbundenen Strapazen im Kampf gegen die Hypertonie auf sich zu nehmen. Solange mit einem mehr oder weniger gut differenzierten Frage- und Antwortspiel die wesentlichen Bedürfnisse des Lebens befriedigt werden können, scheint dies vielen Kindern eine ganze Weile zu genügen. Erst wenn sich dann aufgrund veränderter Umstände und Erfordernisse (verbesserte Motorik, Pubertät, Umgebungswechsel) die Voraussetzungen verändern, kann wieder ein Lernschub erwartet werden. Für den Förderer gilt es, dieses Verharren des Kindes zu begreifen und Phasen der Lernwilligkeit des Kindes zu erkennen und auszunutzen.

8.3 ART UND BEURTEILUNG DER FÖRDERUNG

Es scheint schwierig zu sein, erste Ausdrucksmöglichkeiten und beginnendes Sprachverständnis der Kinder zu erkennen und zu fördern (Gruppe 1). Dementsprechend sind die Fördererfolge in Gruppe 1 am geringsten. Hier mag jedoch ein Interaktionseffekt vorliegen zwischen dem Nichterkennen von Entwicklungsmöglichkeiten durch die Förderer und einer Häufung von Kindern in dieser Gruppe, die aufgrund einer tatsächlich vorliegenden schwersten geistigen Behinderung nur zu geringen Entwicklungsfortschritten, und dies meist erst nach langer Förderung, in der Lage sind.

Gruppe 2, in der bereits erste Ja-Nein-Reaktionen erkennbar sind, hat daher die meisten Fördererfolge (vgl. HEDDERICH 1990).

In Gruppe 3 sinken die Fördererfolge wieder ab, da der Schritt von ersten eigeninitiierten Signalen zu einem aktiver werdenden Kommunikationssystem offenbar zunächst Schwierigkeiten macht. Die Kinder haben offensichtlich Schwierigkeiten, das Kommunikationssystem in der täglichen Umwelt einzusetzen, was natürlich auch an der Kompliziertheit eines solchen Systems (Symbole, Computer) und an einer gewissen Ungeduld der Kommunikationspartner im Einsatz des Kommunikationssystems liegen kann. Darüber hinaus kann die Anwendung eines differenzierten Kommunikationssystems den Kindern aufgrund ihrer motorischen Behinderung oftmals soviel Mühe machen, daß sie lieber in einem einfacheren Ja-Nein-System verharren oder sich den Intentionen der Bezugsperson überlassen.

Es ist jedoch fraglich, ob man den Kindern einen Gefallen erweist, wenn man ständig versucht, ihre Wünsche zu erahnen, anstatt ihnen von Anfang an Entscheidungen abzuverlangen, die differenzierte Kommunikation erfordern und so Anreize für Lernsituationen schaffen - zumal diese durch die Behinderung aufgezwungene Passivität ein wesentlicher Faktor ihrer Lerngeschichte ist, und es mit zunehmenden Alter schwieriger werden dürfte, sie zu überwinden. Natürlich muß dann auch die Bezugsperson die Zeit erübrigen, die für eine differenzierte Kommunikation mit einem Menschen mit einer schweren cerebralen Bewegungsstörung notwendigerweise in höherem Ausmaß erübrigt werden muß.

Die Förderungen der Kinder waren schwerpunktmäßig an kognitiven Inhalten ausgerichtet. Das heißt, es wurde vorwiegend versucht, Sprachverständnis und Kommunikationskompetenz anzubahnen (vgl. Tab. 49). In den Fällen, in denen basale Förderungen durchgeführt wurden, waren immer auch Sprachhandeln und Wahrnehmungstraining integrale Bestandteile der Förderung. Von daher ist eine exakte Trennung der Fördereffekte von rein kognitiver Förderung und rein basaler Förderung nicht möglich. Im Interesse der Kinder sollte auch gefragt werden, ob solche Untersuchungsdesigns, die dieser Frage nachgehen könnten, überhaupt vertretbar sind. In einem Design, das diese Effekte sauber trennen könnte, dürfte jede Erhebungsgruppe nur mit einer Förderart behandelt werden, obwohl dies gerade bei Kindern mit sehr starken sensorischen Defiziten kaum möglich sein dürfte.

Die vornehmlich kognitive Ausrichtung der Förderungen wird auch durch das Übergewicht an Förderungen mit piktographischen und symbolhaften Förderinhalten (vgl. Tab. 41) und entsprechenden Fördermedien betont (vgl. Tab. 42).

Eine solchermaßen durchgeführte Förderung muß natürlich gemäß dem Nutzen für die Kinder beurteilt werden.

In einer interaktionistisch orientierten Sichtweise kann die Bedeutung einer Kommunikationsförderung und deren Nutzen für das Kind eigentlich nur in der Akzeptanz durch die Interaktionspartner des Kindes liegen. Die Bezugsperson muß letztlich in Interaktion mit dem Kind treten können, sie muß eine Vereinfachung der Verständigung erleben, eine qualitative Änderung in der Beziehung zum Kind. Auch muß die Bezugsperson Veränderungen im Verhalten des Kindes positiv und als Hilfe für den täglichen Umgang mit dem Kind erleben. Diese Verbesserungen der Interaktion werden wiederum nur dann beobachtbar sein, wenn das Kind selbst einen Nutzen aus den angebotenen Kommunikationsmöglichkeiten ziehen kann.

So spricht es für die Akzeptanz und den Erfolg der durchgeführten Förderungen, daß 95 % der Bezugspersonen der durch die Studenten geförderten Kinder die Förderung als positiv beurteilen, und von 87 % der Bezugspersonen eine Veränderung im Verhalten des Kindes auf die Förderung zurückgeführt wird. Daß der Anteil der Eltern und Bezugspersonen, die die Förderung positiv beurteilen, höher ist als der, der eine Veränderung mit der Förderung verbindet, liegt sicher daran, daß ein Bemühen um die Entwicklung des Kindes von den Eltern und Bezugspersonen auch an sich schon als positiv beurteilt wird, auch wenn vielleicht noch keine konkreten Erfolge sichtbar sind. Wenn sich eine Veränderung ergibt, kann diese jedoch recht eindeutig mit der Förderung in Verbindung gebracht werden.

Daß die Eltern und Bezugspersonen durchaus auch von der Förderung des Kindes profitieren, zeigt sich daran, daß 87 % der Bezugspersonen die Anregungen aus der Förderung für den Umgang mit dem Kind nutzen konnten.

Dies spricht für eine Betreuung und Förderung der Kinder im Elternhaus einerseits und andererseits für eine institutionalisierte Begleitung der Eltern in ihren Problemen im Umgang mit dem Kind, und zwar bereits vor der Einschulung. Auch nach der Einschulung müßte diese Aufgabe von zusätzlichen Kräften übernommen werden, da die Lehrkräfte mit den vielfältigen Aufgaben einer Elternbetreuung offensichtlich überfordert sind. Im Bereich der Sehbehinderten- Pädagogik gibt es solche Ansätze. Es ist wichtig, daß die Eltern als hauptsächiche und ständige Bezugsperson eines schwer behinderten Kindes, das nicht in dem Maße wie ein nichtbehindertes Kind einen Ablösungsprozeß erlebt, kompetente Hilfe in ihrem täglichen Umgang mit dem Kind bekommen.

Diese Hilfe sollte von der Institution gegeben werden, die zum einen die Kompetenz besitzt und zum anderen den nach dem Elternhaus zweitwichtigsten, manchmal sogar den wichtigsten Bezugsrahmen für das Kind darstellt. Dies würde bedeuten, daß durch die Lehrkräfte der Sonderschule eine, die Eltern betreuende Frühförderung angeboten werden müßte.

Darüberhinaus wäre zu fordern, daß diese Elternarbeit im Elternhaus stattfindet, um zum einen die zeitliche Belastung der Eltern zu minimieren und zum anderen die häusliche Umgebung des Kindes kennenzulernen und beeinflußen zu können.

Betrachtet man die Bereiche, in denen Fördererfolge zum einen von den Förderern, zum anderen von den Bezugspersonen verzeichnet werden, zeigt dies interessante Aufgabenbereiche einer solchen hausorientierten Frühförderung auf.

Unterstellt man, daß eine Tendenz besteht, in denjenigen Bereichen vermehrt Erfolge des Kindes zu sehen, die eine zentrale Bedeutung für den Beurteiler haben, so liegt das Bedürfnis der Bezugspersonen eindeutig im Ausdrucksverhalten und Sprachverständnis der Kinder, das ja an Geistigbehindertenschulen signifikant weniger gefördert wird (vgl. HEDDERICH 1990), gefolgt von der psychischen Situation der Kinder, die sicher auch nur angemessen beurteilt und berücksichtigt werden kann, wenn die häusliche Umgebung des Kindes in die Betreuung mit einbezogen wird.

Die bedeutsamsten Veränderungen, die zugleich im Zentrum des Bemühens der Förderer liegen, finden sich bei den studentischen Förderern wie bei den Eltern im Ausdrucksverhalten des Kindes und - wahrscheinlich in Zusammenhang damit - auch in einer kindadäquaten psychischen Situation. Daß hier eine so bemerkenswerte Übereinstimmung zwischen Eltern und studentischen Förderern in der Förderintention und in der Beurteilung des Fördererfolgs vorliegt, ist sicher auch auf die Förderung in der direkten sozialen Umwelt des Kindes zurückzuführen. Diese Übereinstimmung ist bei der Supervisionsgruppe nicht in gleichem Maß festzustellen. Dies ist ein starkes Argument dafür, daß es im Interesse des Kindes ist, den Kontakt zwischen Eltern und Förderern zu intensivieren. Für

	Förderansatz	Medien	Abstraktions-niveau der Förderung	Unterbre-chung in Monaten	
Veränderung Entwicklungs-niveau + ja / nein	5 % Niveau knapp verfehlt	p : 0,001	p : 0,005	p : 0,005	
	GB	Anfallsleiden	Sehbehindert	Entwicklungs-niveau zu Z1	Ausdruck
	n.s.	n.s.	n.s.	n.s.	n.s

Tabelle 65: Zusammenhang zwischen positiver Veränderung im Entwicklungsniveau und Förderansatz, Medien, Abstraktionsniveau der Förderung und Unterbrechungen der Förderung

die Zeit vor der Einschulung des Kindes würde dies bedeuten, daß eine Frühförderung im kommunikativen Bereich im Elternhaus durchgeführt werden sollte, da dies der primäre und zunächst wichtigste Sozialisationsbereich des Kindes ist, und die interaktionsrelevanten Handlungsabläufe zusammen mit den Eltern in die Förderung integriert werden könnten.

Für die schulpflichtigen Kinder müßte die Elternarbeit der schulischen Förderer einen sehr viel größeren Platz als bisher einnehmen. Ob dies im bisherigen schulorganisatorischen Ablauf geleistet werden kann, darf bezweifelt werden. Hier sollten Supervisionsmodelle ebenso wie Modelle zentraler Koordinationsstellen Eingang in die Diskussion finden.

Untersucht man, womit es zusammenhängt, daß sich die Kinder über ihr jeweiliges Entwicklungsniveau hinwegbewegen, so zeigt sich, daß dies nicht davon abhängt, ob die Kinder als geistigbehindert eingestuft worden sind, ein Anfallsleiden besitzen oder sehbehindert sind. Selbst das Ausgangsentwicklungsniveau hängt mit der Veränderung nicht signifikant zusammen (vgl. Tab. 65).

Was aber am meisten überrascht, ist die Tatsache, daß auch die Ausdrucksmöglichkeiten der Kinder keinen Zusammenhang mit der Veränderung des Entwicklungsniveaus aufweisen. Dies verwundert, da ja etwa in der Untersuchung von HEDDERICH (1990) aufgewiesen wurde, daß die Ausdrucksfähigkeit sehr stark mit dem Sprachverständnis zusammenhängt und offenbar ein Indikator für die Aufnahme einer Förderung war.

Hier wird nun die Vermutung nahegebracht, daß wohl die Entwicklung der Kinder, wenn erst eine Förderung begonnen wird, nicht mehr mit dem ursprünglichen Ausdrucksverhalten der Kinder zusammenhängt. Der Zusammenhang zwischen Ausdrucksfähigkeit und Sprachverständnis könnte auf einer Vermutung bzw. auf einem Nicht-Verstehen der beurteilenden Personen beruhen. Es wird wiederum deutlich, daß mangelnder Ausdruck nicht bedeuten muß, daß die Kinder kein Sprachverständnis besitzen oder nicht erwerben können.

Dahingegen hängt eine Weiterentwicklung der Kinder zumindest ansatzweise mit dem gewählten Förderansatz zusammen. Dieses Ergebnis stimmt mit dem Befund von Hedderich überein, daß sowohl Sprachverständnis als auch Ausdrucksfähigkeit der Kinder mit der Förderung zusammenhängen. Dieser Zusammenhang soll noch einmal ausführlicher diskutiert werden, da es auf der einen Seite auf der Hand liegt, daß Entwicklung mit Förderung zusammenhängt, auf der anderen Seite jedoch bedeutsam ist für die Frage, ob bei bestimmten Kindern bestimmte Förderansätze wirksamer seien als andere. Das heißt es erhebt sich die Frage, ob etwa mit den Kindern der Entwicklungsstufe 1 ausschließlich basale Förderungen durchgeführt werden sollten. Aufgrund der Förderschwerpunkte kann jedoch nicht gesagt werden, ob nun ein Kind der Gruppe 2 oder 3 etwa schwerpunktmäßig in Richtung eigeninitiierte Kommunikation gefördert wurde.

Die Förderung der Kommunikation war immer mit ein Inhalt der Förderungen, auch wenn etwa die basale Stimulation im Zentrum stand. Es zeigte sich jedoch, daß zumindest tendenziell die Förderungen, die sich stark an Kommunikation orientieren, die meiste Veränderung bewirken konnten, während Förderungen, die sich vorwiegend an basaler Stimulation, Ja/Nein-Förderung oder Sprachhandeln orientieren, bescheidenere Erfolge verzeichnen. Daß diese Erfolge nicht am höheren Ausgangsniveau der Kinder liegen, kann daran erkannt werden, daß es keineswegs so ist, daß die Kinder mit Ausgangsentwicklungsniveau 3 die häufigsten positiven Entwicklungen zu verzeichnen hatten (vgl. Tab. 39).

Die häufigsten Entwicklungsfortschritte wurden in Gruppe 2 gemacht, also bei Kindern, bei denen erste Ausdrucksmöglichkeiten zu erkennen waren. Daß jedoch diese bereits erkennbaren Ausdrucksmöglichkeiten und Ansätze von Sprachverständnis nicht unbedingt Voraussetzung für eine Weiterentwicklung der Kinder sind, zeigt sich daran, daß bei einer an Kommunikation orientierten und die Kinder kognitiv fordernden Förderung durchaus kommunikative Möglichkeiten entwickelt werden können.

Bezieht man die prozentuale Veränderung der Kinder der studentischen Förderer auf die jeweilige Gruppengröße, stellt sich der Entwicklungsfortschritt wie in Tabelle 66 dar.

Unter dem gleichen Gesichtspunkt sind die signifikanten Zusammenhänge zwischen Veränderungen im Entwicklungsniveau der Kinder, dem Medieneinsatz und dem Abstraktionsniveau der Förderung zu sehen (vgl. Tab. 50 und 51).

Gruppe	N	Veränderungen N	%	Keine Veränderungen N	%
1	13	4	30,7	9	69,3
2	18	9	50	9	69,3
3	15	7	46,6	8	53,4

Tabelle 66: Prozentuale Veränderung in Bezug auf die Gruppengröße

Diejenigen Fördermedien, die die meisten Ansprüche an die Aktivität und kognitive Mitarbeit der Kinder stellten, wie Bilder, Bild- und Symbolkarten sowie elektronische Hilfsmittel, erbrachten die meisten Fördererfolge. Auch erbrachten Förderungen mit höherem Abstraktionsgrad, wie Bilder, Piktogramme, Bliss oder Schriftsprache, mehr Entwicklungsfortschritte als Ansätze, die sich schwerpunktmäßig auf Gegenstände oder Mimik und Gestik bezogen. Es könnte sein, daß das Hantieren mit Gegenständen ebenso wie Mimik und Gestik negativ besetzte Bereiche wurden, da Hantieren nicht möglich war und Mimik und Gestik häufig fehlinterpretiert werden können.

8.4 VERGLEICHENDE BETRACHTUNG DER BEURTEILUNGEN DER ENTWICKLUNG DER GEFÖRDERTEN KINDER

Zur Beurteilung des Fördererfolges liegen mehrere unabhängige Einschätzungen vor. Den Darstellungen der Förderer im K-Bogen stehen Urteile der Eltern und Bewertungen des von den Förderern dargestellten Förderverlaufes durch einen Sonderpädagogen gegenüber.

Betrachtet man die Ergebnisse aus den Mittelwertvergleichen der Faktoren im K - Bogen zwischen den beiden Erhebungsterminen, so ergibt sich natürlich ein differenzierteres Bild, als bei der Betrachtung der 5 Bereiche im Dokumentations- und Beurteilungsbogen.
Dennoch ist eine hohe Übereinstimmung in den vergleichbaren Bereichen festzustellen.

Eine Veränderung in den motorischen Möglichkeiten ist in der Förderdiagnostik nicht signifikant. Im Beurteilungsbogen und Dokumentationsbogen wird jedoch eine gewisse Verbesserung gesehen. Diese, wenn auch geringe Differenz mag daran liegen, daß in eine allgemeine Beurteilung "Motorik", wie sie in den beiden Bögen gefordert ist, durchaus Reaktionsmöglichkeiten auf taktile, optische und akustische Reize eingehen können; die Reaktionsmöglichkeiten auf taktile und akustische Reize zeigten sich in der Förderdiagnostik nach der Förderung signifikant verbessert. Daß hier verbesserte Reaktionsmöglichkeiten bestehen, könnte mit den verbesserten Ausdrucksmöglichkeiten der Kinder der Gruppe 1 zusammenhängen. Hier scheint sich ein Umgang mit den Kindern, der neben einer Förderung der Wahrnehmung konsequent Wert auf Sprachhandeln und Antwortverhalten in Entscheidungssituationen legt, positiv auszuwirken.

Übereinstimmend in allen 3 Beurteilungsinstrumenten wird die größte Veränderung der Kinder in der Verbesserung ihrer Ausdrucksfähigkeit gesehen. Es ist besonders zu betonen, daß gerade in einem zentralen Bereich gestörter Interaktion, nämlich im Aussenden kommunikativer Signale, also im Ausdrucksverhalten, die größten Erfolge erzielt werden können. Es scheint, daß es gelungen ist, einem Teil der Kinder zumindest in Ansätzen Möglichkeiten des Ausdrucks zu vermitteln. Bei einem anderen Teil konnten vorhandene Ausdrucksmöglichkeiten verbessert werden, ein weiterer Teil machte erstaunliche Fortschritte in der Ausdrucksfähigkeit.

Die psychische Situation wird von Förderern und Eltern in dem Dokumentationsbogen und dem Beurteilungsbogen gleichermaßen als positiv verändert beurteilt.

In der Förderdiagnostik läßt sich zum Erhebungszeitpunkt 2 keine signifikante Veränderung erkennen. Lediglich in einer recht deutlichen Tendenz verbesserte sich die Arbeitshaltung und die Konstitution der Kinder. In diese positive Entwicklung der Kinder, die ihnen eine Möglichkeit der Befreiung aus ihrer Unmöglichkeit zu kommunizieren gibt, paßt die Tendenz der Kinder, weniger Introvertiertheit zu zeigen ebenso wie eine tendenziell vermehrte aktive Kommunikation. Die Kinder sind aktiver geworden, gehen mehr aus sich heraus, sind belastbarer und arbeiten freudiger mit. Diese Verhaltensweisen vermitteln sicherlich eine verbesserte psychische Situation der Kinder.

Das Sprachverständnis zeigte sich in der Förderdiagnostik als signifikant positiv verändert. Die Eltern sehen das Sprachverständnis fast ebenso positiv verändert wie die psychische Situation, während die Förderer im Dokumentationsbogen wenig Veränderung im Sprachverständnis sehen. Dies mag an der besonderen Fragekonstruktion im Dokumentationsbogen in Verbindung mit der intensiven Intention der Förderer liegen, die Ausdrucksmöglichkeiten zu verbessern. So kann es sein, daß in einer offenen Frage zum Erfolg der Förderung im Dokumentationsbogen lediglich die Erfolge benannt werden, die in der Absicht der Förderung lagen. In der sehr viel umfassenderen und häufig geschlossen fragenden Förderdiagnostik werden dann auch die Erfolge in anderen Bereichen, hier also des Sprachverständnisses deutlich.

In das Gesamtbild der Veränderungen in den drei Beurteilungsinstrumenten fügen sich die Verbesserungen der kognitiven Möglichkeiten der Kinder ein. Diese können natürlich zum einen jetzt durch eine Verbesserung der Ausdrucksmöglichkeiten überhaupt erst mitgeteilt werden, zum anderen wird jedoch auch durch die Anforderungen durch die Förderungen wahrscheinlich ein Entwicklungsschub initiiert. Dies wird insbesondere daran deutlich, daß die Kinder Gelerntes jetzt offensichtlich besser behalten können.

Insgesamt stimmen die drei unabhängig voneinander zustandegekommenen Beurteilungen der Entwicklung der Kinder in bemerkenswerter Weise überein und belegen dadurch, daß die beobachteten Veränderungen keine lediglich subjektiven Wunschurteile darstellen, sondern auch Entsprechungen im tatsächlichen Verhalten der Kinder haben.

Die beschriebenen Veränderungen stellen Entwicklungen der Kinder dar, die durch zwar intensive, jedoch zeitlich auf etwa 2-3 Stunden begrenzte Förderungen zustande gekommen sind. Dies läßt Vermutungen zu, daß durch eine Fortführung und, wenn möglich, zeitliche Ausweitung der Förderung weitere Entwicklungsfortschritte erreicht werden könnten.

8.5 DIE FÖRDERGRUPPEN

Die im Rahmen des Projektes geförderten Kinder wurden in drei Gruppen gefördert. Die erste Gruppe (Studenten) waren studentische Förderer, die zweite Gruppe (Supervisionsgruppe) waren Lehrer an Körperbehindertenschulen. Diese beiden Gruppen wurden von Mitarbeitern des Projektes in Supervision betreut. Eine dritte Gruppe (Kontrollgruppe) setzte sich aus Lehrern an Körperbehindertenschulen zusammen, die sich bereit erklärten, die im Rahmen ihrer unterrichtlichen Tätigkeit durchgeführte Förderung für das Projekt zu protokollieren.

Es ergaben sich zwischen den Fördergruppen systematische Unterschiede. So wirft etwa die Tatsache, daß die Förderer der Kontrollgruppe die Möglichkeiten der von ihnen geförderten Kinder in allen Bereichen am schlechtesten einschätzen, die Frage auf, ob hier eine realere Einschätzung der Lehrer der Kontrollgruppe vorliegt, oder ob vorhandene Möglichkeiten der Kinder nicht erkannt werden.

Hier gibt auch die Tatsache, daß die Lehrer der Kontrollgruppe weniger dazu neigen, Unsicherheiten in der Beurteilung der Kinder zu deren Gunsten auszulegen als die Lehrer der Supervisionsgruppe oder gar die Studenten, lediglich einen Hinweis. Die Lehrer der Kontrollgruppe schenken den von ihnen geförderten Kindern zwar weniger Vorschußvertrauen, und sie neigen eher als die beiden anderen Gruppen dazu, wenn sie sich im Urteil unsicher sind, den Kindern eine Fähigkeit abzusprechen.

Jedoch müßte eigentlich vermutet werden, daß bei einer realistischen Einschätzung der Möglichkeiten der Kinder der Grad an Unsicherheit sehr viel niedriger sein müßte. Dies ist aber nicht der Fall, teilweise liegt er sogar noch höher als bei der Supervisionsgruppe.

Wir können also annehmen, daß die Einschätzungen der Lehrer der Kontrollgruppe mindestens ebenso unsicher sind wie die der übrigen Förderer, jedoch weniger Vorschußvertrauen beinhalten. Das höchste Maß an Vorschußvertrauen zeigten die studentischen Förderer; die Lehrer der Supervisionsgruppe liegen etwas höher als die der Kontrollgruppe.

Es wurde bereits die Frage gestellt, ob das Vorschußvertrauen eine Auswirkung auf den Erfolg der Förderung haben kann. Die Ergebnisse der Gruppenvergleiche können diese Vermutung nahelegen.

Zum einen muß ein Vorschußvertrauen, um einen Fördererfolg nach sich ziehen zu können, ein gewißes Korrelat in den tatsächlichen Möglichkeiten der Kinder besitzen, zum anderen ist es eine wichtige Triebfeder für den Aufbau einer Unsicherheitstoleranz, die es ermöglicht, Rückschläge in Kauf zu nehmen und trotzdem neue Föderansätze zu entwickeln.

So zeigt eine Erhebung zum Burn-Out-Syndrom von RADERMACHER (1990), in der 28 Förderer der Studentengruppe und 32 Lehrer der Supervisionsgruppe des Projektes befragt wurden, daß beide Gruppen bei ausbleibenden Entwicklungsfortschritten sich zu etwa 75 % andere Darbietungs- und Vermittlungsformen überlegen.

Das Vertrauen in die Entwicklungsmöglichkeiten der Kinder dürfte sich letztlich auf nonverbalem Weg den Kindern mitteilen und für diese eine Motivationsquelle sein.

Wenn jedoch die Möglichkeiten der Kinder grundlos und in hohem Maße überschätzt wurden, dürfte sich keine Entwicklung zeigen, d. h. es dürften sich zwischen den Fördergruppen keine Unterschiede im Fördererfolg ergeben. Die Kinder der Kontrollgruppe müßten sogar noch die größeren Entwicklungsfortschritte machen.

Jedoch zeigte sich, daß die Kinder der studentischen Förderer die meisten Entwicklungsfortschritte aufweisen konnten, und zwar insbesondere im kognitiven Bereich, also in dem Bereich, in dem die Studenten den Kindern auch am meisten zugetraut hatten. Dies bedeutet, daß die Kinder in der Lage waren, ihr Ausdrucksverhalten, ihr Sprachverständnis und ihre kognitiven Möglichkeiten signifikant zu verbessern.

In der Supervisionsgruppe waren die Fortschritte etwas geringer, und am wenigsten Fortschritte machten die Kinder der Kontrollgruppe.

Die Supervisionsgruppe traute ihren Kindern zwar mehr nach außen gerichtete Aktivitäten zu, jedoch weniger kognitive Möglichkeiten als die Studentengruppe. Offensichtlich ist es wichtig, auf die kognitiven Entwicklungsmöglichkeiten der Kinder zu vertrauen. Konsequenterweise waren die Förderinhalte der Studenten auch sehr stark auf Kommunikation und Verbesserung der kognitiven Möglichkeiten der Kinder gerichtet.

Ein weiteres Unterscheidungsmerkmal zwischen der Kontrollgruppe und der Studenten- bzw. Supervisionsgruppe ist die Tatsache, daß die Förderer der Kontrollgruppe keine Supervision erhalten hatten.

Daß Anregungen und Hinweise von außen gerade im Umgang mit Kindern mit schwersten cerebralen Bewegungsstörungen wertvolle Hilfen sein können, zeigt sich in der Tatsache, daß über 80 % der Fremdbeurteiler, die ja ebenfalls Bezugspersonen der Kinder waren, angeben, großen Nutzen aus den Anregungen, die sie im Rahmen der Förderung erhalten hatten, gezogen zu haben.

In der Untersuchung von RADERMACHER (1990) ergeben sich auch direkte Hinweise für die Notwendigkeit einer Supervision der mit der Förderung von Kindern mit schwersten Formen cerebraler Bewegungsstörungen befaßten Personen.

Mit der Zielsetzung, mögliche Ursachen für das Burn-Out-Syndrom zu identifizieren, befragte RADERMACHER (1990) 28 Studenten und 32 Lehrer der Supervisionsgruppe aus der Projektförerung. Es zeigte sich, daß die Förderer die Arbeitsbedingungen als mittelmäßig bis gut und die Arbeitsbelastung als mittelmäßig bis hoch einschätzen, sich also keineswegs als überlastet oder der Arbeit überdrüßig fühlen. Sie haben sogar manchmal bis meistens das Gefühl, den Bedürfnissen der Kinder gerecht zu werden und sehen kleine Fortschritte. Die Lehrer haben sogar eine höhere Arbeitszufriedenheit als die Studenten und können sich zu 80 % vorstellen, die Arbeit mit Kindern mit schwersten cerebralen Bewegungsstörungen noch mehrere Jahre fortzuführen. Diese Ergebnisse werden auch von WIWIANKA (1990), die 32 Lehrer an Körperbhindertenschulen und 23 Lehrer an Geistigbehindertenschulen zum gleichen Fragekomplex mit dem gleichen Fragebogen befragte, bestätigt. Dies scheint zu zeigen, daß weniger die Arbeitsbedingungen als andere Variablen für unterschiedlichen Fördererfolg bestimmend sein müssen.

Jedoch scheint ein Defiziterleben in den Austauschmöglichkeiten mit Kollegen große Probleme zu bereiten. Dieses Bedürfnis des Austausches scheint unter anderem in dem Gefühl zu gründen, viel zu wenig (Lehrer) oder kaum (Studenten) durch die Ausbildung auf die Arbeit mit schwerstcerebralgeschädigten Kindern vorbereitet zu sein. Daher ist auch die Kritik an der im Projekt angebotenen Supervision zu verstehen; die Berater sollten ständig ansprechbereit sein, das Kind gut kennen und sich viel Zeit für Gespräche und Erfahrungsaustausch nehmen. Des weiteren wird eine konkretere Hilfe und intensive Betreuung erwartet. Trotz dieser Erwartungen oder vielleicht, weil sie in dieser erwarteten Form nicht erfüllt werden konnten, nahmen etwa 50 % der Förderer weder die angebotenen Beratungsgespräche noch die Supervision wahr.

Es scheint notwendig, daß die Lehrer, die mit Kindern mit schwersten Formen cerebraler Bewegungsstörungen befaßt sind und hier besonders diejenigen, die in Klassen sind, in denen sich nur Kinder mit solchen Behinderungen befinden, zu ihrer Unterstützung und Anregung eine ständige Supervision erhalten. Diese Notwendigkeit wird auch durch die Tatsache gestützt, daß es ungeheuer schwer war, den Lehrern die Notwendigkeit einer systematischen Diagnostik, d. h. einer von der konkreten Beziehungssituation losgelösten Betrachtung der Kinder, zu vermitteln.

Diese Supervision kann jedoch nicht konkrete Hilfe im Einzelfall bedeuten, kann also keine Ausbildungsdefizite aufarbeiten oder die Durchführung der Förderung übernehmen: Supervision kann nur bedeuten, daß die Supervisionsteilnehmer, evtl. unter Leitung eines Supervisors, gemeinsam schwierige Fördersituationen besprechen, sich Wege aufzeigen und gegenseitig versuchen, "blinde Flecken" zu erhellen. Dabei ist es oft nützlich, wenn die Supervisionsteilnehmer das jeweilige Kind, über dessen Förderung gesprochen wird, nicht kennen, da der berichtende Förderer so gezwungen wird, Situation und Erscheinungsbild des Kindes zu reflektieren und darzustellen. Gleichzeitig wird er die Fragen der Supervisionsteilnehmer beantworten müssen. Hier können durchaus Aspekte angesprochen werden, die dem Förderer, weil er das Kind so gut kennt, noch nicht aufgefallen sind oder die in einem anderen Zusammenhang eine andere Bedeutung erhalten, so daß unter Umständen weitere diagnostische Schritte notwendig werden. Häufig werden so Defizite im Wissen über das Kind deutlich, die nicht zutage getreten wären, wenn jeder das Kind gekannt hätte. Unter diesem Aspekt wäre zu überlegen, ob der Supervisor dem Team der Schule angehören sollte bzw. ob er überhaupt Sonderschullehrer sein sollte.

Eine solche Supervisionsgruppe kann auch keine ständige Anlaufstation für Fragen und Gespräche sein. In der Regel würden die Teilnehmer einmal in der Woche zu einer mehrstündigen Sitzung zusammentreffen.

Ziel einer solchen Supervisionsgruppe sollte es sein, die Kooperation unter den mit dem Kind befaßten Personen zu erhöhen. Diese Supervisionsform sollte eine kollegiale Hilfestellung unter der Leitung einer Supervision im Sinne eines Coach sein.
Hierdurch könnte eine berufliche und persönliche Weiterentwicklung erreicht werden. Die Kompetenzerweiterung durch implizite Wissensvermittlung im Rahmen der Supervision wird jedoch lediglich ein Nebeneffekt der Supervisionsgruppe sein. Hauptanlage wird die Reflexion des eigenen Rollenverständnisses und die Betrachtung von Kommunikation und Verhalten im Umgang mit dem Kinde sein. Somit könnten neue Aspekte für die Arbeit mit dem Kind entstehen, die dann auch den Charakter einer Praxisberatung annehmen könnten.
Eine solche Supervisionsgruppe könnte darüberhinaus in sehr kompetenter Form die Durchführung des Sonderschulaufnahmeverfahrens der Kinder mit schwersten Formen cerebraler Bewegungsstörungen übernehmen.

Jedoch sollte dem Bedürfnis der Förderer nach konkreter Hilfe in einem bestimmten Segment der Förderung durchaus Rechnung getragen werden.

Aufgrund der massiv eingeschränkten willkürmotorischen Möglichkeiten der Kinder ist in hohem Maße die Arbeit mit technischen Hilfsmitteln und Computern notwendig. Es ist eine Erfahrung des Projektes, daß die Betreibung, Entwicklung und Anpassung solcher Hilfsmittel ohne Unterstützung durch einen technisch versierten Mitarbeiter nicht möglich ist. Hier ist noch nicht der Einsatz von Computern gemeint, sondern lediglich der Einsatz von Schaltern, die die individuell verbliebene Restmotorik zur Bedienung des Computers optimal ausnützen. Hiermit sind Lehrer eindeutig überfordert.

Es scheint daher dringend notwendig, daß neben Beschäftigungstherapeuten, Krankengymnasten und Lehrern im Bereich technischer Entwicklungen und deren individuellen Einsätze auch ein sogenannter pädagogisch-technischer Assistent für das Kind mit schwersten Formen cerebraler Bewegungsstörungen tätig werden muß. Die Schaffung eines solchen Berufsbildes wäre im Gegensatz zum Kauf teurer technischer Geräte eine effektive und preisgünstige Lösung, da Geräte in Eigenregie mit dem entsprechenden Know-how sehr viel günstiger hergestellt werden können. Außerdem könnte eine individuelle Anpassung gekaufter Geräte, die in den meisten Fällen zusätzlich erfolgen muß, überflüssig werden.

Würden die Lehrer im technisch - elektronischen Bereich etwas mehr Entlastung erfahren, ergäbe sich vielleicht auch etwas mehr Zeit für den bereits angesprochenen, wohl sehr wichtigen Bereich der Elternarbeit.

So zeigte sich sowohl in der Arbeit von RADERMACHER (1990) als auch in der Auswertung des Projektes, daß die Eltern und Bezugspersonen bei den Studenten die Inhalte und Ziele der Förderung in hohem Maße aufgegriffen haben. Wenn hierin auch ein Grund für den größeren Fördererfolg der studentischen Förderer zu sehen sein könnte, wäre dies ein Argument für eine Intensivierung des Informations- und Erfahrungsaustausches zwischen Schule und Elternhaus.

8.6 ZUSAMMENFASSENDE DARSTELLUNG UND EMPFEHLUNGEN

In dem dargestellten Förderprojekt wurden 163 Kinder mit schwersten Formen cerebraler Bewegungsstörungen mit Anarthrie von Studenten des Seminars für Körperbehindertenpädagogik der Universität Köln und von Lehrern an Körperbehindertenschulen gefördert. Die studentischen Förderer und eine Lehrergruppe förderten die Kinder unter Supervision von Mitarbeitern des Projektes. Eine weitere Lehrergruppe erhielt auf eigenen Wunsch keine Supervision und bildete die Kontrollgruppe.

Es war beabsichtigt, den Kindern durch eine Verbesserung ihrer motorischen, psychischen und kognitiven Möglichkeiten die Interaktion mit ihren Bezugspersonen und der weiteren Mitwelt zu erleichtern.
Dies setzte zunächst eine, grundsätzlich in die Förderbarkeit der Kinder vertrauende (Vorschußvertrauen) und einen möglichen Mißerfolg der Förderung ak-

zeptierende (Unsicherheitstoleranz) Einstellung der Förderer voraus. Diese Einstellungen konnten in unterschiedlichem Maße für die Fördergruppen aufgewiesen werden.

Die Förderung selbst sollte zunächst in einem spezifisch am Entwicklungsniveau des Kindes und an dessen Möglichkeiten orientierten Förderansatz bestehen. Grundsätzlich beinhalteten die Förderpläne Elemente des Sprachhandelns, der Schaffung von Entscheidungssituationen, in die die Kinder ständig einbezogen werden sollten, und differenzierende Aufgabenstellungen, die über die Anregung der Wahrnehmungstätigkeit kognitive Aktivitäten initiieren sollten.

Den Eltern und Bezugspersonen sollte in Modellsituationen die Möglichkeit gegeben werden, ihrerseits eine Verbesserung der kommunikativen Situation zu erreichen, um so einen positiven Verlauf der gesamten Interaktion zu bewirken.

Die Tendenz zum Vorschußvertrauen der Förderer konnte durch einen Vergleich unterschiedlich skalierter Fragen nachgewiesen werden.
Dieses Vorschußvertrauen wurde einer Gruppe von Kindern entgegengebracht, die laut Schulakte, also in der Regel nach ärztlicher Diagnose, in hohem Maße geistig behindert sein sollte.
Es stellte sich heraus, daß zwischen Fördererfolg und geistiger Behinderung kein signifikanter Zusammenhang besteht. Fördererfolg, d. h. verbesserte Kommunikationsmöglichkeiten der Kinder, scheint vielmehr mit den gewählten Förderansätzen, insbesondere mit den eingesetzten Medien und dem Abstraktionsniveau der Förderung sowie möglichst wenigen Unterbrechungen der Förderung zusammenzuhängen.

Die Ergebnisse des Förderprojektes zeigen, daß eine deutliche Verbesserung des Ausdrucksverhaltens, also der kommunikativen Möglichkeiten der Kinder, mit einer Verbesserung der psychischen Situation und der Reaktionsmöglichkeiten auf die Umwelt einhergeht. Gleichzeitig verbessert sich das Sprachverständnis der Kinder ebenso wie deren kognitive Möglichkeiten.

Die positiven Veränderungen der Kinder konnten aufgezeigt werden durch einen Vergleich der Förderdiagnostik zu Beginn und zu Ende der Förderung, durch eine Beurteilung des von den Förderern dokumentierten Förderverlaufs von einem projektfremden Sonderpädagogen und durch die Fremdbeurteilung von Eltern und Bezugspersonen.

Im Vergleich der Fördergruppen zeigte sich, daß insbesondere im kognitiven Bereich, die häufigsten positiven Veränderungen, bei den Kindern der studentischen Förderer festgestellt werden konnten, gefolgt von den Kindern der Supervisionsgruppe.

Eine Bewertung der Fördererfolge zeigt, daß für die Eltern von Kindern mit schwersten Formen cerebraler Bewegungsstörungen eine frühzeitige Betreuung durch Sonderpädagogen in Form einer Elternarbeit bereits vor der Einschulung wünschenswert ist. Für Betreuungspersonen wie Lehrer und Förderer erscheint die Einrichtung von Supervisionsgruppen unabdingbar, wobei das Modell der Supervision an den Schulen erst noch transparent gemacht und gegen das Bedürfnis nach Ausbildung abgegrenzt werden müßte.

Aus den im Rahmen des dargestellten Forschungsprojektes erhaltenen Ergebnisse lassen sich folgende Empfehlungen an Personen oder Gruppen, die mit der Förderung von Kindern mit schwersten Formen cerebraler Bewegungsstörungen befaßt sind, formulieren:

(1) Insbesondere Schulen sollten sich bemühen, für die Betreuung und Entwicklung von Fördermaterialien, die in erheblichem Maße technisches Verständnis erfordern, einen sogenannten "technischen Berater" zur Verfügung zu haben, der zum einen die Probleme der Kinder gut kennt, zum anderen aber technisches Verständnis und Einblick in die Computertechnologie hat. Diese Voraussetzungen sind bei Sonderschullehrern in der Regel nicht gegeben und es wäre unmöglich, eine nachträgliche technische Fortbildung der Sonderschullehrer anzustreben. Am kostengünstigsten wäre hier wohl in Anlehnung an Beschäftigungstherapeuten die Schaffung einer Planstelle für einen technischen Berater.

(2) Die mit der Förderung befaßten Personen sollten sich in einem regelmäßigen Supervisionsteam treffen, um problematische Situationen sei es in der Förderung einzelner Kinder oder persönliche Art zu besprechen. Im Rahmen einer Dissertation wird diese Problematik zur Zeit bearbeitet. Supervision kann hier nicht Aus- und Weiterbildung bedeuten, die jedoch in gleichem Maße zu fordern ist. Solche Supervisionsgruppen könnten bereits an den Hochschulen eingerichtet werden, damit den künftigen Sonderschullehrern der Supervisionsgedanke vertraut ist. Ganz besonders notwendig sind Supervisionsteams an den Schulen und hier unter Umständen unter Einbezug der Eltern.

(3) Ein Bereich, der eigentlich immer eine Aufgabe sonderpädagogischer Arbeit war, sollte gerade in der Arbeit mit Kindern mit schwersten Formen cerebraler Bewegungsstörung mit einer sehr hohen Gewichtung Eingang finden. Die Elternarbeit sollte Probleme der Eltern mit dem Kind thematisieren. Ohnehin können wichtige Informationen über das Kind, über dessen Gewohnheiten, Wünsche mit Schwierigkeiten nur über die Eltern erhalten werden. Also können hier auch Probleme, die der Lehrer mit dem Kind hat, gelöst werden. Darüberhinaus macht Kommunikationsförderung nur Sinn, wenn die Personen, die mit eine dem Kind kommunizieren, sich untereinander ver-

ständigen, wie diese Kommunikation aussehen soll und welche Ziele angestrebt werden. Selbst bei nichtbehinderten Kindern sind diese Wege und Ziele nicht immer eindeutig. Umso mehr müssen die Bezugspersonen von schwerstcerebralgeschädigten Kindern mit Anarthrie miteinander kommunizieren.

Elternarbeit bedeutet also zum einen institutionalisierte Elternhilfe, zum anderen jedoch die Möglichkeit des Informationsaustausches für Eltern und Lehrer, d. h. also auch Hilfe für den Lehrer und das gemeinsame Abstimmen des Umganges mit dem Kind und dessen Zielen.

(4) Die Arbeit mit den Eltern und dem Kind sollte jedoch nicht erst im Einschulungsalter beginnen. Eltern benötigen Hilfe ab dem Zeitpunkt der Geburt. Hier sind sicher zunächst Ärzte und Heilhilfspersonal als Bezugspersonen der Eltern gefordert. Jedoch sollte bereits hier eine pädagogische Betreuung der Eltern und des Kindes beginnen. Es wäre sicher am sinnvollsten, wenn dies durch die zukünftige Sonderschule geschehen könnte, was nicht heißen muß, daß das Kind auch dort eingeschult werden muß. Der große Vorteil dieses Modells ist, daß die zukünftige Schule die Entwicklung des Kindes sehr genau kennt, zumindest ist eine Person vorhanden, die in Zusammenarbeit mit den Eltern die Entwicklung des behinderten Kindes über Jahre hinweg gefördert und beobachtet hat.

(5) Eine weitere Form der institutionalisierten Hilfe für Familien mit schwerstcerebralparetischen Kindern wäre die Möglichkeit der Einrichtung einer Sozialstation für Mütter, in denen die Mütter Entlastung erfahren könnten und zum anderen in konkreten Modellsituationen Hilfestellung im Umgang mit dem Kind erhalten könnten. Solche Sozialstationen wären an sozialpädiatrische Zentren möglich.

Aus den geschilderten Empfehlungen ergeben sich als Adressatengruppen für diesen Bereich die Eltern von Kindern mit schwersten Formen cerebraler Bewegungsstörungen, Studenten der Sonderpädagogik, Sonderschullehrer, Medizinstudenten, Klinikpersonal, Ärzte, insbesondere Kinderärzte und Gynäkologen sowie sozialpädiatrische Zentren.

9. ANHANG

9.1 DER K-BOGEN

Förderdiagnostik zur Kommunikationsfähigkeit von Kindern und Jugendlichen mit schwersten cerebralen Bewegungsstörungen

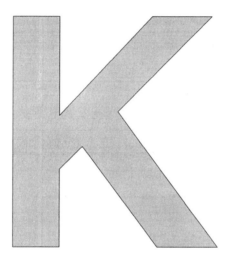

FORSCHUNGSGEMEINSCHAFT
» DAS KÖRPERBEHINDERTE KIND « e. V.
Projekt: Förderung schwerstcerbralparetischer
Kinder und Jugendlicher
Projektleiter: Dr. H. Sevenig

Universität zu Köln
Seminar: Sondererziehung und Rehabilitation
der Körperbehinderten
Gottfried-Keller-Straße 27 • 5000 Köln 41

Für Anregungen und Hinweise im Rahmen der Diskussion des Fragebogens danke ich den Projektmitarbeitern Frau Epler, Frau Holzmann, Frau Krebs, Herrn Baunach und Herrn Petera.
Die Fragebogenteile 1, 2, 9, 10, 11, 12 wurden von Frau Hedderich erstellt. Sie gehören zu einer Gesamterhebung desselben Personenkreises in den Regierungsbezirken Köln und Arnsberg, die von ihr durchgeführt wird.

Inhalt

1. Diagnose laut Akte
2. Motorische Möglichkeiten
3. Reaktion auf taktile Reize
4. Reaktion auf optische Reize
5. Reaktion auf akustische Reize
6. Sprachverständnis / Ausdruchsfähigkeit
7. Kognitive Möglichkeiten des Kindes
8. Psychische Situation des Kindes
9. Medikamente / Pflege / Füttern
10. Therapie
11. Förderung
12. Gruppenarbeit

Ersterhebung 0

Zweiterhebung 0

Name der Institution   Datum

Vorname & Name des Kindes   VPNR

Geburtsdatum _____

Geschlecht   männlich   weiblich
                     0   0

1. DIAGNOSE LAUT AKTE:
1.1 MOTORISCHE BEHINDERUNG:
      Tetraspastik   1   0
      Tetraplegie   2   0
        Apallisches Syndrom   3   0
        Choreatrisches Syndrom   4   0
        Sonstiges   5   0

_____
_____
_____
_____
_____
_____

1.1.1 Entstehung der KB:
- Frühkindliche CP 1 0
- Später erworbene CP 2 0
- CP ohne Angabe des Entstehungszeitpunktes 3 0

1.1.2 Komponente der KB:
- Spastische Komponente überwiegend 1 0
- Athetotische Komponente überwiegend 2 0
- Mischform 3 0
- keine Angaben 0 0

1.1.3 Zusatzbehinderungen:
- Keine oder keine Angaben 0 0
- Sehbehinderung 1 0
- Hörstörung 2 0
- Anfallsleiden 3 0
- Sehbehinderung & Anfallsleiden 4 0
- Hörstörung & Anfallsleiden 5 0
- Sehstörung & Hörstörung 6 0

1.2 SPRACHBEHINDERUNG
- schwere Dysarthrie 1 0
- Anarthrie 2 0
- Sonstiges:

_____
_____
_____
_____
_____
_____

1.3 ERGEBNISSE DER INTELLIGENZDIAGNOSTIK

- ITK (Cp Norm) T. Alter ____   IQ ____

    TB GB / T. Alter ____   IQ ____
- P/S − PAC:

_____

_____

_____

_____

- Sonstiges:

_____

_____

_____

_____

- laut Akte geistigbehindert   0 ja   0 nein

1.4 KRITERIEN DER ZUWEISUNG LAUT AKTE:

KB: 0 ja   0 nein

GB: 0 ja   0 nein

EL: 0 ja   0 nein

GH: 0 ja   0 nein

sonstiges:

_____

_____

_____

1.5 ANGABEN ÜBER NICHTBESCHULUNG / RUHEN DER SCHULPFLICHT

entfällt	0	0
nicht erfaßt	1	0
Ruhen der Schulpflicht	2	0
Zurückstellung	3	0

Gründe:

_____

_____

_____

2. MOTORISCHE Möglichkeiten

2.1 ARME / HÄNDE
Setzt das Kind die Arme oder Hände ein, um etwas zu erreichen?   0 ja   0 nein

2.1.2 Greift das Kind von sich aus?   0 ja   0 nein

wenn ja:
- mit der Faust	1	0
- Pinzettengriff	2	0
- mit 5 Fingern	3	0

2.1.3 Zeigt das Kind von sich aus auf Gegenstände oder Personen   0 ja   0 nein

2.2 KOPFKONTROLLE
2.2.1 Kann das Kind im Sitzen den Kopf obenbehalten? Wenn ja: Wie lange _____   0 ja   0 nein

2.2.2 Kann das Kind im Sitzen den Kopf heben, wenn er nach vorne gefallen ist?   0 ja   0 nein

2.3 BLICKBEWEGUNGEN
2.3.1 Kann das Kind durch den Blick etwas fixieren   0 ja   0 nein

2.3.2 Kann das Kind durch Blickbewegungen einen Gegenstand oder eine Person verfolgen?   0 ja   0 nein

2.4 Welche motorischen Möglichkeiten hat das Kind?
(Mögliche Willkürbewegungen im Hinblick auf
Ganzkörperdrehungen, Kopf, Arme, Beine, Hände)

_____

_____

_____

_____

_____

3. REAKTION AUF TAKTILE REIZE

	nein	eher nein	eher ja	ja
3.1 REAGIERT DAS KIND AUF BERÜHRUNGSREIZE? Wenn ja, auf welche? (z.B. Schwamm, Pinsel, Föhn, Eis, Körperdusche, Trockendusche)	0	0	0	0
_____				
3.2 REAGIERT DAS KIND AUF STREICHELN?	0	0	0	0
Wenn ja, wie? _____				
_____				
3.3 REAGIERT DAS KIND AUF KÖRPERKONTAKT / SCHMUSEN? Wenn ja wie? (z.B. Lächeln) _____	0	0	0	0
_____				
3.4 BETASTET DAS KIND BESTIMMTE GEGEN- STÄNDE ODER OBERFLÄCHEN? Wenn ja, welche? _____	0	0	0	0
_____				

4. REAKTION AUF OPTISCHE REIZE

		nein	eher nein	eher ja	ja
4.1	DAS KIND FOLGT MIT DEN AUGEN LANGSAM BEWEGTEN DINGEN / LICHT	0	0	0	0
4.2	DAS KIND FOLGT MIT DEN AUGEN PERSONEN IM RAUM	0	0	0	0
4.3	DAS KIND FIXIERT ANGEBOTENE DINGE	0	0	0	0

Wenn ja, welche? _____

4.4	DAS KIND BEVORZUGT BESTIMMTE GEGENSTÄNDE	0	0	0	0

Wenn ja, welche? _____

4.5	DAS KIND ERKENNT BEZUGSPERSON(EN)	0	0	0	0

Wenn ja, welche? _____

4.6	DAS KIND ERKENNT SITUATIONS-ZUSAMMENHÄNGE	0	0	0	0

Wenn ja, welche? _____

Reaktion: _____

_____

5. REAKTION AUF AKUSTISCHE REIZE

		nein	eher nein	eher ja	ja
5.1	DAS KIND REAGIERT AUF ANSPRACHE	0	0	0	0
	Wenn ja:				
	Mit erhöhtem Muskeltonus	0	0	0	0
	Mit Innehalten	0	0	0	0
	Mit Veränderung der Körperhaltung	0	0	0	0
	Mit Gestik	0	0	0	0
	Mit Mimik	0	0	0	0

			nein	eher nein	eher ja	ja
	Mit Lächeln		0	0	0	0
	Mit Augenbewegungen		0	0	0	0
	Mit Drehen des Kopfes		0	0	0	0
	Mit Ausstoßen von Lauten		0	0	0	0
5.2.	DAS KIND REAGIERT AUF ANSPRACHE MIT BLICKKONTAKT		0	0	0	0

Wie lange wird der Blickkontakt aufrechterhalten? _____
Min. / Sek.

5.3.	NIMMT DAS KIND BLICKKONTAKT MIT KOMMUNIKATIONSABSICHT AUF?	0	0	0	0
5.4	ZEIGT DAS KIND WÜNSCHE UND BEDÜRFNISSE AN	0	0	0	0

Wenn ja, welche? _____

_____

_____

Wenn ja, wie? _____

_____

_____

Genauere Beschreibung des Verhaltens:

_____

_____

_____

6. SPRACHVERSTÄNDNIS / AUSDRUCKSFÄHIGKEIT

	nein	eher nein	eher ja	ja
6.1. VERSTEHT DAS KIND SIGNALWÖRTER (z.B. Namen, Speisen, Toilette) IN BEKANNTEN IMMER WIEDERKEHRENDEN SITUATIONEN IN VERBINDUNG MIT HANDLUNGEN (z.B. Essen, Morgenkreis, Pflege)	0	0	0	0

Wenn ja, welche Signalwörter? _____

_____

_____

Wenn ja, in welchen bekannten wiederkehrenden Situationen und Handlungen?

_____

_____

Wenn ja, welche Reaktionen?

_____

_____

	nein	eher nein	eher ja	ja
6.2. VERSTEHT DAS KIND BEGRÜSSUNGSFORMELN? (z.B. Hand-Ausstrecken, -Hochhalten)	0	0	0	0
6.3 KANN DAS KIND AUF BEFRAGEN BEKANNTE GEGENSTÄNDE UNTERSCHEIDEN? (z.B. Spielzeug, Nahrungsmittel)	0	0	0	0

Wenn ja, welche Gegenstände werden unterschieden? (z.B. Spielzeug, Nahrungsmittel o.ä.)

_____

_____

6.4. VERSTEHT DAS KIND SIGNALWÖRTER UNABHÄNGIG VON BESTIMMTEN WIEDERKEHRENDEN SITUATIONEN UND HANDLUNGEN?
Wenn ja, welche Signalwörter?

	nein	eher nein	eher ja	ja
	0	0	0	0

6.5 Reagiert das Kind auf Entscheidungsfragen?
(z.B. Speisen, Spielzeug)
Wenn ja, auf welche Entscheidungsfragen?

	nein	eher nein	eher ja	ja
	0	0	0	0

Wenn ja? Wie?

6.6 AUSDRUCKSFÄHIGKEIT
- wie macht sich das Kind verständlich?
6.6.1. Gestik / Mimik

	ja	nein
Schauen	0	0
Zeigen	0	0
Aufrichten im Stuhl	0	0

6.6.2 Mimik

	ja	nein
Gesichtsausdruck verändern	0	0

6.6.3 Sprachlich

keine artikulierten Sprechäußerungen / undifferenzierte Laute	0	0
- einzelne Laute	1	0
- einzelne Wörer	2	0
- Syntaktisch unvollständige Sätze	3	0
- Syntaktisch vollständige Sätze	4	0

6.6.4 Ausdrucksformen, die Sprache ergänzen
oder ersetzen:

	ja	nein
- Gegenstände	0	0
- Fotos	0	0
- Bilder	0	0
- Symbole	0	0
- Schriftsprache	0	0

6.6.5 Genaue Beschreibung des Verständigungs-
systems und der notwendigen Hilfsmittel:

_____

_____

_____

_____

_____

_____

	nein	eher nein	eher ja	ja
6.6.6. Setzt das Kind sein Verständigungssystem als Aktion ein? (Von sich aus)	0	0	0	0
6.6.7 Setzt das Kind sein Verständigungssystem als Reaktion ein?	0	0	0	0

7. KOGNITIVE MÖGLICHKEITEN DES KINDES

	ja	nein
7.1. VERSTEHT ES GRÖßER / KLEINER; NIMMT SICH AUF AUFFORDERUNG DAS GRÖßERE VON ZWEI / MEHREREN DINGEN	0	0
7.2 IST IN DER LAGE, "JA" ODER "NEIN" - ENTSCHEIDUNGEN AUSZUDRÜCKEN	0	0
7.3 VERSTEHT GEGENSÄTZE (Z.B. "KALT" ODER "WARM")	0	0
7.4. REAGIERT AUF AUFFODERUNGEN	0	0

		ja	nein
7.5	UNTERSCHEIDET KATEGORIEN (z.B Tiere / Pflanzen)	0	0
7.6	ES BESTEHT EIN VERSTÄNDNIS REGELHAFTER ABLÄUFE (kann z.b. Die Folge erkennen "Aufstehen - Waschen - Frühstück"	0	0
7.7	KANN IN BILDERN ABGEBILDETE GEGENSTÄNDE ERKENNEN	0	0
7.8	HAT MENGENVERSTÄNDNIS Wenn ja, bis: _____	0	0
7.9	HAT ZAHLENVERSTÄNDNIS Wenn ja, Zahlenraum bis _____	0	0
7.10	ERKENNT BUCHSTABEN Wenn ja, welche _____	0	0
7.11	ERKENNT WÖRTER Wenn ja, welche _____	0	0
7.12	ZEIGT GEGENÜBER FREMDEN EIN DEUTLICHES DISTANZVERHALTEN	0	0
7.13	FINDET DINGE BEI EINFACHEN VERSTECKSPIELEN (z.B. wenn vor den Augen / Ohren des Kindes etwas in einem Gefäß versteckt wird)	0	0
7.14	ZEIGT (VOR-) FORMEN VON HILFSBEREITSCHAFT	0	0
7.15	ERKENNT SICH IN SEINEM SPIEGELBILD (reagiert deutlich)	0	0
7.16	MACHT WIDERSTAND DEUTLICH, WENN IHM ETWAS WEGGENOMMEN WIRD	0	0
7.17	ZEIGT MITLEID	0	0
7.18	ZEIGT SCHADENFREUDE	0	0
7.19	VERSTEHT "SITUATIONSKOMIK" (Nicht reaktives Mitlachen)	0	0
7.20	BEHÄLT EINMAL GELERNTES	0	0

8. PSYCHISCHE SITUATION

8.1 SIE FINDEN IM FOLGENDEN GEGENSATZPAARE. BITTE SCHÄTZEN SIE EIN, WELCHE AUSSAGE FÜR DAS KIND ZUTRIFFT. DABEI BEDEUTEN 0 UND 3 **STARKE ZUSTIMMUNG**, 1 UND 2 **SCHWACHE ZUSTIMMUNG**. BITTE ANTWORTEN SIE SPONTAN, OHNE LANGE ZU ÜBERLEGEN.

8.1.1	launisch	0 0 0 0 0 1 2 3	ausgeglichen
8.1.2	durchsetzungsfähig	0 0 0 0 3 2 1 0	nicht durchsetzungsfähig
8.1.3	ärgert sich ständig	0 0 0 0 0 1 2 3	eher sanft und friedlich
8.1.4	labil	0 0 0 0 0 1 2 3	stabil
8.1.5	schnell ermüdet	0 0 0 0 0 1 2 3	ausdauernd
8.1.6	vergnügt	0 0 0 0 3 2 1 0	mürrisch
8.1.7	interessiert	0 0 0 0 3 2 1 0	uninteressiert
8.1.8	robust	0 0 0 0 3 2 1 0	sensibel
8.1.9	eher sympathisch	0 0 0 0 3 2 1 0	eher unsympathisch
8.1.10	sucht Zuwendung	0 0 0 0 3 2 1 0	abwehrend
8.1.11	schreckhaft	0 0 0 0 0 1 2 3	nicht schreckhaft
8.1.12	gründlich	0 0 0 0 3 2 1 0	oberflächlich
8.1.13	aktiv	0 0 0 0 3 2 1 0	passiv

8.1.14	aggressiv	0 0 0 0 3 2 1 0		angepaßt	
8.1.15	angespannt	0 0 0 0 0 1 2 3		entspannt	
8.1.16	konzntriert	0 0 0 0 3 2 1 0		unkonzentriert	
8.1.17	traurig	0 0 0 0 0 1 2 3		heiter	
8.1.18	lehbhaft	0 0 0 0 3 2 1 0		ruhig	
8.1.19	zufrieden	0 0 0 0 3 2 1 0		unzufrieden	

8.2. BITTE SCHÄTZEN SIE IM FOLGENDEN EIN, OB DIE JEWEILIGE AUSSAGE FÜR DAS KIND EHER ZUTRIFFT ODER EHER NICHT.

	ja	nein
8.2.1 Beschäftigt sich das Kind gern in der Gruppe?	0	0
8.2.2 Hat das Kind gerne Trubel und Betrieb um sich?	0	0
8.2.3 Reagiert das Kind auf Ansprache freudig erregt?	0	0
8.2.4. Zieht sich das Kind in Gegenwart von Fremden in sich zurück?	0	0
8.2.5 Zieht sich das Kind bei Auseingandersetzung mit einem anderen Schüler zurück?	0	0
8.2.6 Ist das Kind gerne unter Menschen?	0	0
8.2.7 Ist das Kind vergnügt und unbekümmert?	0	0
8.2.8 Ist das Kind gerne alleine?	0	0
8.2.9 Fühlt das Kind sich unbehaglich in gewohnter Umgebung?	0	0
8.2.10 Reagiert das Kind auf lustige Situationen?	0	0
8.2.11 Zeigt das Kind öfters, daß ihm etwas nicht paßt	0	0
8.2.12 Macht das Kind irgendwie auf sich aufmerksam?	0	0

	ja	nein
8.2.13 Zeigt das Kind Vorliebe für bestimmte Speisen?	0	0
8.2.14 Versucht das Kind trotz seiner Behinderung die Umwelt zu erobern?	0	0

9. MEDIKAMENTE / PFLEGE / FÜTTERN

9.1 MEDIKAMENTE
muß das Kind Medikamente einnehmen?   0   0

Wenn ja, welche? _____

_____

- in welcher Dosis _____
  täglich

9.2 PFLEGE
9.2.1 Wechseln Sie sich mit der Pflege des Kindes ab?   ja   nein
                                                         0   0

- Wenn eine bestimmte Person dafür zuständig ist, wer?

Lehrer	1	0
Erzieher / FL	2	0
Pfleger / ZdL	3	0
Andere BP	4	0

9.2.2 Welchen Zeitraum nimmt die reine Pflege (Toilettengänge, Windeln wechseln) im Tagesablauf ein? (Bezogen auf 7 / 8 Std.)

_____ Minuten

9.3. FÜTTERN
9.3.1 Wer füttert das Kind?

Leherer	1	0
Erzieher / FL	2	0
Pfleger / ZdL	3	0
Andere BP	4	0
Alle BP im Wechsel	5	0

9.3.2 Kann das Kind von sich aus den Mund schließen?

nicht	0	0
schlecht	1	0
mäßig	2	0
gut	3	0

9.3.3 Kann das Kind saugen?
nicht	0	0
schlecht	1	0
mäßig	2	0
gut	3	0

9.3.4 Kann das Kind Schlucken?
nicht	0	0
schlecht	1	0
mäßig	2	0
gut	3	0

9.3.5 Welche Kost nimmt das Kind zu sich?
Brei, passiert	1	0
feste Kost	2	0
Ernährung per Sonde	3	0

9.3.6 Kann das Kind Nahrung vom Löffel abnehmen   ja   nein
                                                   0   0

9.3.7 Muß das Kind gefüttert werden?
- muß nicht gefüttert werden	0	0
- seitlich gefüttert	1	0
- gegenüber gefüttert	2	0
- im Stuhl	1	0
- im Rollstuhl	2	0
- auf dem Schoß, im Arm	3	0
- liegend	4	0

9.3.8 Welchen Zeitraum nimmt das Füttern im Tagesablauf ein?   _____ Minuten

10. THERAPIEN

10.1 ERHÄLT DAS KIND PHYSIOTHERAPIE?
nein	0	0
ja, 1 x pro Woche	1	0
ja - öfter	2	0
ja - täglich	3	0

- Wenn ja, wo?
- privat zuhause	1	0
- privat Institution	2	0
- Institution	3	0
- Sowohl als auch	4	0

- Wenn ja welche Methode?
Bobath		0
Vojta		0
Andere		0

10.2 ERHÄLT DAS KIND WEITERE THERAPIEN?

	ja	nein
Beschäftigungstherapie	0	0
Sprachtherapie	0	0
Eßtherapie	0	0
Psychotherapie	0	0

11. FÖRDERUNG (Vor Beginn der Projektförderung)

11.1 FINDET EINE FÖRDERUNG STATT, DIE AN DAS SPRACHVERSTÄNDNIS GERICHTET IST?   0   0
- Wenn ja, in welcher Form?
  - als Einzelförderung   1   0
  - integrativ   2   0
  - sowohl als auch   3   0

- wie sieht diese Förderung aus?
(Methode / Mittel)

_____

_____

_____

_____

_____

11.2 FINDET EINE FÖRDERUNG STATT, DIE AUF   ja   nein
DIE AUSDRUCKSMÖGLICHKEITEN ABZIELT?   0   0
- wenn ja, in welcher Form?
  - als Einzelförderung   1   0
  - integrativ   2   0
  - sowohl als auch   3   0
- Wie sieht diese Förderung aus?
(Methode / Mittel)

_____

_____

_____

_____

_____

11.3 WENN IN BEIDEN BEREICHEN KEINE FÖRDE-
RUNG STATTFINDET: AUS WELCHEN GRÜNDEN?

_____

_____

_____

_____

11.4 WENN IN BEIDEN BEREICHEN KEINE FÖRDE-
RUNG STATTFINDET: WIRD EINE FÖRDERUNG IN   ja   nein
ANDEREN SCHWERPUNKTEN DURCHGEFÜHRT?   0   0
- Wenn ja, in welcher Form?
    - als Einzelförderung   1   0
    - integrativ   2   0
    - sowohl aus auch   3   0
- Wie sieht diese Förderung aus?
(Methode / Mittel)

_____

_____

_____

_____

_____

_____

11.5 WENN EINE FÖRDERUNG STATTFINDET,
WELCHE ZIELE VERFOLGEN SIE?
- Ziele / Sprachverständnis:

_____

_____

_____

_____

_____

- Ziele / Ausdrucksfähigkeit:

_____
_____
_____
_____

- andere Ziele:

_____
_____
_____
_____

11.6 SEIT WANN FINDET DIE FÖRDERUNG STATT?
- Sprachverständnis
Monat / Jahr
- Ausdrucksfähigkeit
Monat / Jahr
- andere Förderung
Monat / Jahr

11.7 WIE WURDE DAS KIND VORHER GEFÖRDERT?
- in gleicher Weise 1   0
- ganz anders 2   0
- Wenn ganz anders, wie?

_____
_____

11.8 SIND ZUM GEGENWÄRTIGEN ZEITPUNKT SCHON ERFOLGE SICHTBAR?   ja   nein
- Wenn ja, welche?   0   0
- Sprachverständnis

_____

_____

_____

_____

- Ausdrucksfähigkeit:

_____

_____

_____

_____

- andere Förderung:

_____

_____

_____

12. GRUPPENZUSAMMENSETZUNG / PERSONAL

12.1 WIEVIELE KINDER BEFINDEN SICH IN DER GRUPPE   _____

12.2 WIEVIELE KÖNNEN NICHT ÜBER LAUTSPRACHE IN KOMMUNIKATION TRETEN ODER NUR SEHR UNVERSTÄNDLICH SPRECHEN?   _____

12.3 WIEVIELE DAVON SIND MOTORISCH SO SCHWER BEHINDERT, DAß SIE STÄNDIG AUF DEN ROLLSTUHL ANGEWIESEN SIND?   _____

12.4 Auf welcher Niveaustufe wird das Kind unterrichtet

GS	1	0
HS	2	0
LB	3	0
MB	4	0
SM	5	0
GB	6	0

Sonstiges: _____

12.5 WIEVIEL PERSONAL STEHT DER GRUPPE ZUR
VERFÜGUNG?
(Angaben bezogen auf volle Stellen)   Anzahl
                  Lehrer   _____
                  Erzieher / FL   _____
                  Pfleger / ZdL   _____
                  Praktikant   _____
                  ohne Ausbildung   _____

    Sonstiges: _____   _____

LITERATURVERZEICHNIS

AFFOLTER, F.
Wahrnehmung, Wirklichkeit und Sprache.
Villingen-Schwenningen Neckar 1987

ANTON, B. & DINDIA, G.
Parental perception of cognitive abilitises of children with cerebral palsy
In : Psychological Reports, 54 (3) p. 987 -990, 1984

ARGYLE, M.
Körpersprache und Kommunikation.
Paderborn 1979

BALZER, B. & ROLLI, S.
Sozialtherapie mit Eltern Behinderter.
Weinheim 1979

BARTH, N.
Das System des Denkens.
In : Psychlogie Heute 7 1989

BERGER, P. L. & LUCKMANN, T.
Die gesellschaftliche Konstruktion der Wirklichkeit.
Eine Theorie der Wissenssoziologie
Stuttgart 1969

BONNAFONT, C.
Die Botschaft der Körpersprache.
Genf 1979

BOWLBY, J.
Trennung. Psychische Schäden als Folge der Trennung von Mutter und Kind.
München 1975

BREITINGER, M. & FISCHER, D.
Intensivbehinderte lernen leben.
Würzburg 1981

BROOKS - GUNN, J. & LEWIS, M.
Maternul responsivity in interactions with handicapped infants.
In: Child development, 55 (3) p. 782 - 793, 1984

CAPREZ, G.
Neuropsychologische Therapie nach Hirnschädigungen.
Heidelberg 1984

CLOERKES, G.
Einstellung und Verhalten gegenüber Körperbehinderten.
Berlin 1979

CLOERKES, G.
Einstellung und Verhalten gegenüber Behinderten.
Berlin 1985

DANK, S.
Individuelle Förderung Schwerstbehinderter. Konkrete Beispiele, Programme, Übertragungsmöglichkeiten.
Dortmund 1987

DAVID, H.P. et al. (Hrsg.)
Born unwanted. Developmental effects of denied abortion.
New York 1988

DEUTSCHE GESELLSCHAFT FÜR MEDIZINRECHT (Hrsg.)
Grenzen der ärztlichen Behandlungspflicht bei schwerstgeschädigten Neugeborenen.
In : Klinische Pädiatrie, 199 p. 318 - 319, 1987

DOMAN, G.
Was können Sie für Ihr hirnverletztes Kind tun?
Freiburg 1980

ECCLES, J. C.
Die Evolution des Gehirns - die Erschaffung des Selbst.
München 1989

ELLGRING, H.
Nonverbale Kommunikation.
In: ROSENBUSCH, H. S. & SCHOBER, O. (Hrsg.)
Körpersprache in der schulischen Erziehung.
Baltmannswiler 1986

EGGERT, D.
Eysenck - Persönlichkeits- Inventar.
Göttingen 1983^{2}

FELDENKRAIS, M.
Bewußtheit durch Bewegung. Der aufrechte Gang.
Ulm 1978

FEUSER, G.
Schwerstbehinderte in der Schule für Geistigbehinderte
In: DITTMANN, W., KLÖPFER, S., RUOFF, E. (Hrsg.):
Zum Problem der pädagogischen Förderung schwerstbehinderter Kinder und Jugendlicher.
Rheinstetten 1979

FISCHER, E.
Wahrnehmungsförderung.
Bad Honnef 1983

FORSCHUNGSGEMEINSCHAFT »DAS KÖRPERBEHINDERTE KIND« e.V. (Hrsg.)
Entwicklung und Förderung Körperbehinderter. Wissenschaftliche Forschung und pädagogische Praxis.
Bearbeitet von Christoph Leyendecker und Annemarie Fritz
Heidelberg 1986

FRÖHLICH, A. D.
"Interdiziplinäre Zusammenarbeit in der Hilfe für geistig Schwerstbehinderte." In: Zur Orientierung, 4 p. 370 - 377, 1979

FRÖHLICH, A. D.
Integrierte Entwicklungsförderung für schwer mehrfach behinderte Kinder.
In: HAUPT, U. & JANSEN, G.W. (Hrsg.)
Handbuch der Sonderpädagogik. Pädagogik der Körperbehinderten
Band 8
Berlin 1983

FRÖHLICH, A.D.
Die Mütter schwerstbehinderter Kinder.
Heidelberg 1986

FRÖHLICH, A. D.
Vitale seelische Probleme schwerstbehinderter Kinder und Jugendlicher.
In: FORSCHUNGSGEMEINSCHAFT »DAS KÖRPERBEHINDERTE KIND« e.V. (Hrsg.) 1986

FRIESEN, E. W.
Nature and determinants of attitudes toward education and toward physically disabled persons in Colombia, Peru, and the United States.
Dissertation Michigan State University 1966

GEULEN, D.
Soziales Handeln und Perspektivenübernahme.
In: GEULEN, D. (Hrsg.) Perspektivenübernahme und soziales Handeln.
Frankfurt am Main 1982

GOFFMANN, E.
Stigma. Über Techniken der Bewältigung beschädigter Identität.
Frankfurt 1975

HAHN, M.
Von der Freiheit schwerstbehinderter Menschen; anthropologische Fragmente.
In: HARTMANN, N.(Hrsg.) Beiträge zur Pädagogik der Mehrfachbehinderten
Heidelberg 1983

HANZLICK, J. & STEVENSON, M.
Interaction of mothers with their infants who are mentally retarded, retarded with cerebral palsy or nonretarded.
In : American Journal of Mental Deficiency, 90 (5) p. 513 - 520, 1986

HAUPT, U.
Die Behandlung von Dysarthrien.
In: KNURA, G. & NEUMANN, B. Handbuch der Sonderpädagogik.
Pädagogik der Sprachbehinderten Band 7
Berlin 1982^2

HAUPT, U. & FRÖHLICH, A.D.
Integriertes Lernen mit schwerstbehinderten Kindern. Bericht über einen Schulversuch. Teil 1
Mainz 1983

HAUPT, U. & FRÖHLICH, A.D.
Entwicklungsförderung schwerstbehinderter Kinder. Bericht über einen Schulversuch. Teil 2
Mainz 1982

HEDDERICH, I.
Gegenwärtige schulische Situation und Stand kommunikativer Förderung von Kindern und Jugendlichen mit schwersten cerebralen Bewegungsstörungen bei gleichzeitiger schwerer Dys- oder Anarthrie.
Regionale Totalerfassung und kritische Situationsanalyse aufgrund empirischer Erhebungen.
Inaugural Dissertation zur Erlangung des Doktorgrades der Heilpädagogischen Fakultät der Universität zu Köln. 1990

HEIDER, F.
Psychologie der interpersonalen Beziehungen.
Stuttgart 1977

HEINEMANN, P.
Grundriss einer Pädagogik der nonverbalen Kommunikation.
Saarbrücken 1979

HOEHNE, R.
Die ärztliche Rolle in der Frühförderung.
In: Frühförderung interdisziplinär 2, p. 1-5, 1983

HOHMEIER, J.
Stigmatisierung als sozialer Definitionsprozeß.
In: BRUSTEN, M. & HOHMEIER, J. (Hrsg.)
Stigmatisierung. Zur Produktion gesellschaftlicher Randgruppen.
Neuwied 1975

JERNBERG, A. M.
Untersuchung und Therapie der pränatalen Mutter- Kind- Beziehung.
In: Praxis der Kinderpsychologie und Kinderpsychiatrie,
37 (5) p. 161 - 167, 1988

JANSEN, G.W.
Die Einstellung der Gesellschaft zu Körperbehinderten.
Neuburgweiher 1972

JANSEN, G.W.
Die Erziehungssituation des körperbehinderten Kindes im Spiegel psychologischer Untersuchungsergebnisse.
In: Rehabilitation, 12 p. 200 - 209, 1973

JANSEN, G.W.
Forschungerbebnisse zur Psychologie körperbehinderter Kinder.
In: FORSCHUNGSGEMEINSCHAFT »DAS KÖRPERBEHINDERTE KIND« e.V. (Hrsg.)
Frühförderung körperbehinderter Kinder - Forschungsergebnisse und Zielsetzungen.
Rheinstetten 1976

JANSEN, G.W., KUNERT, S. & SEVENIG, H.
Aspekte der Persönlichkeitserziehung bei körperbehinderten Kindern.
In: HAUPT, U. & JANSEN, G.W. (Hrsg): Handbuch der Sonderpädagogik.
Band 8
Berlin 1983

JONES, E.E. & GERARD, H.B.
Foundations of social Psychology.
New York 1967

KARCH, D., MICHAELIS, R., RENNEN-ALLHOFF,B. & SCHLACK, H.G.
Normale und gestörte Entwicklung. Kritische Aspekte zur Diagnostik und Therapie.
Heidelberg 1989

KIWERSKI, J., GROSSMANN, G. & GRABOWSKA, G.
Resultate der Behandlung bei cerebralen Bewegungsstörungen im Lichte der Analyse funktioneller Tests. Rehabilitation, 28 p. 63-66, 1989

KLAUS, M.H. & KENNEL, H.H.
Mutter - Kind - Bindung. Über die Folgen einer frühen Trennung.
München 1987

KLEBER, E.W.
Lehrbuch der sonderpädagogischen Diagnostik.
Berlin 1978

KULTUSMINISTER des Landes Nordrhein - Westfalen (Hrsg.)
Richtlinien für die Förderung schwerstbehinderter Schüler in Sonderschulen und Hinweise für den Unterricht.
Köln 1985

KULTUSMINISTER des Landes Nordrhein Westfalen (Hrsg.)
Schwerstbehinderte in Sonderschulen.
Runderlaß vom 12.07.1978

KUNERT, S.
Ergebnisse der Persönlichkeitsforschung cerebralgelähmter Kinder.
In: VERBAND DEUTSCHER VEREINE ZUR FÖRDERUNG UND BE-
TREUUNG SPASTISCH GELÄHMTER KINDER e. V. (Hrsg.): Heilpäd-
agogische Bemühungen um die Rehabilitation spastisch gelähmter Kinder.
Düsseldorf 1965

KUNERT, S.
Frühbehandlung und Früherziehung von Kindern mit cerebralen Bewegungs-
störungen.
In: Krankengymnastik, 23 (6), 1971

KUNERT, S.
Die psychische Situation von Eltern behinderter Kinder.
In: MATTHIASS, H.G. et al. (Hrsg.) Spastisch gelähmte Kinder.
Wuppertal 1971

KUNERT, S.
Verlaufsdiagnostik als Bestandteil der Förderung Schwerstkörperbehinderter
- auch unter schulpolitischem Aspekt.
In: FORSCHUNGSGEMEINSCHAFT "DAS KÖRPERBEHINDERTE
KIND" e.V. (Hrsg.) 1986

KUNERT, S.
Faszilitation, Kommunikation, Kognition bei Kindern und Jugendlichen mit
schweren Formen cerebraler Bewegungsstörungen.
Unveröffentlichter Vortrag. Gehalten auf der 2. Fortbildungsveranstaltung
der FORSCHUNGSGEMEINSCHAFT »DAS KÖRPERBHINDERTE
KIND« e.V. 1988

LANGER, E.J., FISKE, S., TAYLOR, S.E. & CHANOWITZ, B.
Stigma, staring, and discomfort: A novel-stimulus hypothesis.
Journal of Experimental Social Psychology, 12, 1976

LEIFER, E
Psychological effects of motherhood.
New York 1980

LETSCHERT, P.
Zur psychischen Situation von Müttern körperbehinderter Kinder und ihrer
Bedeutung für die Mutter - Kind - Interaktion.
Seminar für Sondererziehung und Rehabilitation der Körperbehinderten der
Universität zu Köln
Schriftliche Hausarbeit 1990

LEWONTIN, C., ROSE, S. und KAMIN, L.
Die Gene sind es nicht ... Biologie, Ideologie und menschliche Natur.
Weinheim 1988

LORBER, J.
Geht es auch ohne Gehirn?
In: Naturwissenschaftliche Rundschau, 34 (3), 1981

LÜCK, U.
Der Behinderte - ein reduzierter Mensch?
In: Sonderpädagogik, 9, 1979

MALL, W.
Basale Kommunikation - ein Weg zum Andern. Zugang finden zu schwer geistigbehinderten Menschen.
In: Geistige Behinderung, 1984

MARTINEZ, B.
Zur Frage der integrativen Förderung Schwerstbehinderter in Sonderschulen für Geistigbehinderte und Schulen für Körperbehinderte
In: Zeitschrift für Heilpädagogik, 11, 1986

MILLER, L.
Das Gehirn: rechts heiter, links betrübt.
In: Psychologie Heute, 5, 1988

MORRIS, D.
Körpersignale.
München 1978

PAPOUSEK, H. & PAPOUSEK, M.
Structure and Dynamics of Human Communication at the Beginning of Life.
In: European Archives of Psychiatry and Neurological Science,
236 (1) p. 21-25, 1986 a

PAPOUSEK, H. et al.
Neue wissenschaftliche Ansätze zum Verständnis der Mutter- Kind- Beziehung.
In: STORK (Hrsg.) 1986

RADERMACHER, S.
Zur Problematik des Burn - Out in Schwerstbehindertenklassen. Befragung von Studenten und Lehrern.
Seminar für Sondererziehung und Rehabilitation der Körperbehinderten an der Universität zu Köln.
Schriftliche Hausarbeit 1990

RADIGK, W.
Kognitive Entwicklung und Cerebrale Dysfunktion.
Dortmund 1986

RENGGLI, F.
Angst und Geborgenheit. Soziokulturelle Folgen der Mutter- Kind- Beziehung im ersten Lebensjahr.
Leck 1974

RHEINGOLD, H. L.
The Effect of Environmental Stimulation upon Social and Exploratory Behaviour in the Human Infant.
In: FOSS, B.M. Determinants of Infant Behaviour.
New York 1961

SARIMSKI, K.
Interaktion mit behinderten Kleinkindern. Entwicklung und Störung früher Interaktionsprozesse.
München 1986

SCHLACK, H. G.
Kompensation nach frühkindlicher Hirnschädigung - Anmerkungen zu den Grundlagen der Frühbehandlung.
In: FORSCHUNGSGEMEINSCHAFT "DAS KÖRPERBEHINDERTE KIND" e.v. (Hrsg.) 1986

SCHLÜTER, M.
Darstellung und Auswertung von 24 Einzelförderungen bei Kindern und Jugendlichen mit schwersten Formen cerebraler Bewegungsstörungen und schwerer Dysarthrie / Anarthrie.
Pilotstudie im Rahmen des Forschungsprojektes "Förderung schwerstcerebralparetischer Kinder und Jugendlicher".
Seminar für Sondererziehung u. Rehabilitation der Körperbehinderten der Universität zu Köln.
Unveröffentlichtes Manuskript 1989

SCHMALOHR, E.
　　Dem Kind das Leben zutrauen.
　　Frankfurt: 1986

SCHMIDT, K.- J.G.
　　Mein Kind ist behindert. Ein Beitrag zum Verständnis der Situation von Eltern behinderter Kinder.
　　Heidelberg 1986

SCHOBER, O.
　　Körpersprache Schlüssel zum Verhalten.
　　München: 1989

SCHÖNBERGER, F.
　　Zur soziopsychischen Situation des cerebral gelähmten Kindes - Psychologie einer Entstellung.
　　In: Heilpädagogische Forschung, 1 p. 163 - 184, 1968

SEVENIG, H.
　　Verhaltensauffälligkeiten bei Körperbehinderten.
　　In: BERUFSVERBAND DEUTSCHER PSYCHOLOGEN (Hrsg.): Psychologische Hilfen für Behinderte. Band 3: Körperbehinderte - Sinnesbehinderte.
　　Weinsberg 1984

SEVENIG, H.
　　Diagnostisches Vorgehen im Verlauf der Förderung von Kindern und Jugendlichen mit schwersten cerebralen Bewegungsstörungen. Die Verlaufsdiagnostik.
　　Unveröffentlichter Vortrag. Gehalten auf der 2. Fortbildungsveranstaltung der FORSCHUNGSGEMEINSCHAFT "DAS KÖRPERBEHINDERTE KIND" e. V. 1988

SEYWALD, A.
　　Körperliche Behinderung. Grundfragen einer Soziologie der Benachteiligten.
　　Frankfurt 1977

STORK, J.
　　Die Ergebnisse der Verhaltensforschung im Psychoanalytischen Verständnis
　　In: STORK (Hrsg.): Zur Psychologie und Psychopathologie des Säuglings.
　　1986

STORK, J. (Hrsg.)
Zur Psychologie und Psychopathologie des Säuglings - neue Ergebnisse in der psychoanalytischen Diskussion. 3. Symposium der Poliklink für Kinder und Jugendpsychotherapie der TU München.
Stuttgart 1986

STRASSER, H., SIEVERT, G. & MUNK, K.
Das körperbehinderte Kind. Entwicklung - Erziehung - Umwelt.
Berlin 1968

THOMAS, T.
Fördermaterialien für den Unterricht mit schwerstbehinderten Schülern. Eine Erhebung in Schulen für Körperbehinderte und Lehrmittelverlagen.
Seminar für Sondererziehung und Rehabilitation der Körperbehinderten an der Universität zu Köln.
Schriftliche Hausarbeit 1989

TRÖSTER, H.
Interaktionsspannungen zwischen Körperbehinderten und Nichtbehinderten.
Göttingen 1988

WATZLAWICK, P., BEAVIN, J.H. & JACKSON, D.D.
Menschliche Kommunikation.
Bern 1974

WEHR - HERBST, E.
Wahrnehmung und Bewegung.
Eine empirische Untersuchung zum Zusammenhang von Augenbewegungen und kognitiven Kompetenzen körperbehinderter Kinder.
Heidelberg 1988

WIWIANKA, B.
Zur Frage der Förderung von Kindern mit schwersten Formen cerebraler Bewegungsstörungen und Anarthrie.
Seminar für Sondererziehung und Rehabilitation der Körperbehinderten an der Universität zu Köln.
Schriftliche Hausarbeit 1990

WÖHLER, K.
Soziologische Aspekte der Frühförderung von Behinderten.
In: Zeitschrift für Heilpädagogik, 31 (5) p. 285 - 296, 1980